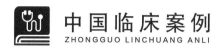

临床实践与教学丛书

乳腺癌MDT病例精解

名誉主编　徐兵河　宋尔卫　邵志敏

主　　编　袁　芃　吴　炅　王永胜　刘　强

上海科学技术文献出版社
Shanghai Scientific and Technological Literature Press

图书在版编目（CIP）数据

乳腺癌 MDT 病例精解 / 袁芃等主编 . -- 上海：上海
科学技术文献出版社，2024
（中国临床案例）
ISBN 978-7-5439-9024-1

Ⅰ . ①乳… Ⅱ . ①袁… Ⅲ . ①乳腺癌—病案—分析
Ⅳ . ① R737.9

中国国家版本馆 CIP 数据核字（2024）第 061791 号

策划编辑：张　树
责任编辑：应丽春
封面设计：李　楠

乳腺癌 MDT 病例精解
RUXIANAI MDT BINGLI JINGJIE
主　　编：袁　芃　吴　炅　王永胜　刘　强
出版发行：上海科学技术文献出版社
地　　址：上海市淮海中路 1329 号
邮政编码：200031
经　　销：全国新华书店
印　　刷：河北朗祥印刷有限公司
开　　本：787mm×1092mm　1/16
印　　张：15.25
版　　次：2024 年 4 月第 1 版　2024 年 4 月第 1 次印刷
书　　号：ISBN 978-7-5439-9024-1
定　　价：218.00 元
http://www.sstlp.com

齐晓伟　陆军军医大学第一附属医院

邱鹏飞　山东第一医科大学附属肿瘤医院

石志强　山东第一医科大学附属肿瘤医院

史业辉　天津医科大学肿瘤医院

宋传贵　复旦大学附属肿瘤医院福建医院

王　坤　广东省人民医院

徐　玲　北京大学第一医院

薛　妍　西安国际医学中心医院

杨　谨　西安交通大学第一附属医院

袁芃，主任医师，教授，博士生导师。现任北京协和医学院中国医学科学院肿瘤医院特需医疗部主任。

兼任中国抗癌协会国际医疗与合作分会主任委员，中国抗癌协会乳腺癌专业委员会常务委员，中国医师协会肿瘤医师分会常务委员等。

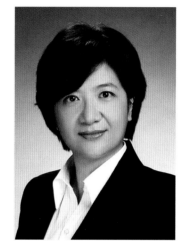

从事肿瘤内科工作20余载，师从中国肿瘤内科泰斗孙燕院士和徐兵河院士，致力于乳腺癌、肺癌等恶性肿瘤的综合治疗和转化研究，相关研究在JAMA等国际期刊发表。

荣获中华医学科技奖、中国抗癌协会科技奖及北京市科学技术奖等多项奖项，以及"全国三八红旗手""人民名医""首都最美巾帼奋斗者"等称号。先后获得国家科技进步奖二等奖（第四完成人）、妇幼健康科学技术一等奖（第一完成人）、教育部科技奖二等奖（第四完成人）等13项国家及省部级奖项。主编和参与编写《乳腺癌靶向治疗原则与实践》《抗肿瘤药物手册》《临床肿瘤内科手册》《国家药品处方集》《黄芪》等重要多部肿瘤学专著。主持多项国家级课题。中华人民共和国卫生行业标准《恶性肿瘤患者膳食指导》主要起草人之一。

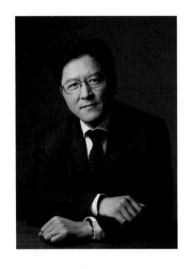

吴炅，主任医师，教授，博士生导师。现任复旦大学附属肿瘤医院常务副院长、药物临床试验机构主任、复旦大学附属肿瘤医院闵行分院（上海市闵行区肿瘤医院）院长、复旦大学附属肿瘤医院福建医院执行院长。

兼任中国抗癌协会第九届乳腺癌专业委员会主任委员，中国临床肿瘤学会（CSCO）乳腺癌专家委员会副主任委员，中国医师协会肿瘤医师分会第二届委员会副会长，中华医学会外科学分会第十八届委员会乳腺外科学组副组长，中华医学会肿瘤学分会第十二届委员会常务委员，上海市医学会肿瘤专科分会第十一届委员会候任主任委员，上海市抗癌协会第九届理事会常务理事，上海市抗癌协会乳腺癌专业委员会名誉主任委员。

王永胜，主任医师，二级教授，博士生导师，人民名医·卓越建树称号获得者。现任山东第一医科大学附属肿瘤医院/山东省肿瘤医院大外科主任兼乳腺病中心主任。

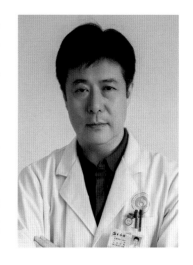

兼任中国抗癌协会乳腺癌专业委员会副主任委员，中国抗癌协会国际医疗交流分会副主任委员，中国临床肿瘤学会乳腺癌专家委员会常务委员，中国医师协会肿瘤医师分会乳腺癌学组副组长，中华医学会肿瘤学分会乳腺癌学组委员，卫健委乳腺癌诊疗规范专家组成员，GBCC（全球乳腺癌会议）国际专家指导委员会成员等。

在国际上率先系统开展乳腺癌内乳前哨淋巴结系列研究，在国内率先开展乳腺癌前哨淋巴结活检替代腋淋巴结清扫术多中心系列研究、乳腺癌保乳微创治疗等研究，承担多项国家级省部级课题，为首或为主参与的"功能影像技术引导的肿瘤放射治疗""中国乳腺癌前哨淋巴结活检术替代腋清扫术多中心研究""乳腺癌保留乳房治疗系列研究""乳腺癌前哨淋巴结活检术替代腋清扫术应用研究""腋淋巴结阴性乳腺癌预后指标及治疗对策"等课题研究，先后获得国家科技进步二等奖、中华医学科技三等奖、中国抗癌协会科技二等奖各1项，山东省科技进步一等奖1项、二等奖1项、三等奖2项。主编、主译、参编著作60余部，第一作者或通讯作者发表论文200余篇，其中SCI收录全文60余篇。

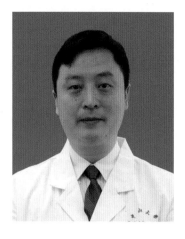

刘强，主任医师，教授，博士生导师。现任中山大学孙逸仙纪念医院外科主任、乳腺肿瘤中心主任、乳腺外科主任，逸仙乳腺肿瘤医院执行副院长。

兼任国际年轻乳腺癌共识（BCY）专家组成员，亚洲乳腺癌协作组（ABCCG）成员，中国临床肿瘤学会乳腺癌专业委员会常务委员兼副秘书长，中国抗癌协会乳腺癌专业委员会常务委员，中国细胞生物学学会细胞工程与转基因生物分会副会长，中国抗癌协会肿瘤分子医学专业委员会常务委员，中国医师协会肿瘤医师分会乳腺癌学组常务委员，中华医学会肿瘤学分会早诊早治学组委员，广东省医学会乳腺病学分会主任委员，广东省抗癌协会乳腺癌专业委员会候任主任委员。

《中华内分泌外科》副总编辑，《中国普通外科杂志》副主编，*Cancer Biology & Medicine*、*TBCR*和《中华乳腺病杂志》等学术期刊编委。

近年来，恶性肿瘤的诊疗水平突飞猛进，大多数肿瘤患者的生存率显著提高，部分肿瘤的发病率也逐渐下降，然而，乳腺癌的发病率仍然呈现持续增长的趋势。乳腺癌的患病率逐渐升高，越来越多的女性被乳腺癌所困扰，尽管如此，乳腺癌的治疗效果越来越好。因此，乳腺癌更适合被看作一种慢性疾病，我们唯有长期不懈地攻守兼备，才能打赢这场持久战。

在循证医学时代，国际大量的高水平研究证据源源不断涌入，而真实世界中患者的诊疗情况却更加复杂，我国的诊疗现状不同于西方国家，患者治疗不能照搬国际指南。由于乳腺癌具有不同的亚型，且随着时间的迁移和疾病的演变，不同亚型之间会发生转化，这种时空的异质性增加了临床诊疗的难度。现实中，各类不同的案例应实施个体化治疗，进而使患者活得更久、活得更好。

当前，乳腺癌的个体化治疗往往涉及影像科、病理科、外科、内科及放射治疗科等多个学科。明确的诊断是治疗的基础，合适的时机、科学的治疗手段是提高疗效的关键。过去，患者为了寻求更好、更全面的治疗，往往奔波于多个门诊，就诊于多个学科的专家，最终综合各专家意见选择合适的方案。而现阶段，随着多学科诊疗（MDT）模式的发展，患者的诊疗流程不断优化，各专业的专家以线下或线上的形式，共同为患者集中制定规范的、合理的、有计划的治疗方案，既方便了患者，也提高了乳腺癌的疗效。

本书为广大读者提供了临床实践中 MDT 的真实案例，一个个弥足珍贵的实战经验将给年轻医生带来更多思考和启发，以供其学习借鉴和诊疗参考。

序言作者简介

徐兵河，中国工程院院士，肿瘤学专家，北京协和医学院长聘教授，中国医学科学院学部委员，中国抗癌协会乳腺癌专业委员会名誉主任委员。

前　言

　　乳腺癌已成为世界发病率最高的恶性肿瘤，其发病率仍逐年上升，且新发病例呈年轻化趋势。我国乳腺癌在女性肿瘤死亡病例中排名第一，严重威胁着女性的生命健康，因此改善乳腺癌的预后迫在眉睫。

　　随着诊疗技术及方法的进步，多学科诊疗模式已逐渐融入到肿瘤的临床实践中。多学科诊疗模式集多学科智慧、量身定制，让诊疗方案更科学、精准、规范，推进了精准化及个体化治疗发展，提升了肿瘤患者的疗效，改善了患者的生活质量。

　　作为系列丛书之一，本书收集了来自15个治疗中心的30例具有代表性的乳腺癌真实诊治病例，其中近三分之一为年轻患者，这也凸显了中国乳腺癌的流行病特点。在每个病例的诊疗过程中，多学科查房协作组提出各专业的诊疗意见，之后有计划地、合理地应用现有治疗手段进行综合诊治，同时，病例最后的诊疗经验还梳理了现阶段部分关键研究的进展，结合诊疗指南和研究前沿，重在分享我国权威专家的诊疗思维及宝贵经验，并对目前循证医学数据不足的临床问题指出解决的方向，以提升年轻医生及医学生的诊疗水平。

　　本书邀请国内享有盛名的乳腺癌领域的院士、专家、学者担任共同主编，特别感谢各位老师、同道对学术方向和内容做出的精准的把握和提升！

　　在本书出版之际，衷心感谢参与编写的各位专家！同时，本书的不足之处，敬请各位同道和广大读者不吝赐教。

编者

2023年10月

目 录

第一章 激素受体阳性HER2阴性乳腺癌

病例 1 HR阳性中央多灶早期乳腺癌

一、病历摘要

患者袁××，女，61岁，于2022年5月5日入院。

主诉： 发现左乳肿物2年。

现病史： 患者自诉于2020年5月洗澡时无意间触及左乳肿物，直径约1.5cm，轻压痛，质韧，可推动，无发热寒战，无局部红肿热痛，无胸闷胸痛等不适，未予特殊处理，之后肿物稍增大，今患者为求进一步诊治来我院就诊，门诊以"左乳肿物"收入我科，患者自发病以来神志清，精神可，饮食及睡眠正常，大小便正常，体重无明显下降。

既往史、个人史、月经婚育史、家族史： 无特殊。

专科检查： 双侧乳房对称，双侧乳头在同一水平面，未见皮肤色素沉着，未见静脉显露，未见酒窝征、橘皮症，双侧乳头无内陷、偏斜、溢液，触诊示左乳11点钟方向距乳头2cm可及一肿物，约2.5cm×2cm×2.5cm大小，质韧，有压痛，边界不清，表面光滑，活动度可，其余腺体及右乳腺未及异常，乳头未见溢液，双侧腋窝及锁骨上、颈部未及肿大淋巴结。左腋窝可及多枚肿大淋巴结，大者约2.5cm×2cm大小，质硬，无压痛，无融合，活动度不佳。

辅助检查： 2022年4月26日乳腺超声（双侧）（病例1图1）：左乳11点低回声结节，24mm×18mm×24.5mm，BI-RADS分类：4a类。左乳10点低回声结节，6.1mm×5.0mm×5.3mm，BI-RADS分类：4a类。左乳5点低回声结节，BI-RADS分类：3类。左乳腋窝多发异常结构淋巴结，大者26mm×17mm。

2022年4月28日乳腺增强MRI（病例1图2、病例1图3）：①考虑左乳内上象限肿块并右后方子灶形成可能，BI-RADS：5类，建议穿刺病理检查；②双乳多发增生小结节，BI-RADS：2类；③左侧腋下淋巴结肿大，考虑转移，请结合临床。

2022年4月30日左腋窝淋巴结穿刺病理："左腋窝淋巴结"转移癌。

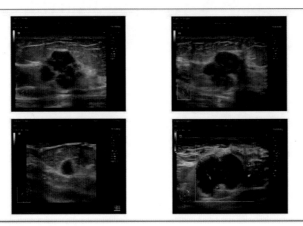

超声所见：
双乳腺体层结构清晰，层次分明。
左乳11点方位距乳头19mm探及低回声结节，大小约24*18.8*24.5mm，形态欠规则，呈分叶状，边界欠清，内回声不均匀，CDFI：可见点状血流信号，呈低速低阻血流频谱。
左乳10点方位距乳头45mm探及低回声结节，大小约6.1*5.0*5.3mm，形态尚规则，呈纵向生长，部分边界模糊，内回声均匀，CDFI：未见血流信号。
左乳5点方位距乳头31mm探及低回声结节，大小约7.1*3.0*4.9mm，形态规则，边界清，内回声均匀，CDFI：未见血流信号。
左侧腋窝探及多个异常结构淋巴结，较大一个大小约26*17mm，皮质明显增厚，CDFI：血流信号增多，呈中央型。
右侧腋窝未探及异常结构淋巴结。

诊断提示：
左乳11点低回声结节，BI-RADS分类：4a类。
左乳10点低回声结节，BI-RADS分类：4a类。
左乳5点低回声结节，BI-RADS分类：3类。
左乳腋窝多发异常结构淋巴结。

病例1图1　初诊乳腺B超

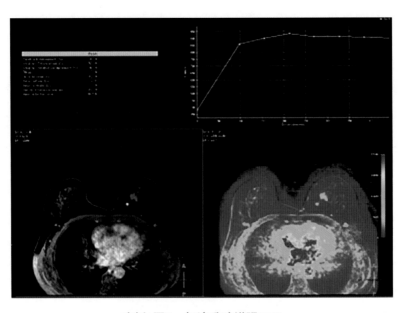

病例1图2　初诊乳腺增强MRI

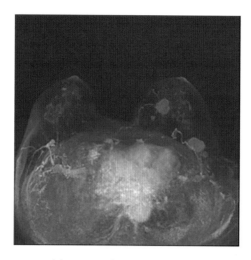

病例1图3　初诊乳腺增强MRI

二、入院诊断

1. 左乳肿物伴左腋窝淋巴结肿大。
2. 双乳增生结节。

三、诊疗经过

入院后于2022年5月6日行超声引导下左乳肿物穿刺活检术，术后病理回示：①（左乳5点）乳腺纤维腺病；②（左乳10点）乳腺浸润性导管癌占60%，乳腺导管原位癌Ⅲ级（粉刺型）占40%。免疫组化结果：P63（部分缺失），CD10（部分缺失），Calponin（部分缺失），CK5/6（部分缺失）。其他免疫组化结果：乳腺浸润性导管癌TOPOⅡ-α（约30%+），HER2（0），ER（约90%强+），PR（约90%强+），AR（约70%中等强度+），Ki-67（约30%+）。乳腺导管原位癌TOPOⅡ-α（约20%+），Her2（0），ER（约90%强+），PR（约90%强+），AR（约60%中等强度+），Ki-67（约30%+）；③（左乳11点）乳腺浸润性导管癌Ⅱ级（3+2+2=7分）占98%，乳腺导管原位癌Ⅲ级（粉刺型）占2%。免疫组化结果：乳腺浸润性导管癌P63（-），CK5/6（-），CD10（-），Calponin（-），TOPOⅡ-α（约40%+），HER2（2+），ER（约90%强+），PR（约90%强+），AR（约40%中+），Ki-67（约30%+）。乳腺导管原位癌P63（部分缺失），CD10（部分缺失），Calponin（部分缺失），CK5/6（肌上皮+），TOPOⅡ-α（约20%+），HER2（2+），ER（约90%强+），PR（约60%中+），AR（约5%弱+），Ki-67（约30%+）。FISH检测：HER2无扩增。完善全身检查，未见远处转移。

提交全院乳腺癌MDT专家组，会诊意见如下：

乳腺外科专家： 患者目前结合相关检查，诊断：①左乳癌（浸润性导管癌 $cT_2N_1M_0$ ⅡB期 Luminal B型 HER2阴性）；②双乳增生结节。根据中国乳腺癌新辅助治疗专家共识（2022年版）及2022版乳腺癌CSCO指南，该患者符合术前新辅助治疗指征，故考虑先行新辅助治疗缩瘤降期后再行手术。

肿瘤内科专家： 基于患者一般情况良好，ECOG评分0分，无化疗禁忌，故首选术前新辅助化疗，建议选用"EC-T（表柔比星$100mg/m^2$＋环磷酰胺$600mg/m^2$－多西他赛$100mg/m^2$）"蒽环序贯紫衫类为中风险粒细胞减少性发热（FN）方案，故可考虑预防性使用G-CSF。

组长意见： 同意上述专家意见，拟2022年5月13日行EC-T方案新辅助化疗，每2周期进行B超疗效评估，每4周期进行钼靶及MRI疗效评估，根据患者情况及时调整方案，与患者及家属沟通后选择预防性使用长效G-CSF。

完成8周期EC-T方案新辅助化疗，疗效评估情况如下（病例1表1）。

病例1表1 新辅助治疗疗效评估表

	乳腺B超（mm）		乳腺钼靶（cm）		乳腺MRI（cm）	
	左乳	左腋窝	左乳	左腋窝	左乳	左腋窝
化疗前	24×18×24.5 6.1×5.0×5.3	26×17			2.1×2.0 0.7	23×16
2周期后	23×13×17 未显示	25×16				
4周期后	13×12×13 未显示	18×10	较前缩小	较前缩小	1.3×1.4 未显示	最大径1.2
6周期后	10×6×10 未显示	8×6				
术前	13.9×2.3×7 未显示	未显示	较前缩小	未显示	0.7×1.0×0.8 未显示	未显示

新辅助治疗后影像学情况如下（病例1图4、图5、图6）。

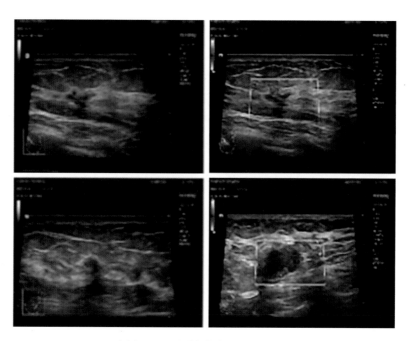

病例1图4　新辅助治疗后乳腺B超

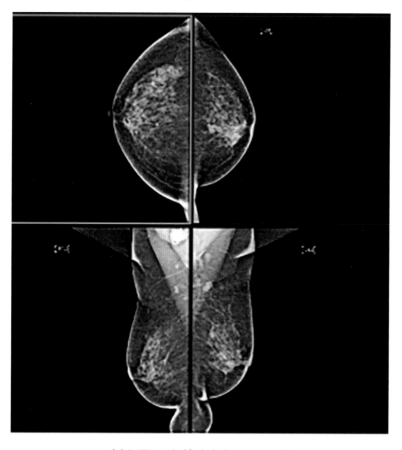

病例1图5　新辅助治疗后乳腺钼靶

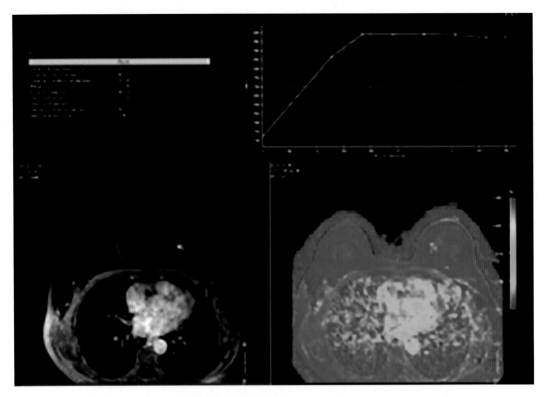

病例1图6　新辅助治疗后乳腺MRI

该患者新辅助治疗疗效为PR。拟行后续手术。

提交全院乳腺癌MDT专家组，会诊意见如下：

乳腺外科专家：患者通过8周期EC-T方案新辅助化疗后，目前疗效评估为PR，手术方式的选择：因患者治疗前为多灶病变且病灶位于中央区，故不考虑保乳手术，选择乳房全切。患者左侧腋窝术前淋巴结明确转移，故考虑行左腋窝淋巴结清扫术。故手术方式定为：左乳癌改良根治术。

肿瘤内科专家：患者通过新辅助治疗，疗效较好，后续治疗方案需待手术病理结果再进行讨论。

2022年11月2日患者行左乳癌改良根治术，术后病理回示：①左侧乳腺＋部分腋窝组织：经广泛取材，（左）乳腺组织内见少许导管原位癌Ⅱ级（筛孔型），上、下、内、外、基底、皮肤切缘及乳头均未见癌累及。淋巴结见1枚转移癌：腋窝1/11。新辅助化疗后病理疗效评估G5级（Miller&Payne系统评估）；②（大小胸肌间组织）未见癌累及。

提交全院乳腺癌MDT专家组，会诊意见如下。

病理科专家：目前新辅助治疗后病理评估国内常用的是Miller&Payne（MP）系统评估原发灶，该系统主要是通过比较治疗前空芯针穿刺与治疗后的手术标本，针对新辅助治疗后乳腺原发灶残余浸润性肿瘤的细胞丰富程度进行评估，该患者MP分级为G5，提示原肿瘤瘤床部位已无浸润癌细胞，但可存在导管原位癌。

肿瘤内科专家： 根据患者术后病理结果，目前诊断：左乳癌（浸润性导管癌伴导管原位癌 $ypTisN_1M_0$ Luminal B型 HER2阴性）。患者ER、PR高表达，内分泌治疗敏感。患者61岁，已绝经。故考虑使用AI治疗。在MA.17R及NSABP B-42这两项研究中看到绝经后患者内分泌延长治疗的获益，依据2022版CSCO指南推荐，该患者推荐延长内分泌治疗。

放疗科专家： 患者腋窝淋巴结1枚转移，根据2022版CSCO指南推荐行胸壁＋区域淋巴结放疗。该患者新辅助治疗前病灶位于中央区且存在腋窝淋巴结转移，故放疗应包含内乳淋巴结照射，故区域淋巴结放疗范围为锁骨上/下区和内乳淋巴结（第1～3肋间）。同时在放疗过程中应优化放疗技术，降低对心肺的损害。

组长意见： 同意上述专家诊疗意见，术后行放疗及5年AI内分泌治疗。若患者可耐受，建议延长内分泌治疗。嘱患者定期随访，术后2年内每3个月随访一次，术后2～5年每半年随访一次，术后5年每年随访一次。因患者年龄偏大，嘱患者需加强补钙，并定期监测骨密度，必要时行唑来膦酸治疗降低骨相关事件的发生。

治疗总结，如病例1表2所示。

病例1表2　治疗汇总表

治疗时间	治疗方案	周期数	最佳疗效	不良反应	PFS/DFS（月）
2021年5月至10月	新辅助 EC-T	8	PR	2级呕吐、2级中性粒细胞减少	/
2021年11月	左乳癌改良根治术	/	/	/	DFS＞21m
2021年12月至2022年1月	放疗	25	/	/	/
2022年1月至今（2023年7月）	依西美坦				/

四、诊疗经验

1. 掌握新辅助治疗指征是提高疗效的关键。目前对于保乳手术指征逐渐放宽，但是同时也是对手术医生及病理科医生的一种考验，对于该病例，肿瘤病灶位于中央区且多灶，若行保乳手术局部复发风险较高，故需进行准确的评估以及与家属之间的详细沟通后选择，乳房全切术是该患者更好的选择。

2. 关于内分泌治疗药物的选择，患者行新辅助治疗后，乳房病灶达pCR，淋巴结仍有1枚转移，Penelope-B这项临床研究，对于新辅助化疗后有浸润癌残留（乳房/腋窝）术后辅助治疗使用哌柏西利联合内分泌强化治疗无明显获益。而在MonarchE这项研究中，阿贝西利联合内分泌强化治疗获得了阳性结果，其中接受新辅助治疗的患者占37%。本例患者由于经济原因，暂不考虑术后CDK4/6抑制剂辅助强化内分泌治疗。而关于内分泌治疗时长的选择，在MA.17R及NSABP B-42这两项研究中看到绝经后患者内分泌延长治疗的获益，依据2022版CSCO指南推荐，该患者推荐延长内分泌治疗。乳腺癌内分泌治疗是一个长期过程，我们需要对患者进行全程管理，提高患者依从性，从而改善患者的生活质量及预后。

3. 关于内乳淋巴区域预防性照射，目前大部分已发表的临床研究和荟萃分析均支持将内乳淋巴结引流区包括在区域淋巴结照射靶区范围内。KROG 08-06这项Ⅲ期临床试验表明，对于行内乳淋巴结照射或不行内乳淋巴结照射两组患者在中位随访8.5年后其BCM、DFS及OS无明显差异，但是在亚组分析中发现对于病灶位于内象限或中央区的患者可在DFS获益，故在2022版CSCO指南推荐符合以下条件的患者给予内乳放疗获益更大：①≥4枚腋窝淋巴结转移；②原发肿块位于中央区或内侧象限，存在腋窝淋巴结转移；③年龄≤35岁，且存在腋窝淋巴结转移；④治疗前影像学诊断内乳淋巴结转移可能或者经病理证实为内乳淋巴结转移。

（刘 蜀 张 立 王 月 贵州医科大学附属医院）

参考文献

[1]《中国乳腺癌新辅助治疗专家共识（2022年版）》专家组，邵志敏.中国乳腺癌新辅助治疗专家共识（2022年版）[J].中国癌症杂志，2022，32（1）：9.

[2]Johnston SRD, Harbeck N, Hegg R, et al.Abemaciclib Combined With Endocrine Therapy for the Adjuvant Treatment of HR+, HER2-, Node-Positive, High-Risk, Early Breast Cancer（monarchE）[J].Clin Oncol, 2020, 38（34）: 3987-3998.doi: 10.1200/JCO.20.02514. Epub 2020 Sep 20.Stephen M Schleicher, Maura N Dickler.Extended Adjuvant Aromatase Inhibitor Therapy in Post-Menopausal Women[J].Curr Breast Cancer Rep, 2017, 9（4）: 236-241.doi: 10.1007/s12609-017-0260-9.Epub 2017 Oct 16.

[3]Loibl S, Marm é F, Martin M, et al.Palbociclib for Residual High-Risk Invasive HR-Positive and HER2-Negative Early Breast Cancer-The Penelope-B Trial.J Clin Oncol, 2021, 39（14）: 1518-1530.doi: 10.1200/JCO.20.03639. Epub 2021 Apr 1.PMID: 33793299.

[4]Kim YB，Byun HK，Kim DY，et al.Effect of Elective Internal Mammary Node Irradiation on Disease-Free Survival in Women With Node-Positive Breast Cancer：A Randomized Phase 3 Clinical Trial.JAMA Oncol，2022，8（1）：96-105.doi：10.1001/jamaoncol.2021.6036. PMID：34695841；PMCID：PMC8546620.

病例 2　年轻患者局部晚期HR阳性/gBRCA2突变乳腺癌

一、病历摘要

患者段××，女，35岁，于2020年8月15日入院。

主诉：发现右乳肿物1个月余，确诊右乳癌伴右腋窝及右锁骨上淋巴结转移1周。

现病史：患者于2020年7月无意间触及右乳结节，2020年8月1日就诊我院，行乳腺超声示：右乳外上象限腺体回声局部减弱，无明显边界，以乳头后方明显，外上象限乳晕周围可见数个点状强回声，CDFI：该区域可见血流信号，BI-RADS 4a类，性质可疑，建议穿刺活检；右腋窝可见多个淋巴结回声，淋巴门结构欠清，较大范围约19mm×5mm，CDFI：其内可见点线状血流信号；右侧锁骨上可见多个淋巴结回声，淋巴门结构可见，部分皮质增厚，回声不均质，较大者范围约8mm×4mm，其内可见丰富血流信号；右侧锁骨下可见数个淋巴结回声，淋巴门结构可见，较大者范围约6mm×3mm（病例2图1）。2020年8月8日行超声引导下右乳肿物＋右腋窝淋巴结＋右锁骨上淋巴结穿刺活检术，病理示：右乳浸润性癌、右腋窝淋巴结转移癌、右锁骨上淋巴结转移癌。免疫组化：ER（70%+，核中等强度），PR（-），HER2（1+），Ki-67（7%+），CK5/6（-）；E-cad（+），P63（-），P120（膜+），syn（-），GATA3（+）。2020年8月11日乳腺MRI示：右乳弥漫性分布非肿块样强化病灶，病变累及四个象限，弥散受限，BI-RADS 6类；右侧腋窝多发淋巴结肿大（病例2图2）。之后行骨扫描、腹部超声、胸部CT、脑MRI检查均未见远处转移。

既往史：既往体健。

月经史：正常，经期规律。

婚育史：28岁结婚，G2P2。

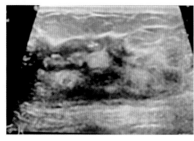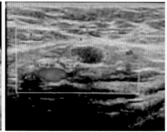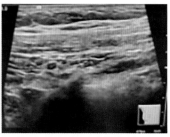

病例2图1　超声示右乳包块、右腋窝淋巴结和右锁骨下淋巴结

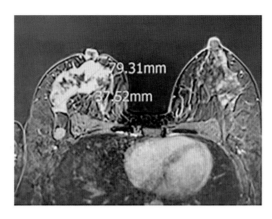

病例2图2　MRI示右乳肿块和腋窝肿大淋巴结

家族史：母亲患糖尿病，家中无肿瘤病史。

专科查体：双乳对称，发育正常，双侧乳头无溢血溢液，双侧乳房皮肤无橘皮样改变；右乳头略微凹陷，中央区可扪及大小约7cm×7cm包块，质硬，边界欠清，活动度一般，与局部皮肤无粘连；左乳未扪及明确包块，双侧腋窝及锁骨上、下未触及明显肿大淋巴结。

二、入院诊断

右乳癌（浸润性癌 $cT_3N_3cM_0$ ⅢC期 Luminal B型）右腋窝及锁骨上淋巴结转移。

三、诊疗经过

考虑患者为年轻女性、原发肿瘤范围较大伴淋巴结转移，故有必要进行影像评估以及综合治疗方案讨论，遂申请组织专家对病例进行MDT会诊。

影像科专家：患者右乳腺癌诊断明确，MRI示乳腺病灶长径约8cm，并于腋窝、锁骨上下区均发现多发肿大淋巴结，形态可疑，结合穿刺病理结果，目前均考虑为淋巴结转移癌。目前其余的全身各部位检查暂未发现肿瘤远处转移迹象，但右乳区域淋巴结受累明显。肿瘤原发灶范围较大，乳头区域疑似受累凹陷，外科医生应注意临床查体明确是否累及乳头后方及乳头组织。

肿瘤内科专家：患者为年轻女性，初诊局部晚期乳腺癌，ER阳性HER2阴性，cT3N3M0ⅢC期，预期预后欠佳。目前病灶较大且伴腋窝淋巴结转移，建议先行新辅助治疗，定期评估疗效，根据疗效选择最佳手术时机。

乳腺外科专家：目前原发灶较大，赞同先行新辅助化疗，定期评估全身治疗的疗效。查体可见乳头受牵拉呈略凹陷状，考虑肿瘤累及乳头后方，手术治疗时，乳头乳晕恐难保留。

经MDT讨论后，根据讨论意见建议患者行新辅助化疗，但患者极度担心化疗所引起的不良反应，拒绝行新辅助化疗，故考虑尝试新辅助内分泌治疗，又因经济原因不考虑使用CDK4/6抑制剂，最终行OFS＋AI（醋酸戈舍瑞林＋来曲唑）方案治疗，共完成6个月（2020年8月至2021年2月），2020年10月MRI示右乳病灶缩小至52mm×25mm，2021年2月MRI示右乳病灶大小为41mm×19mm（病例2图3）。患者于2021年3月行"不保留乳头乳晕皮下腺体切除术＋扩张器及补片植入术＋腋窝1～3区、锁骨上淋巴结清扫术"。术后病理示：新辅助内分泌治疗后，右乳浸润性癌（非特殊型，Ⅱ级），MP 2级；送检腋窝淋巴结（19/30枚）、锁骨上淋巴结（1/2枚），及锁骨下淋巴结（3/4枚）查见癌转移（总计23/36枚）；其中2枚转移淋巴结可见新辅助治疗后反应。乳腺基底及乳头未查见癌组织。免疫组化：ER（70%强＋）、PR（－）、HER2（2＋）、Ki-67（20%＋）、CD8（5%＋）、FOXC1（－）、AR（50%＋），FISH：HER2基因无扩增。

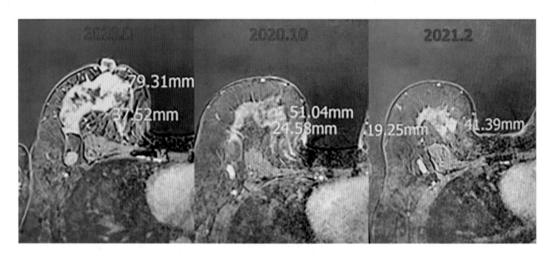

病例2图3　MRI

注：新辅助内分泌治疗期间右乳病灶持续缩小，腋窝淋巴结亦有一定程度退缩。

术后行ddEC-wP方案辅助化疗，具体为：多柔比星＋环磷酰胺q2w×4（2021年3月28日至5月8日），序贯紫杉醇qw×12（2021年5月22日至8月8日）。化疗期间行基因检测（术前病灶穿刺标本及血液样本）示：BRCA2杂合种系移码突变（p.A938Pfs*21）、BRCA2移码突变（p.E2476Rfs*21）、HRD阳性。化疗周期结束后行放疗、辅助内分泌治疗（醋酸戈舍瑞林＋来曲唑），以及PARP抑制剂（奥拉帕利）靶向治疗1年。奥拉帕利强化治疗结束后，与患者沟通后继续进行CDK4/6抑制剂（阿贝西利）强化治疗2年。

治疗总结，如病例2表1所示。

病例2表1　治疗汇总表

治疗时间	治疗方案	周期数/时间	最佳疗效	不良反应	PFS/DFS（月）
2020年8月至2021年2月	OFS＋AI	6个月	/	2级乏力	/
2021年3月	不保留乳头乳晕皮下腺体切除术＋扩张器及补片植入术＋腋窝1～3区、锁骨上淋巴结清扫术	/	/	/	DFS＞29m
2021年3月至8月	ddEC-wP	8周期	/	2级中性粒细胞减少	/
2021年9月	放疗	25次			
2021年10月至2022年10月	OFS＋AI＋PARPi	1年	/	1级白细胞下降、1级贫血	/
2022年10月至今（2023年7月）	OFS＋AI＋CDK4/6i	计划2年	/	2级腹泻	无复发转移

四、诊疗经验

本例患者为典型HR阳性/HER2阴性局部晚期乳腺癌，确诊时原发灶范围大（约7cm×7cm）、区域淋巴结转移范围广（腋窝淋巴结和锁骨上下淋巴结转移）。患者发病年龄为35岁，免疫组化ER强阳性（70%+）、PR阴性，HER2（1+），Ki-67（7%+），符合绝经前HR阳性乳腺癌新辅助化疗指征，但由于患者不愿接受新辅助化疗，遂采用新辅助内分泌治疗方案OFS＋AI共6个月，临床疗效评估达PR。随后对患者进行右乳癌改良根治术＋重建术＋腋窝1～3区及锁骨上淋巴结清扫，术后病理示组织学II级，MP 2级伴化疗反应，腋窝淋巴结（19/30枚）、锁骨上淋巴结（1/2枚）、锁骨下淋巴结（3/4枚）均见癌转移，综合评估患者具有极高复发风险。

术后辅助化疗方面，CALGB9741研究证实含紫杉醇的双周剂量密集方案较3周标准方案用于腋窝淋巴结阳性早期乳腺癌的辅助化疗可以显著改善患者的DFS和OS。ECOG1199研究证实，对于腋窝淋巴结阳性或淋巴结阴性的高危早期乳腺癌患者，在接受4个周期多柔比星和环磷酰胺的治疗后，接受紫杉醇周疗方案（wP）较紫杉醇/多西他赛3周标准方案可以显著改善DFS，并有延长OS的趋势；另外，EBCTCG荟萃分析也证实紫杉类药物剂量密集方案较标准方案辅助化疗能够显著降低患者的复发率和死亡率。因此，根据NCCN指南（2021，v1）以及《中国紫杉类药物剂量密集化疗方案临床应用专家共识》推荐，对高复发风险的患者的术后辅助化疗选用密集表柔比星＋环磷酰胺序贯周疗紫杉醇（ddEC-wP）方案。辅助化疗周期结束后继续采用辅助内分泌治疗和放疗。

因患者复发风险极高，因此内分泌治疗强度上和时长上均需强化和延长。

标准内分泌治疗方面，根据《CSCO乳腺癌诊疗指南》2020年版绝经前患者辅助内分泌治疗策略的Ⅰ级推荐，基于Ⅲ期SOFT&TEXT随机对照研究的联合分析结果，对绝经前患者使用OFS联合他莫昔芬或AI优于单用他莫昔芬，故辅助标准内分泌治疗方案采用OFS＋AI，5年后若患者耐受性良好且无疾病进展，推荐继续进行5年OFS＋AI。

辅助强化方面，2021年6月ASCO年会及新英格兰杂志公布的OlympiA Ⅲ期临床研究的结果显示，在临床病理高危、HER2阴性且携带BRCA 1/2胚系突变的早期乳腺癌患者中，奥拉帕利辅助治疗的iDFS和DDFS均显著长于安慰剂，因此2021年6月NCCN指南（2021，v5）中更新了奥拉帕利为此人群辅助治疗的首选推荐方案。2022年3月公布了中位随访3.5年结果，4年OS有显著性提升，进一步支持针对BRCA突变且高危的早期乳腺癌患者给予奥拉帕利强化辅助治疗。针对HR阳性、HER2阴性的高危早期乳腺癌患者，MonarchE研究提示：在标准辅助内分泌治疗的基础上联合2年的阿贝西利可以显著改善患者的iDFS，并且在2022年12月公布的中位随访42个月的中期分析显示iDFS在治疗后期也有持续的显著获益。该患者具有极高复发风险，符合MonarchE研究入组人群，故给予2年阿贝西利强化；同时，患者基因检测结果显示携带BRCA2胚系突变，也符合Olympi A入组人群特征，可给予1年奥拉帕利强化治疗。综合分析患者年龄、临床病理特征等，结合上述两个研究对于入组时间的要求，征得患者同意后先给予奥拉帕利1年强化治疗，之后再继续给予2年阿贝西利强化治疗。

（史绮韵　齐晓伟　陆军军医大学第一附属医院）

参考文献

[1]Citron ML，Berry DA，Cirrincione C，et al.Randomized trial of dose-dense versus conventionally scheduled and sequential versus concurrent combination chemotherapy as postoperative adjuvant treatment of node-positive primary breast cancer： first report of Intergroup Trial C9741/Cancer and Leukemia Group B Trial 9741[J].J Clin Oncol，2003，21（8）：1431-1439.doi：10.1200/JCO.2003.09.081.

[2]Sparano JA，Wang M，Martino S，et al.Weekly paclitaxel in the adjuvant treatment of breast cancer[J].N Engl J Med，2008，358（16）：1663-1671.doi：10.1056/NEJMoa0707056.

[3]Sparano JA，Zhao F，Martino S，et al.Long-Term Follow-Up of the E1199 Phase III Trial Evaluating the Role of Taxane and Schedule in Operable Breast Cancer[J].J Clin Oncol，2015，33（21）：2353-2360.doi：10.1200/JCO.2015.60.9271.

[4]Early Breast Cancer Trialists' Collaborative Group（EBCTCG）.Increasing the dose intensity of chemotherapy by more frequent administration or sequential scheduling：a patient-level meta-analysis of 37 298 women with early breast cancer in 26 randomised trials[J].Lancet，2019，393（10179）：1440-1452.doi：10.1016/S0140-6736（18）33137-33134.

[5]National Comprehensive Cancer Network（NCCN）.Clinical practice guidelines in oncology：breast cancer[S].Version 1.2021—January 15，2021.

[6]中国抗癌协会多原发和不明原发肿瘤专业委员会.中国紫杉类药物剂量密集化疗方案临床应用专家共识［J］.中国癌症杂志，2019，29（11）：910-920.

[7]中国临床肿瘤学会指南工作委员会.中国临床肿瘤学会（CSCO）乳腺癌诊疗指南2020[M].北京：人民卫生出版社，2020：1-148.

[8]Francis PA，Pagani O，Fleming GF，et al.Tailoring Adjuvant Endocrine Therapy for Premenopausal Breast Cancer[J].N Engl J Med，2018，379（2）：122-137.doi：10.1056/NEJMoa1803164.

[9]Tutt A，Garber JE，Kaufman B，et al.OlympiA：A phase III，multicenter，randomized，placebo-controlled trial of adjuvant olaparib after（neo）adjuvant chemotherapy in patients with germline BRCA1/2 mutations and high-risk HER2-negative early breast cancer[C].2021 ASCO Annual Meeting.Abstract LBA1.Presented June 6，2021.

[10]Tutt ANJ，Garber JE，Kaufman B，et al.Adjuvant Olaparib for Patients with BRCA1-or BRCA2-Mutated Breast Cancer[J].N Engl J Med，2021，384（25）：2394-2405.doi：10.1056/NEJMoa2105215.

[11]National Comprehensive Cancer Network（NCCN）.Clinical practice guidelines in oncology：breast cancer[S].Version 5.2021 — June 28，2021.

[12]Tutt ANJ，Garber J，Gelber RD，et al.VP1-2022：Pre-specified event driven analysis of Overall Survival（OS）in the OlympiA phase III trial of adjuvant olaparib（OL）in germline BRCA 1/2 mutation（gBRCAm）associated breast cancer[C].March 16，2022.

[13]Johnston SRD，Harbeck N，Hegg R，et al.Abemaciclib Combined With Endocrine Therapy for the Adjuvant Treatment of HR+，HER2-，Node-Positive，High-Risk，Early Breast Cancer（monarchE）[J].J Clin Oncol，2020，38（34）：3987-3998.doi：10.1200/JCO.20.02514.

[14]Johnston SRD，Toi M，O'Shaughnessy J，et al.Abemaciclib plus endocrine therapy for hormone receptor-positive，HER2-negative，node-positive，high-risk early breast cancer（monarchE）：results from a preplanned interim analysis of a randomised，open-label，phase 3 trial[J].Lancet Oncol，2023，24（1）：77-90.doi：10.1016/S1470-2045（22）00694-5.

病例 3　卵巢癌乳腺癌双原发肿瘤

一、病历摘要

患者徐××，女，50岁，于2020年4月12日入院。

主诉： 发现卵巢癌及左乳癌（双原发）1个月余。

现病史： 患者2020年3月9日体检发现（CT）：盆腔囊实性肿块，考虑恶性肿瘤，卵巢癌可能，并腹膜侵犯，乙状结肠粘连；2020年3月18日PET-CT报告：①盆腔囊实性肿块影，边界不清，最大截面11.8cm×8.2cm，SUV_{max} 10.8，FDG代谢异常增高，卵巢来源恶性肿瘤可能大；腹膜广泛转移；宫颈增粗，片状FDG代谢略增高，请结合其他检查；右侧胸腔、腹、盆腔积液；②左乳外下象限结节，$SUV_{max}=7.8$，浓聚灶大小约1.8cm×1.5cm。FDG代谢异常增高，考虑恶性肿瘤，请进一步检查；③先天性右肾缺如（病例3图1）。2020年3月17日盆腔MRI：双侧附件区囊实性占位，考虑来源卵巢恶性肿瘤可能大，请结合妇科及其他检查。腹膜多发转移。子宫信号不均伴局部小肌瘤形成可能，请结合妇科超声（病例3图2）。2020年3月28日乳腺MRI：左乳外下肿块，大小约1.7cm×1.5cm，BI-RADS：5。右乳未见明显异常，BI-RADS：1（病例3图3）。2020年3月28日我院钼靶：左乳下方占位，符合恶性，BI-RADS 5。双乳钙化良性可能，BI-RADS 2。2020年4月2日我院B超：双乳囊性小叶增生，左乳晕下方实质占位病变（BI-RADS：4B），两侧锁骨上，两侧腋下未见明显占位。2020年3月30日乳腺空心针穿刺：（左乳）浸润性导管癌。ER（+）（90%，强），PR（+）（80%，强），HER2（2+），Ki-67（20%），GATA3（+），GCDFP15（+），Mammaglobin（+）。FISH检测：HER2无扩增。2020年4月10日盆腔空心针穿刺：（盆腔，CNB）低分化癌，结合免疫组化结果，符合高级别浆液性癌，建议临床协查卵巢等部位寻找原发灶。AE1/AE3（+），PAX8（+），ER（+），PR（+），P53（弥漫强+），WT1（+），P16（+），HER2（0），GATA3（-），GCDFP15（-），Mammaglobin（-），Ki-67（+，90%）。2020年5月7日我院CA125 145.00U/ml（0.00~35.00U/ml）；CA153 204.00U/ml（0.00~25.00U/ml）；HE4 235.00pmol/L（0~84.4pmol/L）；ROMA 78.67%（0.00~11.4%）。

家族史： 母亲患卵巢癌。

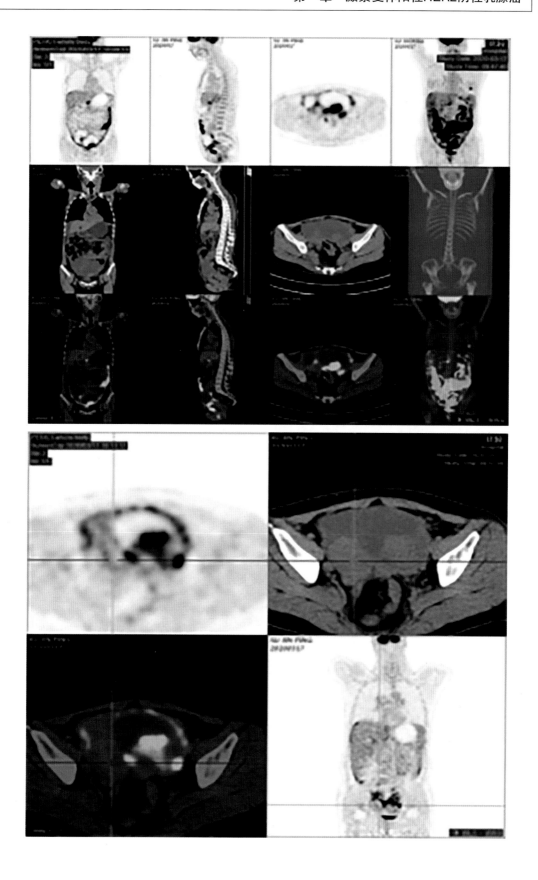

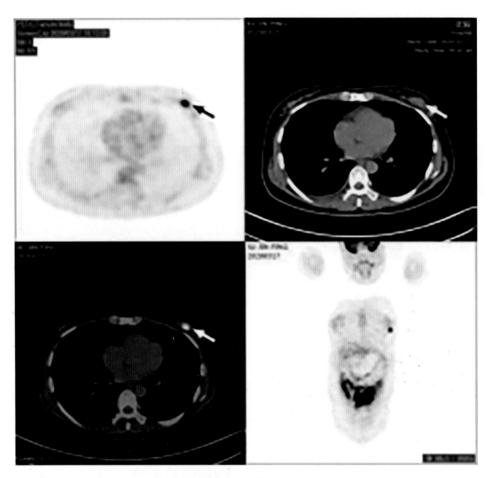

病例3图1　基线PET-CT

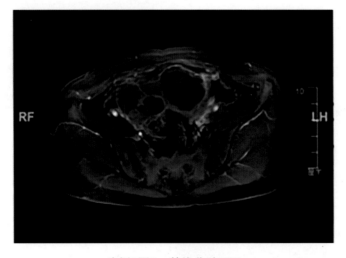

病例3图2　基线盆腔MRI

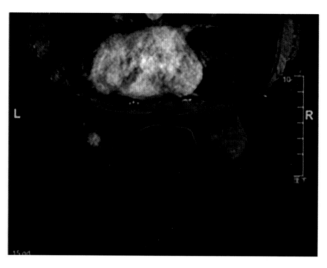

病例3图3　基线乳腺MRI

体格检查：T 36.8℃，P 75次/分，R 25次/分，BP 130/80mmHg，H 158cm，W 63kg，BSA 1.66m^2，KPS 80分。中年女性，营养中等，神志清，精神可。头颅及五官无异常，颈软，无抵抗。左乳乳晕后方可及一枚肿块，大小约2cm×1.5cm，边界清，活动可，左腋下及左锁上淋巴结不明显。右肺下叶呼吸音粗，偶可闻及低调干啰音，无明显湿啰音。心率75次/分，心律齐，心音有力，未闻及病理性杂音。全腹无压痛及反跳痛，未扪及明显包块。肝脾肋下未触及。脊柱、四肢及神经系统无异常，双下肢未见明显水肿。

妇科检查：淋巴结情况未见异常，腹平软。外阴：已婚式。阴道：畅。宫颈：未见明显异常。子宫：未扪及。盆腔：扪及肿块，质地硬、活动度差、边界清。

二、入院诊断

1. 卵巢癌（高级别浆液性癌ⅢC期）。
2. 左乳癌（浸润性导管癌cT$_2$N$_0$M$_0$ⅡA期luminal A型）。
3. 先天性右肾缺如。

三、诊疗经过

考虑患者存在双原发恶性肿瘤可能，入院后提请MDT查房讨论。

影像科专家（影像描述）：该患者在我院有详细的影像学检查。PET提示：盆腔囊实性肿块影，FDG代谢异常增高，卵巢来源恶性肿瘤可能大；腹膜广泛转移；左乳外下象限结节，FDG代谢异常增高，考虑恶性肿瘤。盆腔MRI上可以看到盆腔内巨大混杂信号肿块，呈多发囊实性改变，增强后实性部分强化明显；考虑来源卵巢恶性肿瘤可能大，腹膜多发转移。乳腺MRI上则显示左乳外下见一肿块，边缘不规则，同样考虑恶性肿瘤。从影像上无法区分卵巢及乳腺病灶是原发还是转移，需要病理明确。

病理科专家：该患者乳腺穿刺提示浸润性癌，盆腔穿刺提示低分化癌。对于乳腺和卵巢均有浸润性癌的情况，需考虑以下三种情况：第一种是卵巢原发、乳腺为远处转移灶；第二种是乳腺原发、卵巢为远处转移灶；第三种是乳腺和卵巢均原发。该患者的诊断还是比较明确，两处病灶的病理无论是在形态上还是免疫组化上均显著差别，卵巢原发病理指标AE1/AE3（＋），PAX8（＋）均为阳性，乳腺相关指标GATA3（－），GCDFP15（－），Mammaglobin（－）均阴性；乳腺原发病理指标GCDFP15（＋），Mammaglobin（＋），该患者的诊断应该是比较明确，支持卵巢及乳腺均为双原发。

妇科专家：基于病理科以及影像科教授的分析，该患者诊断明确，同时存在两种双原发肿瘤。卵巢癌起病隐匿，诊断时多为晚期，75%患者确诊时有广泛的腹盆腔甚至远处转移（Ⅲ＋Ⅳ期）。晚期患者5年生存率在40%～50%，与手术是否完整切除、化疗敏感性以及基因突变情况等密切相关。晚期患者，可考虑选择直接手术或新辅助化疗后行肿瘤细胞减灭术。就该患者而言，肿瘤负荷较大，可能无法达到满意瘤灭，可考虑先行新辅助化疗，评估疗效，再考虑手术。化疗周期数，根据最新NCCN指南，可考虑予以3周期PC（紫杉醇联合卡铂）方案治疗，也可以根据主诊医生的建议，选择4～6周期。结合患者双原发（卵巢癌、乳腺癌），BRCA基因突变可能大。因此，如经过手术及化疗，能到到完全/部分缓解，可考虑PARPi维持治疗。

乳腺内科专家：该患者同时罹患原发卵巢癌和乳腺癌，即我们平时所说的多原发恶性肿瘤（multiple primary malignant neoplasms，MPMNs），具体定义是同一机体单个或多个器官同时或先后发生两种或两种以上原发性恶性肿瘤，可有相同或不同的病理组织类型起源，但各肿瘤之间无隶属关系。根据初发恶性肿瘤和第二恶性肿瘤确诊的时间间隔，多原发性恶性肿瘤可进一步分为同时性多原发恶性肿瘤和异时性多原发恶性肿瘤，前者指2种以上的恶性肿瘤在6个月内接连发生，而后者指2种恶性肿瘤的发生间隔超过6个月。该患者属于同时性多原发恶性肿瘤，卵巢癌分期晚，直接影响患者的预后。同意妇科专家的建议先使用PC方案进行新辅助化疗，根据疗效选择手术时机。

乳腺外科专家：乳腺癌合并卵巢癌常见原因为遗传性乳腺癌-卵巢癌综合征（hereditary breast-ovarian cancer syndrome，HBOC），在乳腺癌中的发生率为2%～7%。这类患者常具有相关家族史，起病年龄多<50岁，易发生双侧乳腺癌或发生乳腺、卵巢双原发癌。在HBOC患者中80%～90%的群体存在BRCA基因突变，推荐患者行加做遗传基因检测。目前乳腺癌分期较早，不影响患者总体预后。妇科采用的PC方案新辅助化疗对乳腺癌也可以兼顾。后续若疗效可，妇科减瘤手术可同时行乳腺手术，后续乳腺以内分泌治疗为主。

经过MDT讨论后，患者于2020年4月14日起接受"紫杉醇＋卡铂"化疗4个周期（紫杉醇175mg/m^{2}卡铂AUC＝5，21天一周期），末次化疗时间：2020年7月13日。同时加做基因检测，结果显示：gBRCA1（NM_007294.3）第10外显子移码突变c.1132del（p.Ser378fs）。2020年7月17日盆腔MRI：卵巢癌治疗后，双侧附件区囊实性占位较前缩小。腹膜多发转移较前好转，盆腔积液较前吸收（病例3图4）。

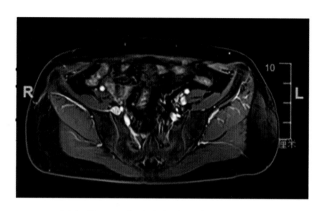

病例3图4　4个疗程化疗后复查盆腔MRI

随后患者于2020年8月2日我院行"左乳单纯切除＋前哨淋巴结活检术"，术后病理：肿块大小1.5cm×1.5cm×1cm，浸润性导管癌，Ⅱ级 脉管侵犯（－）前哨淋巴结0/5。ER（+＞80%，强），PR（+40%，弱-中等），HER2（2+），CK5/6（－），Ki-67（+＜10%）。FISH阴性。2020年8月27日我院行"次广泛双子宫＋双附件＋大网膜＋阑尾＋右侧输尿管＋左、右侧旁沟腹膜切除术"。术后病理：肿瘤大小：左侧4.5cm×4cm×2.5cm、右侧5cm×4cm×2.5cm，病理类型：高级别浆液性癌，伴细胞退变，符合化疗后改变；左输卵管：见癌累及，右输卵管：见癌累及；子宫内膜：萎缩改变；宫颈：见癌累及；子宫肌层：浆膜面见癌累及；盆腹腔多部位病灶：（大网膜、阑尾）见癌累及，细胞退变，符合化疗后改变。（左、右结肠旁沟腹膜）见癌累及。（右侧输尿管）未见癌累及。ER（+），PR（少+），P53（部分+），WT1（+），Ki-67（+25%），HER2（－），HNF1B（－），NapsinA（少+），P16（少+），PAX8（+），IMP3（+）。术后继续紫杉醇＋卡铂化疗4周期（共8周期），末次化疗：2021年2月10日。

2021年2月12日复查肿瘤标志物正常，妇科建议口服olaparib维持治疗，乳腺外科予以芳香化酶抑制内分泌治疗。目前定期随访中。

治疗总结，如病例3表1所示。

病例3表1 治疗汇总表

治疗时间	治疗方案	周期数	最佳疗效	不良反应	PFS/DFS（月）
2020年4月14日至2020年7月13日	紫杉醇＋卡铂 紫杉醇175mg/m² 卡铂AUC＝5，3周/疗程	4	PR	3级中性粒细胞减少 2级血小板减少 1级贫血	/
2020年8月2日	左乳单纯切除＋前哨淋巴结活检手术	/	/	/	DFS＞23m
2020年8月27日	次广泛双子宫＋双附件＋大网膜＋阑尾＋右侧输尿管＋左、右侧旁沟腹膜切除手术	/	/	/	/
2020年9月20日至2021年2月10日	紫杉醇＋卡铂化疗（紫杉醇175mg/m² 卡铂AUC＝5，3周/疗程）	4	/	3级中性粒细胞减少 2级血小板降低 2级贫血	/
2021年2月至今（2023年7月）	奥拉帕利＋芳香化酶抑制剂			2级贫血	/

四、诊疗经验

该患者罹患同时性双原发恶性肿瘤，卵巢癌分期明显晚于乳腺癌分期，直接影响着患者的预后。在MDT讨论中，由于卵巢癌预后差，各专家一致认为当前治疗应当以卵巢癌为重。由于卵巢癌生物学行为的特殊性，先使用"紫杉醇＋卡铂"方案进行新辅助化疗，该方案对乳腺癌也可以兼顾；经过4个周期化疗后盆腔病灶明显缓解，乳腺癌分子分型为luminal A型，故对化疗敏感性欠佳。随后患者分别接受了乳腺癌根治术和卵巢癌减瘤术，后续采用"内分泌＋奥拉帕利"维持治疗，取得了不错的治疗效果。乳腺癌的治疗手段较多，尤其对于早期乳腺癌患者5年生存率也较数十年前有较大幅度的提升，但由于卵巢癌大多不能早期发现，至今仍是死亡率最高的妇科肿瘤，乳腺癌合并卵巢癌增加了治疗难度的同时也增加了死亡率。因此，对于罹患多原发恶性肿瘤的患者，应当根据不同肿瘤的生物学行为，抓住最佳治疗时机，尽可能延长双原发癌患者的生存时间。

（贺　敏　李俊杰　复旦大学附属肿瘤医院）

参考文献

[1]Kurian AW.BRCA1 and BRCA2 mutations across race and ethnicity：distribution and clinical implications[J].Curr Opin Obstet Gynecol，2010，22：72-78.

[2]Lynch HT，Snyder CL，Lynch JF，et al.Hereditary breast-ovarian cancer at the bedside：role of the medical oncologist[J].J Clin Oncol，2003，21：740-753.

[3]Shao D，Cheng S，Guo F，et al.Prevalence of hereditary breast and ovarian cancer（HBOC）predisposition gene mutations among 882 HBOC high-risk Chinese individuals[J].Cancer Sci，2020，111：647-657.

[4]NCCN Clinical Practice Guideline in Oncology TM.ovarian Cancer.2023 National Comprehensive Cancer Network[EB/OL].https：//www.nccn.

病例 **4** 超声及钼靶未发现的HR阳性乳腺癌

一、病历摘要

患者卢××，女，55岁，于2021年10月18日入院。

主诉： 发现右乳肿物30天。

现病史： 患者2021年9月18日无意中触及右乳肿物，局部无红肿热痛，无乳头溢液，无胸闷胸痛，未予重视，之后肿物逐渐增大，于我院门诊就诊，2021年10月13日乳腺超声（双侧）示（病例4图1）：右乳腺体正常形态消失，探及低回声团，大小约49mm×29mm×47mm，形态不规则，边界不清，可见毛刺征象，其内回声不均质，BI-RADS分类：4b类。右侧腋窝探及多发淋巴结回声，呈类椭圆形，其中一大小约19mm×9mm。2021年10月15日乳腺钼靶（病例4图2）：①右乳中央区肿块，BI-RADS 5类；②左乳外上象限团簇状钙化，BI-RADS 0类；③右腋多发肿大淋巴结。2021年10月15日乳腺增强MRI：①右乳中央区肿块（累及乳头、胸壁及皮肤），考虑癌，BI-RADS分类5类；右侧腋窝多枚增大淋巴结；②左乳外上象限及左乳头水平外侧非肿块样强化，BI-RADS分类4a类；③左乳多发囊肿，BI-RADS 2类。（病例4图3、病例4图4）。门诊以"右乳肿物"收入我科，患者自发病以来，精神可，饮食及睡眠好，大小便正常，体重未见明显下降。

既往史： 无特殊。

月经史： 50岁绝经。否认家族史。

专科检查： 双侧乳房不对称，双侧乳头不在同一水平面，右乳头内陷，可见橘皮症，流脓伴恶臭，触诊示右乳可及肿物，几乎占据整个乳房，质硬，无压痛，边界不清，表面欠光滑，活动度较差，其余腺体及左乳腺未及明显异常，乳头未见溢液。右腋窝可及一枚肿大淋巴结，约3cm×1cm大小，质硬，无压痛，尚未融合，活动度差。左侧腋窝、双侧锁骨、颈部未及肿大淋巴结。

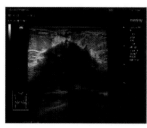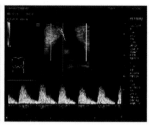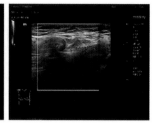

超声所见：

双乳腺体层结构稍紊乱，其内可见散在小片状不规则低回声区；CDFI：未见异常血流信号。

右乳腺体正常形态消失，探及低回声团，大小约49*29*47mm，形态不规则，边界不清，可见毛刺征象，其内回声不均质，CDFI：探及点棒状血流信号。呈高速高阻血流频阻。

左乳导管局限性扩张，内径约2.7mm。

双侧腋窝未探及异常结构淋巴结。右侧腋窝探及多发淋巴结回声，呈类椭圆形，其中一大小约19*9mm，CDFI：探及少许血流信号。

诊断提示：

右乳低回声团。BI-RADS分类：4b类。

右侧腋窝多发淋巴结增大。

病例4图1　初诊乳腺B超

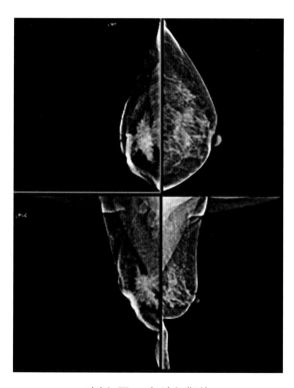

病例4图2　初诊钼靶片

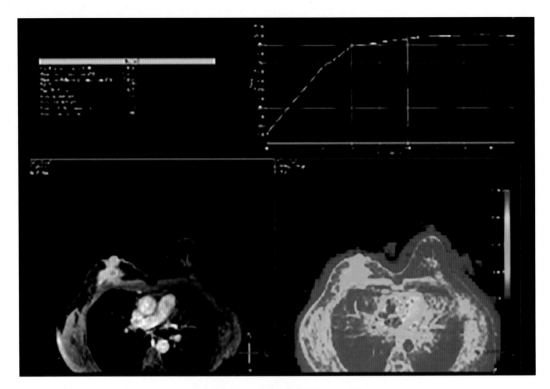

病例4图3　初诊乳腺增强MRI片

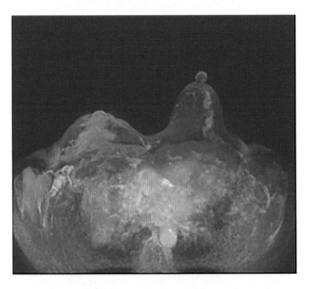

病例4图4　初诊乳腺增强MRI片

二、入院诊断

1. 右乳及右腋窝肿物　右乳癌伴右腋窝淋巴结转移可能。

2. 左乳病变　性质待定。

3. 左乳囊肿。

三、诊疗经过

1. 提交全院乳腺癌MDT专家组，会诊意见如下：

乳腺外科专家1：根据患者的临床表现以及影像学评估，该患者基本可确诊右乳癌伴右腋窝淋巴结转移。需尽快完善穿刺病理活检明确病理情况及分子分型情况，并且待病理确诊后需完善全身检查明确是否存在远处转移，便于进行后续治疗方案的制定。

乳腺外科专家2：根据患者的临床表现，高度怀疑为炎性乳腺癌。炎性乳腺癌具有发展迅速、起病急，通常表现为弥漫性红斑、水肿及橘皮样改变，并至少1/3的乳房受累，该病例符合该临床症状表现。

乳腺外科专家3：该患者左乳乳腺MRI提示：左乳外上象限及左乳头水平外侧非肿块样强化，BI-RADS分类4a类，目前我院缺乏核磁下精准定位穿刺，故建议再次行乳腺超声检查，核实是否存在该病灶，若不能明确定位，需积极与患者沟通在治疗过程中密切观察病灶情况，必要时行二次活检或手术明确病理诊断。

组长意见：同意上述专家诊疗意见，目前积极完成病理穿刺活检明确诊断，待结果补充后组织第二次MDT讨论。

2021年10月20日复查乳腺超声未见左乳明确可疑病灶，行右乳病灶穿刺活检回示：（右乳肿物）乳腺浸润性小叶癌。免疫组化结果：肿瘤细胞呈CK7（+），P120（浆+），E-cd（-），GCDFP-15（-），TTF-1（-），NapsinA（-），Mammaglobin（-），CK20（-），CK5/6（-），Ki-67（约5%+，热点区约10%+）。AR（约20%弱+），ER（60%中等+），PR（20%中等强度+），HER2（0）。

2021年10月21日行右腋窝淋巴结细针穿刺活检：见大量红细胞、少量淋巴细胞及中性粒细胞，淋巴结转移癌不能除外（有效细胞成分少）。完善全身检查，2021年10月23日胸部CT提示：①左肺上叶下舌段及右肺下叶外基底段小结节，建议随诊复查；②右乳中央区占位并右乳皮肤增厚，建议结合乳腺相关检查。余全身相关检查未见明显异常。

2. 提交全院乳腺癌MDT专家组，第二次会诊意见如下：

影像科专家：患者目前右乳癌诊断明确，结合患者病情情况，左乳病灶需密切随访观察，不完全排除乳腺癌可能。关于胸部CT所提示肺部小结节，因病灶较小，目前建议3~6个月随访密切观察，必要时请胸外科会诊行病理活检明确诊断。

超声科专家：结合患者乳腺MRI情况，在我科行超声再次复核，左乳未见明显可疑病灶，建议密切随访观察，根据情况考虑后续治疗方案的确定。

病理科专家：患者目前右乳病灶穿刺明确乳腺癌，关于患者右腋窝淋巴结细针穿刺结果，因操作局限性，故存在一定假阴性可能。但结合患者临床表现，基本可诊断右乳癌伴右腋窝淋巴结转移。

肿瘤内科专家：结合患者病情，目前诊断：①右乳浸润性小叶癌 $cT_4N_2M_0$ ⅢB期 Luminal B型（HER2阴性）；②左乳病变性质待定；③左乳囊肿。患者为局部晚期乳腺癌，需尽快行新辅助治疗，目的缩瘤降期，使不可手术转为可手术。结合患者的分子分型，结合2022 CSCO指南，ⅠA类推荐方案为TEC（多西他赛＋表柔比星＋环磷酰胺）。定期行疗效评估，根据情况制定合理方案。

组长意见：同意上述专家诊疗意见，2021年10月28日行TEC方案（多西他赛75mg/m^2 ＋表柔比星75mg/m^2＋环磷酰胺500mg/m^2）新辅助化疗，21天一周期，共6周期。治疗过程中定期复查评估疗效，根据情况考虑是否更换治疗方案。因为该治疗方案为粒细胞减少性发热（FN）高风险方案，故在化疗过程中推荐一级预防性使用G-CSF，并且优先使用长效制剂。

6周期新辅助治疗疗效评估如下（病例4表1）。

病例4表1　新辅助疗效评估

	乳腺 B 超（mm）		乳腺钼靶（cm）		乳腺 MRI（cm）	
	右乳	右侧腋窝	右乳	右侧腋窝	右乳	右侧腋窝
化疗前	49×29×47	19×9	1.9×5.3	2.1×1.6	4.5×2.4	1.4×0.7
2周期后	42×11×35	15×8	4×1.3	显示欠清	2.7×1.4	1.0×0.7
4周期后	30×12×27	10×5	4×1.3	－	2.7×1.0	0.9×0.7
术前	26×11.4×18.3	－	4×1.3	－	2.5×0.9	0.5×0.3

新辅助治疗后影像图如下（病例4图5、图6、图7）。

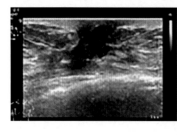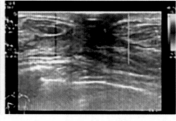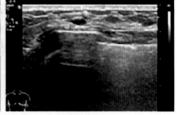

病例4图5　乳新辅助治疗后乳腺B超

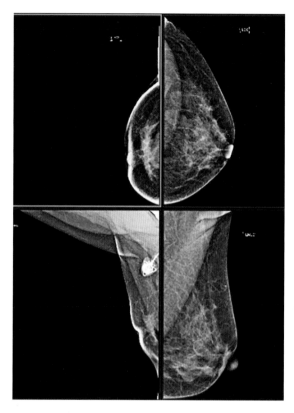

病例4图6　乳新辅助治疗后乳腺钼靶

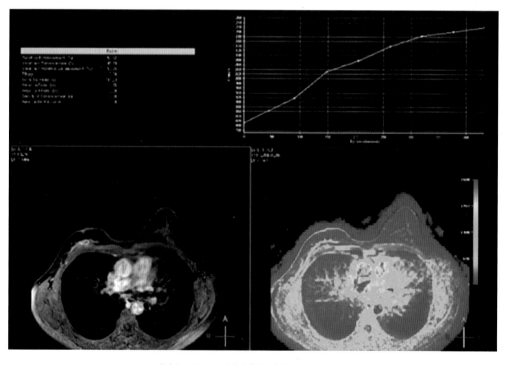

病例4图7　乳新辅助治疗后乳腺MRI

患者经过新辅助化疗后，疗效评估为PR，满足手术条件，2022年2月28日右乳癌改良根治术。结合患者乳腺增强MRI提示，左乳可疑病灶在6周期新辅助化疗过程中稍有缩小，故高度怀疑左乳病灶为癌灶，手术过程中结合乳腺MRI情况行左乳区段切除术，术中冰冻病理回示：（左乳肿物）乳腺小叶原位癌，是否有浸润待免疫组化明确。因病灶位于乳头后方，故左乳选择行左乳单纯切除术＋左腋窝前哨淋巴结活检术，前哨淋巴结病理回示：淋巴结5枚，均未见癌转移（0/5）。

术后病理回示：

（1）右乳情况：右乳癌新辅助化疗后（右乳癌根治标本）：（右）乳腺浸润性小叶癌，伴大量纤维结缔组织增生，较多炎细胞浸润。未找见确切神经及脉管侵犯。标本之上、下、内、外、皮肤、基底切缘及乳头均未见癌累及。（右胸大小肌间淋巴结）送检为纤维脂肪组织，未找见淋巴结，未见癌累及。淋巴结转移癌：（右腋窝淋巴结）7/8。新辅助治疗后病理疗效评估：新辅助化疗后病理部分缓解（非PCR）。MP（Miller&Payne评估系统）：G3级。

（2）左乳情况：（左乳肿物）乳腺浸润性导管癌Ⅱ级（3＋2＋1＝6分），约占15%；导管原位癌Ⅱ级（实体型），约占85%。肿瘤最大面积约1.1cm×0.6cm。免疫组化结果：浸润性导管癌肿瘤细胞呈HER2（2+），ER（约80%强+），PR（约5%弱+），AR（约40%弱-中等+），TOPOII-α（约2%+），E-cd（+），P120（膜+），Ki-67（约2%+）。CK5/6、Calponin、CD10、P63显示肌上皮缺失。导管原位癌肿瘤细胞呈HER2（2+），ER（约70%强+），PR（约20%+），AR（约30%+），TOPOII-α（约2%+），E-cd（+），P120（膜+），Ki-67（约2%+）。CK5/6、Calponin、CD10、P63显示肌上皮存在。HER2 FISH检测：HER2基因无扩增。（左乳房）送检乳腺组织内见少许乳腺小叶原位癌。乳腺纤维腺病，乳腺导管扩张症，未见确切脉管及神经侵犯。标本之上下内外侧切缘、皮肤切缘、基底切缘及乳头均未见肿瘤累及。

3. 提交全院乳腺癌MDT专家组，第三次会诊意见如下：

乳腺外科专家： 患者已完成新辅助治疗及手术，目前诊断：

双侧乳腺癌：①右乳浸润性小叶癌ypT$_2$N$_2$M$_0$ Lumianl B型（HER2阴性）；②左乳浸润性导管癌伴导管原位癌及小叶原位癌pT$_1$N$_0$M$_0$ Luminal B型（HER2阴性）。

该患者术前右乳癌诊断明确，乳腺MRI提示左乳外上象限及左乳头水平外侧可疑病灶，因无磁共振定位穿刺，故术前未能明确其性质。后续根据乳腺MRI三维描述行左乳病灶切除活检，明确为恶性肿瘤。该病例提示我们相比于乳腺超声及钼靶，乳腺MRI检出乳腺病灶率更高，且在乳腺超声及钼靶未检出病灶时，乳腺MRI定位穿刺更显优势，但目前国内该项技术未普及，因此对于乳腺MRI发现的微小病灶，超声及钼靶未检出，应密切进行乳腺MRI随访。

病理科专家： 双侧原发性乳腺癌好发部位多集中于腺体丰富区域和导管集中区域，乳腺外上象限及乳晕区域最常见。常单发，浸润性生长，组织学类型完全不同，部分患者双侧均可见原位癌成分。结合该患者的病史，患者双侧乳腺癌病理类型相同，然而右乳病理未见原位癌成分，对于是否双侧原发性乳腺癌无法明确。

肿瘤内科专家： 患者目前双侧乳腺癌存在病理差异，右侧为浸润性小叶癌，左侧为浸润性导管癌，但是分子分型一致，均为Luminal B型（HER2阴性）。结合患者术前评估及术后病理情况，患者需后续进行内分泌治疗及放疗。患者术后病理提示右侧腋窝淋巴结存在7枚转移，属于高危患者，目前对于高危患者的内分泌治疗策略为内分泌强化治疗，分别是长度的延长及程度的强化。依据MonarchE这项临床研究，对于高危人群标准内分泌治疗联合CDK 4/6抑制剂——阿贝西利可提高患者的iDFS。并且对于绝经后激素受体阳性HER2阴性的患者术后辅助治疗，2022版CSCO指南同样将AI（5年）联合阿贝西利（2年）作为AI类证据作为初始治疗的推荐。而对于长度的强化，如若该初始治疗已满5年且耐受性良好的情况下，建议患者延长内分泌治疗时间。

放疗科专家： 患者右侧行右乳癌改良根治术，且右侧腋窝淋巴结阳性，故右侧放疗范围为胸壁＋区域淋巴结放疗。因患者腋窝淋巴结转移＞4枚，故区域淋巴结放疗应包含锁骨上下区及内乳淋巴结。患者左侧乳腺行左乳单纯切除术＋左腋窝前哨淋巴结活检术，前哨淋巴结阴性，无需放疗。

组长意见： 同意上述专家诊疗意见，术后行放疗及强化内分泌治疗（2年阿贝西利＋5年AI）。耐受的情况下，行内分泌延长治疗。建议患者定期随访，术后2年内每3个月随访一次，术后2~5年每半年随访一次，术后5年每年随访一次。

治疗总结，如病例4表2所示。

病例4表2　治疗汇总表

治疗时间	治疗方案	周期数	最佳疗效	不良反应	PFS/DFS（月）
2021年10月至2022年2月	新辅助治疗TEC	6	PR	2级呕吐	/
2022年2月28日	右乳改良根治术＋左乳单纯切除术＋左腋窝前哨淋巴结活检术	/	/	/	DFS＞17m
2022年2月至3月	放疗	25	/	1级放射性皮炎	/
2022年3月至今（2023年7月）	阿贝西利＋依西美坦	/	/	2级中性粒细胞减少、骨质疏松	/

四、诊疗经验

该患者属于局部晚期乳腺癌，根据中国乳腺癌新辅助治疗专家共识（2022年版）及2022年版CSCO指南，应行术前新辅助治疗，目的是通过新辅助治疗缩瘤降期以达到将不可手术患者转变为可手术患者。患者术后病理证实为双侧乳腺癌，这提醒我们作为一个临床医生，仔细了解患者的病情及密切随访是非常重要的。若仅凭乳腺B超的结果进行诊疗，则可能漏诊左侧乳腺癌。

该病例为激素受体阳性病例，术后内内分泌治疗是关键，因患者为绝经后患者，在以往治疗过程中，对于绝经后患者AI治疗5年为标准治疗方案。MA.17R研究中看到AI延长治疗可提高DFS，降低对侧乳腺癌的发生率。NSABP B-42研究也看到对于延长治疗的患者其肿瘤复发及对侧乳腺癌发生的风险均明显下降。在CSCO指南中推荐，对于复发风险高的患者，包括以下：①淋巴结阳性；②G3；③诊断年龄＜35岁；④Ki-67高；⑤pT2及以上。推荐延长内分泌治疗。而对于内分泌强度的加强，通过MonarchE这项Ⅲ期临床研究，可以看到对于高危人群进行联合CDK4/6抑制剂阿贝西利强化内分泌治疗是有明显获益的，对于这个患者术后淋巴结存在7枚转移，进行后续2年阿贝西利强化内分泌治疗是需要考虑的。且目前阿贝西利已纳入医保报销范围，降低了患者用药的经济负担。但是在治疗过程中需要全程化管理，注意观察患者的药物副反应，及时对症处理或剂量调整以提高患者的依从性。

（刘　蜀　张　立　王　月　贵州医科大学附属医院）

参考文献

[1]《中国乳腺癌新辅助治疗专家共识（2022年版）》专家组，邵志敏.中国乳腺癌新辅助治疗专家共识（2022年版）[J].中国癌症杂志，2022，32（1）：9.

[2]Johnston SRD, Harbeck N, Hegg R, et al.Abemaciclib Combined With Endocrine Therapy for the Adjuvant Treatment of HR+, HER2-, Node-Positive, High-Risk, Early Breast Cancer（monarch E）[J].Clin Oncol, 2020, 38（34）: 3987-3998.doi: 10.1200/JCO.20.02514.Epub 2020 Sep 20.

[3]Stephen M Schleicher, Maura N Dickler.Extended Adjuvant Aromatase Inhibitor Therapy in Post-Menopausal Women[J].Curr Breast Cancer Rep, 2017, 9（4）: 236-241.doi: 10.1007/s12609-017-0260-9.Epub 2017 Oct 16.

[4]Gnant M, Fitzal F, Rinnerthaler G, et al.Austrian Breast and Colorectal Cancer Study Group.Duration of Adjuvant Aromatase-Inhibitor Therapy in Postmenopausal Breast Cancer[J].

N Engl J Med，2021，385（5）：395-405.doi：10.1056/NEJMoa2104162.PMID：34320285.

[5]Goss PE，Ingle JN，Pritchard KI，et al.Extending aromatase-inhibitor Adjuvant therapy to 10 years[J].N Engl J Med，2016，375（3）：209-219.doi：10.1056/NEJMoa1604700.

病例 5 靶向联合内分泌治疗获长期生存的HR阳性晚期乳腺癌

一、病历摘要

患者熊××，女，50岁，于2018年9月6日入院。

主诉：左乳腺癌术后7年余，咳嗽、胸闷6个月。

现病史：患者2010年12月因发现左乳肿块就诊，完善检查诊断左乳癌，于2011年1月5行左乳癌改良根治术，术后病理：左乳浸润性导管癌，Ⅱ级，肿块大小：3.2cm×2cm×2cm，腋窝淋巴结转移（2/15）。免疫组化：ER（90%+中）PR（70%强+）HER2（－）Ki67（40%）。术后行TAC*3（多西他赛140mg，吡柔比星80mg，环磷酰胺900mg）辅助化疗，未做辅助放疗及内分泌治疗。2018年3月出现咳嗽胸闷，未重视，之后咳嗽逐渐加重，患者为进一步治疗入院。

既往史：无高血压、糖尿病等慢性病史。

家族史：无肿瘤家族史。

专科检查：双侧腋窝及锁骨上下未触及肿大淋巴结。左乳缺如，左胸壁可见手术瘢痕，愈合好。右乳发育正常，乳房皮肤无橘皮样改变及局部隆起或凹陷，无乳头凹陷，乳头未见分泌物，未及明显肿块。腹平软，右腹壁可见手术瘢痕，愈合好。胸廓对称无畸形，左下肺叩诊呈实音，呼吸音消失，左上肺及右肺呼吸音粗，未闻干湿啰音。心、腹、躯干、四肢体检无阳性体征。

二、入院诊断

左乳癌（浸润性导管癌 $T_2N_1M_0$ ⅡB期 Luminal B型）

　　左乳癌改良根治术后

　　肺转移可能（T_2N_1Mx）。

三、诊疗经过

入院后于2018年9月7日胸部CT检查提示：左侧胸腔积液。

入院后提请MDT查房讨论。

影像科专家：该患者乳腺癌术后7年余，胸部CT提示胸腔积液，恶性胸腔积液的CT

表现包括胸膜不规则、结节状或增厚。静脉给予对比剂后，脏层胸膜强化提示胸膜炎症或恶性肿瘤。恶性胸腔积液的量多少不一，但对于充满单侧胸腔的大量胸腔积液，最常见原因是转移性恶性肿瘤。该患者可进一步完善胸部CT增强进一步观察胸膜强化后的表现而进一步鉴别诊断。

呼吸科专家：患者胸腔积液需要与以下疾病鉴别：①结核性胸膜炎：部分患者既往常有结核病史。起病多较缓，有中低度发热等症状；少数起病较急，有高热。初期由于胸膜纤维素渗出而有胸膜性疼痛，深呼吸时加重，听诊有胸膜摩擦音。（患侧可听到胸膜摩擦音是结核性干性胸膜炎最重要的体征）随渗液增多，疼痛渐消，代之以逐渐加重的呼吸困难。X线胸片除显示有胸腔积液之外，肺内结核病灶可有可无。胸腔积液多为草绿色微浊，少数可呈血性。极少数胸腔积液为脓性。结核菌素试验呈阳性或强阳性；②化脓性胸膜炎：常继发于化脓性肺炎、创伤感染败血症或邻近脏器化脓性病变溃破到胸腔。病原菌以葡萄球菌、厌氧菌等多见。起病急、高热、胸痛、胸腔积液迅速增多，严重者可伴胸壁肿痛。胸穿抽出脓液即可确定；③恶性胸腔积液：多继发于肺癌、乳腺癌、淋巴瘤与胸膜间皮瘤等。起病隐匿，胸腔积液进行性增加，多无发热等中毒性症状。胸穿抽液常为血性，60%可找到肿瘤细胞，胸膜间皮瘤可见间皮细胞增多，且呈异型性，胸膜活检和纤维支气管镜（纤支镜）检有助于鉴别诊断。为明确胸水性质需完善胸水相关检测。

病理科专家：患者乳腺癌术后，胸腔积液不排除恶性，因乳腺癌异质性高，免疫组化明确分子分型尤为重要。传统的细胞学涂片检查后仍有30%~50%的患者难以明确诊断，胸水细胞明确诊断率为47.5%，联合胸膜活检诊断率为80%，随着病理学技术的发展，免疫组化融合细胞学检测的方法，在细胞学基础上用石蜡包埋技术，通过免疫组化标记方法诊断疾病，这种方法更接近组织石蜡技术，为明确诊断起到重要作用，明确诊断率为90%而且创伤小，免去患者承受胸膜活检的痛苦。

结合各科专家意见，给患者行胸腔穿刺引流胸腔积液，送检相关检查，结果如下：

胸水细胞学：见腺癌细胞，结合病史及免疫细胞化学染色考虑来源于乳腺。免疫细胞化学：ER（+），PR（-），Ki67（10%）。腹部CT、头颅MRI平扫增强、骨扫描均未见转移征象。

该患者胸腔积液诊断为恶性，且免疫组化提示来源于乳腺，分子分型依然为Lumianl型。

2018年9月20日一线治疗：GT×2周期PD（胸水增多）。

2018年11月8日二线治疗：NX×3周期PD（胸水增多）。2018年11月哌柏西利已经在中国上市，建议患者使用哌柏西利联合来曲唑抗肿瘤治疗，但患者因经济原因拒绝。

2019年1月22日三线治疗：哌柏西利＋阿那曲唑＋OFS至今（2023年3月）（病例5图1）。

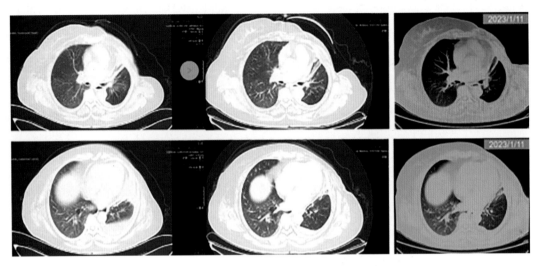

病例5图1　palbociclib＋OFS＋来曲唑治疗后影像资料

治疗总结，如病例5表1所示。

病例5表1　治疗汇总表

治疗时间	治疗方案	周期数	最佳疗效	不良反应	PFS/DFS（月）
2011年1月5日	左乳癌改良根治术	/	/	/	DFS＝92m
2011年1月至4月	TAC	3	/	/	
2018年9月至10月	GT	2	/	/	PFS＝2m
2018年11月至2019年1月	NX	3	SD	/	PFS＝2m
2019年1月至今（2023年3月）	哌柏西利＋OFS＋阿那曲唑		PR	2级中性粒细胞减少	PFS3＞49m

四、诊疗经验

PALOMA-2研究的数据在2016年6月的第52届美国临床肿瘤学年会（ASCO）上进行了公布，证实了哌柏西利在ER+、HER2-转移性乳腺癌初始治疗的临床获益。与来曲唑＋安慰剂治疗相比，哌柏西利与来曲唑联合使用延长了这部分患者的无进展生存期（PFS），有力验证了与之相似设计的Ⅱ期PALOMA-1研究的结果。

PALOMA-2是一项随机双盲、安慰剂对照的Ⅲ期临床研究。研究纳入666例绝经后既往未接受针对晚期系统性治疗的晚期乳腺癌患者，按2∶1随机分配。患者的中位年龄为62岁（28～89岁），44%为初始内分泌治疗，48%病灶累及内脏。

主要研究结果：①哌柏西利联合来曲唑治疗的中位PFS为27.6个月，安慰剂联合来曲唑为14.5个月（HR＝0.58 95% CI：0.46～0.72，$P<0.000\ 001$）。所有亚组人群均显示出联合治疗的获益；②哌柏西利联合来曲唑改善ORR（42.1% vs.34.7%，$P＝0.031$；可测量病灶者为55.3% vs.44.4%，$P＝0.013$）；③安全性：常见的不良事件（AE）有中性粒细胞减少（79.5% vs.6.3%）、乏力（37.4% vs.27.5%）、恶心（35.1% vs.26.1%）、关节痛（33.3% vs.33.8%）、脱发（32.9% vs.15.8%）。在研究组，G3中性粒细胞减少为56.1%，发热性中性粒细胞减少仅2.5%；④因不良事件导致永久终止治疗的发生率在哌柏西利联合来曲唑组为9.7%，对照组为5.9%。

PALOMA-2在2022年ASCO会议上更新了其OS数据，中位随访90个月，PAL＋LET组53.9个月，PBO＋LET（单药来曲唑）组51.2个月没有统计学差异，$P＝0.3378$。随访7.5年后，10%的患者在研究中继续接受PAL＋LET。

亚组分析显示：无病间期＞12个月，之前经过内分泌治疗和仅骨转移的患者获益显著（合并分析中的中位OS为64个月）。

PALOMA-2达到了改善PFS的主要终点和次要终点：在可测量疾病患者中，哌柏西林＋来曲唑组的ORR为55.3%，安慰剂＋来曲唑组为44.4%〔比值比为1.55（1.05～2.28）；$P＝0.03$〕。

目前我国用于乳腺癌治疗的可及CDK4/6抑制剂已经达到4种，4种CDK4/6抑制剂联合内分泌治疗较单用内分泌治疗均能使晚期HR阳性乳腺癌生存改善。实践中如何选择CDK4/6抑制剂是备受关注的问题，临床医生需要根据药物疗效和毒副反应综合制订具体用药策略。

CDK4/6抑制剂之间的不良反应类型有所不同。根据既往Ⅲ期研究数据显示，瑞波西利、哌柏西利与达尔西利的不良反应谱相似，最常见的不良反应为中性粒细胞减少。而阿贝西利则不同，最常见不良反应为腹泻。阿贝西利或瑞波西利都可能出现3～4级的肝转氨酶升高，阿贝西利或达尔西利均会导致10%～20%的患者血清肌酐水平升高，此外，阿贝西利会使5%患者出现静脉栓塞。瑞波西利与达尔西利会使7%～10%的患者出现QT间期延长。达尔西利独有的对血糖、血脂的不良影响也需要关注。虽然CDK4/6抑制剂治疗相关的间质性肺病（interstitial lung disease，ILD）或肺炎发生率较低，但因其危险性较高，仍需要随访关注。

对于HR+/HER2-晚期乳腺癌，《中国晚期乳腺癌规范诊疗指南（2022版）》推荐不合并内脏危象的患者可以优先选择CDK4/6抑制剂＋内分泌治疗。

2022年SABCS大会公布的RIGHT Choice研究旨在探索包括内脏转移在内的肿瘤负荷

较高的患者的最佳治疗模式，这项国际多中心随机非盲Ⅱ期临床研究共入组侵袭性HR+/HER2-晚期乳腺癌（伴侵袭性病变定义为：有症状的内脏转移、疾病快速进展或邻近内脏损害、症状显著的非内脏转移）、尚未接受全身治疗的绝经前或围绝经患者222例，其中112例接受瑞波西利＋来曲唑或阿那曲唑＋戈舍瑞林，其余110例给予医生选择的联合化疗。

结果表明，瑞波西利＋内分泌治疗组与联合化疗组相比，中位PFS显著延长11.7个月（24.0个月 vs.12.3个月），疾病进展或死亡风险降低46%。中位至治疗失败时间延长10.1个月（18.6个月vs.8.5个月）。这是首个针对HR+/HER2-晚期乳腺癌合并内脏危象或高侵袭性病变绝经前患者，对比CDK4/6抑制剂＋内分泌治疗与联合化疗一线治疗疗效的前瞻性临床试验，研究结果提示不管是否合并内脏危象，CDK4/6抑制剂＋内分泌治疗都优于联合化疗。

综上所述，HR＋晚期乳腺癌合并内脏转移，治疗前需要评估是否对内分泌敏感或不敏感，对于内分泌治疗敏感，即使有内脏转移，依然可首选CDK4/6抑制剂＋内分泌治疗。

（汪　云　陈文艳　南昌市人民医院）

参考文献

[1]Finn RS，et al.Palbociclib and Letrozole in Advanced Breast Cancer[J].N Engl J Med，2016，375（20）：1925-1936.

[2]Finn RS，et al.Overall survival（OS）with first-line palbociclib plus letrozole（PAL+LET）versus placebo plus letrozole（PBO+LET）in women with estrogen receptor-positive/human epidermal growth factor receptor 2-negative advanced breast cancer（ER＋/HER2-ABC）：Analyses from PALOMA-2[J].J Clin Oncol 40，2022（suppl 17；abstr LBA1003）.

[3]Xu B，Zhang Q，Zhang P，et al.Dalpiciclib or placebo plus fulvestrant in hormone receptor-positive and HER2-negative advanced breast cancer：a randomized，phase 3 trial[J].Nat Med，2021，27（11）：1904-1909.doi：10.1038/s41591-021-01562-9.

[4]徐兵河.CDK4/6抑制剂治疗激素受体阳性人表皮生长因子受体阴性晚期乳腺癌的进展与未来[J].中华肿瘤杂志，2021，43（4）：431-442.

[5]Lu YS，Mohd Mahidin BEL，Azim H，et al.Primary results from the randomized Phase Ⅱ RIGHT Choice trial of premenopausal patients with aggressive HR+/HER2- advanced breast cancer treated with ribociclib+endocrine therapy vs.physician's choice combination chemotherapy，2022，SABCS.GS1-10.

病例 6 HR阳性HER2低表达晚期乳腺癌

一、病历摘要

患者×××，女，34岁，于2022年10月24日入院。

主诉： 左乳癌术后1年余，发现肺转移5个月余。

现病史： 2021年5月患者无意中发现左乳肿物。后就诊当地医院，2021年5月27日B超：左乳腺体层见片状低回声，范围约60mm×13mm×56mm，边界清。MRI：左乳多发不规则肿块，考虑恶性肿瘤可能。BI-RADS：4C。两侧腋下小淋巴结显示。2021年5月29日左乳肿块＋左腋下肿块穿刺，病理示：左乳浸润性癌，HER2（2+，FISH无扩增）、ER（++，30%）、PR（+，1%）、Ki-67（+，20%）。左腋窝结节针吸：见少量散在淋巴细胞，未见肿瘤细胞。诊断：左乳癌cT$_3$N$_0$M$_0$ⅡB期 Luminal B型HER2阴性。2021年6月9日至2021年10月8日行8周期ddEC×4-wP×12新辅助化疗：表柔比星90mg/m^2 d1，环磷酰胺600mg/m^2 d1，14天为1周期，共4周期，紫杉醇80mg/m^2 d1，7天为1周期，共12周期。新辅助疗效评价PR。2021年10月25日行"左乳癌改良根治术"。术后病理：乳腺癌新辅助化疗后：（左乳）乳腺中央区少量浸润癌伴退变、钙化，局部为浸润性微乳头状癌，周围纤维组织增生、较多淋巴细胞浸润（结合病史符合化疗后改变，MP分级：考虑3级），可见脉管瘤栓，（左腋窝）淋巴结转移癌10/16。免疫组化：HER2（2+）、ER（++，40%）、PR（-）、Ki-67（+，5%）。分期：ypTxN$_3$M$_0$ⅢC期。术后行局部放疗，之后辅助内分泌治疗：2021年11月9日起行亮丙瑞林3.75mg皮下注射 每28天一次，依西美坦25mg每日口服，同时予术后强化治疗：卡培他滨1.5g口服 每天2次，d1~14，21天为1周期，共6周期。

2022年5月30日复查胸部CT：两肺多发小结节，考虑转移；2022年6月1日PET-CT：左乳恶性肿瘤术后，术区未见PDG代谢增高灶；两肺多发小结节，其中左上肺舌段结节PDG代谢增高，考虑多发转移。2022年6月6日起行阿贝西利150mg口服每日2次，氟维司群500mg肌内注射每28天一次，共2周期。2022年8月26日复查CT：两肺多发小结节灶，部分较前增大，转移可能。2022年8月29日起行艾立布林2mg d1、d8，每21天为一周期。2022年10月21日复查CT：两肺多发小结节灶，较前增多增大，转移考虑（病例6图1）；左肺上叶胸膜下增密影，考虑放射性肺炎，较前相仿（病例6图2）。患者为进一步诊治入院。起病以来，患者精神、食欲、睡眠可，大小便正常，体重无明显增减。

既往史：既往体质健康。无既往长期药物使用史，无成瘾药物使用史。否认脑血管疾病、精神疾病史，否认肝炎、结核等传染史，否认手术史、重大外伤、输血史，否认食物、药物过敏史，预防接种史不详。否认吸烟史、饮酒史。

婚育史：已婚，育有1子，未绝经。

家族史：否认肿瘤家族史。

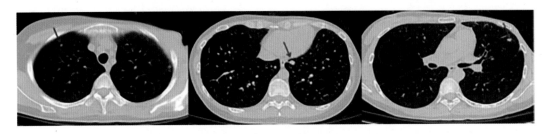

病例6图1　入院时胸部CT片

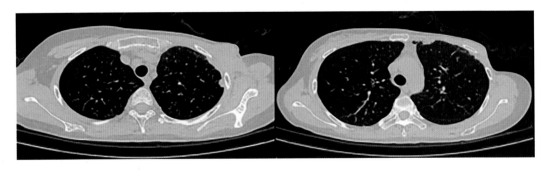

病例6图2　入院时胸部CT片

体格检查：H 163cm，W 50kg，BSA 1.52m^2，T 36.6℃，P 82次/分，R 18次/分，BP 95/67mmHg，KPS 90分，营养评分1分。左乳缺如，右乳手未扪及肿块，双侧锁骨上及腋下淋巴结未触及肿大。胸廓正常，双侧呼吸动度对称，双侧语音震颤无增强或减弱，无胸部摩擦感。双肺叩诊清音，呼吸音清晰，未闻及明显干湿性啰音。心前区无隆起，心尖搏动无移位，无心包摩擦感，心率82次/分，律齐，各瓣膜听诊区未闻及杂音。

二、入院诊断

左乳癌（浸润性癌 ypT$_x$N$_3$M$_0$ ⅢC期 Luminal B型）

　　左乳癌改良根治术后

　　肺转移（rT$_x$N$_3$M$_1$）。

三、诊疗经过

入院后提交全院乳腺MDT专家组会诊，意见如下：

病理科专家：患者术前HER2（2＋，FISH无扩增），建议完善乳腺癌术后病理的HER2 FISH检测，若可能建议行胸腔镜肺部结节活检，明确转移瘤诊断及分子分型。根据既往病理提示，患者为Luminal B型HER2阴性（HER2低表达）。

影像科专家：根据患者病史及既往CT和PET/CT影像，双肺多发结节，考虑转移；胸膜下密度增高影，考虑放射性炎性病灶。

胸外科专家：患者晚期乳腺，双肺多发转移，无姑息手术指征，建议进行全身治疗，目前肺部结节＜1cm，无法行穿刺活检，结合患者意愿，可考虑胸腔镜下肺结节切除活检，明确诊断。

乳腺内科专家：患者拒绝有创性检查，结合病史，当前诊断左乳腺癌术后多发肺转移，Luminal B型HER2阴性。根据CSCO指南，新辅助ddEC序贯Wp。左乳癌改良根治术后，根据CREATE-X和JBCRG-04研究结果，术后辅助OFS＋AI，同时卡培他滨术后强化，DFS 7个月余。考虑内分泌原发耐药，蒽环紫杉治疗失败。根据Monarch 2研究结果，一线治疗给予阿贝西利联合氟维司群内分泌治疗。根据EMBRACE研究结果，二线治疗给予艾立布林单药化疗。由于患者为HER2低表达类型，根据DESTINY-Breast04研究结果，可选用T-DXd治疗方案，但T-DXd国内不可及，费用高，需要充分告知患者。另外，患者属于年轻乳腺癌，建议行BRCA 1/2检测，明确是否可行PARP抑制剂治疗。

组长意见：根据上述患者病情及临床资料，建议患者行胸腔镜肺部结节活检，明确病理诊断，后根据转移灶病理类型进行分类治疗，如果仍是HER 2低表达，则建议行T-DXd治疗；如果HER2阳性，则可以曲帕双靶＋化疗治疗；如果是HER 2（0）的三阴性，则可考虑化疗＋抗血管生成靶向治疗，或化疗＋免疫检查点抑制剂（若PD-L1阳性）。若患者拒绝活检，则按照HER2低表达乳腺癌进行治疗，优先考虑T-DXD治疗。

告知患者MDT会诊建议后，患者拒绝有创操作，完善术后肿瘤组织HER2 FISH检测，结果为阴性，故根据原发灶病理结果，于2022年10月26日起行T-DXd 5.4mg/kg每21天一周期，治疗期间患者恶心、呕吐CTC AE2级。治疗2周期后于2022年12月6日复查胸部CT：两肺多发转移考虑，较前缩小（病例6图3）。疗效评价PR。治疗6周期后，2023年3月14日复查胸部CT（病例6图4）：两肺多发小结节，较前相仿。持续PR。

治疗总结，如病例6表1所示。

病例6表1　治疗总结

治疗时间	治疗方案	周期数	最佳疗效	不良反应	PFS/DFS（月）
2021年6月至2021年10月	ddEC-wP	8	PR	2级呕吐	/
2021年10月	左乳癌改良根治术	/	/	/	/

续表

治疗时间	治疗方案	周期数	最佳疗效	不良反应	PFS/DFS（月）
2021年11月至2022年3月	卡陪他滨	6	/	2级手足综合征	/
2021年11月至2022年6月	OFS＋AI	7	/	/	DFS＝7m
2022年6月至2022年8月	阿贝西利+氟维司群	3	SD	2级腹泻；2级白细胞减少	PFS＝2.8m
2022年8月至2022年10月	艾立布林	2	PD	2级中性粒细胞减少	PFS＝1.8m
2022年10月至2023年4月	T-DXd	＞6	PR	2级呕吐	PFS＞5m

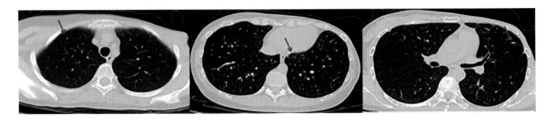

病例6图3　治疗2周期后胸部CT片

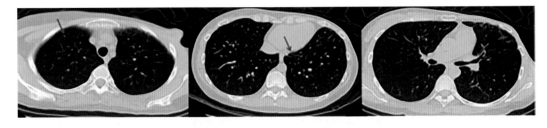

病例6图4　治疗6周期后胸部CT片

四、诊疗经验

患者青年女性，晚期乳腺癌，双肺多发转移。患者首诊乳房肿块穿刺病理明确，肿块直径＞5cm，腋下淋巴结转移，根据CSCO指南符合新辅助指征，新辅助辅助ddEC序贯wP，疗效PR。患者属于高危患者人群，由于当时Monarch E研究结果尚未公布及药物可及性问题，根据CREATE-X和JBCRG-04研究结果给予术后辅助OFS＋AI联合卡培他滨，DFS 7个月余。AI治疗失败为内分泌原发耐药，蒽环紫杉治疗失败。根据Monarch 2研究结果，一线治疗给予内阿贝西利联合氟维司群内分泌治疗，2周期后进展。考虑患者内分泌原发耐药，CDK4/6i治疗不敏感，蒽环紫杉治疗失败，根据EMBRACE研究结果以及我国、俄罗斯和美国等多国艾立布林用于CDK4/6i经治的HR阳性乳腺癌的真实世界研究的优异结果，二线治疗给予艾立布林治疗，2周期后肿瘤仍增大。该患者对常规内分泌治疗和化疗均不敏感。

HER2低表达是指IHC检测为2+且原位杂交（ISH）检测为阴性，或IHC检测1+。DESTINY-Breast04研究是全球首个针对HER2低表达晚期乳腺癌的Ⅲ期临床试验。其结果显示，HER2低表达患者无论在HR+组还是在全人群组，T-DXd相对传统化疗而言，mPFS均延长近一倍，使乳腺癌疾病进展风险降低近50%。在HR+患者中，T-DXd vs.TPC mPFS分别为10.0 vs.5.4个月，T-DXd组的mOS为23.9个月，较对照组延长了6.4个月。病理提示HER2（BC）（2+），FISH阴性，属于HER2低表达类型。根据2022 ASCO的DESTINY-Breast04研究结果，经过专家组反复讨论、慎重协商后，本着患者利益最大化、治疗个体化的原则，最终形成的专家组意见为行T-DXd治疗。后续治疗过程顺利，2周期复查疗效PR，目前6周期后病灶仍持续缩小，且患者总体耐受性良好。

（张子文　郑亚兵　陈占红　浙江省肿瘤医院）

参考文献

[1]Sledge GW，Jr.，Toi M，Neven P，et al.MONARCH 2：Abemaciclib in Combination With Fulvestrant in Women With HR+/HER2- Advanced Breast Cancer Who Had Progressed While Receiving Endocrine Therapy[J].J Clin Oncol，2017，35（25）：2875-2884.

[2]Sledge GW，Jr.Toi M，Neven P，et al.The Effect of Abemaciclib Plus Fulvestrant on Overall Survival in Hormone Receptor-Positive，ERBB2-Negative Breast Cancer That Progressed on Endocrine Therapy-MONARCH 2：A Randomized Clinical Trial[J].JAMA Oncol，2020，6（1）：116-124.

[3]Cortes J，O'shaughnessy J，Loesch D，et al.Eribulin monotherapy versus treatment of physician's choice in patients with metastatic breast cancer（EMBRACE）：a phase 3 open-label randomised study[J].Lancet，2011，377（9769）：914-923.

[4]Modi S，Jacot W，Yamashita T，et al.Trastuzumab Deruxtecan in Previously Treated HER2-Low Advanced Breast Cancer[J].New England Journal of Medicine，2022.

[5]Robson ME，Tung N，Conte P，et al.OlympiAD final overall survival and tolerability results：Olaparib versus chemotherapy treatment of physician's choice in patients with a germline BRCA mutation and HER2-negative metastatic breast cancer[J].Ann Oncol，2019，30（4）：558-566.

病例 7 HR阳性HER2阴性乳腺癌伴心房血栓

一、病历摘要

患者李××，女，34岁，于2022年6月22入院。

主诉： 双侧乳腺癌伴淋巴结、肝、骨转移，发现右心房占位1天。

现病史： 2015年无意中发现左乳结节，未予重视。2018年11月26日（31岁）在外院行双乳B超示左乳低回声（0.48cm×0.44cm×0.52cm，BI-RADS 4A类）。2018年12月14日外院MRI示左乳非肿块性强化灶，考虑乳腺癌（BI-RADS 5类），左腋下多发淋巴结肿大（较大短径1.4cm），转移可能，右乳2枚结节（直径0.7cm，0.5cm），转移灶待排。2018年12月24日外院行PET-CT：①双侧乳腺增生伴腺体FDG代谢欠均匀，左乳外下象限似见软组织密度结节影，未见明显FDG代谢增高，请结合穿刺活检；左侧腋窝、左侧胸肌间隙多发增大淋巴结，大者位于左侧腋窝，FDG代谢增高，考虑淋巴结转移可能，请结合穿刺活检；②右侧肱骨上端、右肩胛骨、右髋臼、左侧股骨上端、左侧耻骨、脊椎多发局灶性FDG代谢增高伴骨质密度减低，以右侧髋臼为著，考虑骨转移。2018年12月20日外院穿刺病理回报：（左乳）乳腺浸润性导管癌；（左腋窝淋巴结穿刺标本）纤维脂肪组织内见癌浸润，考虑转移；（右乳）乳腺浸润性癌。免疫组化（左乳）：HER2（0），ER（+++，80%），PR（+++，40%），Ki-67（热点10%+）。2019年1月4日起在外院予内分泌及靶向药物治疗，由于患者较年轻，内分泌治疗过程中，雌二醇检测值持续较高，考虑卵巢功能抑制不全，于2019年7月双侧卵巢切除，术后病理示双侧卵巢转移性乳腺癌，但切除1个月后雌二醇仍升高，经过外院MDT讨论考虑使用氟维司群引起可能，遂停氟维司群，2019年8月19日起"哌柏西利＋他莫昔芬"治疗至2020年11月23日，2020年12月21日起予"哌柏西利＋依西美坦片"治疗至2021年1月18日。最佳疗效PR。

2021年1月21日患者因肝区疼痛，复查腹部CT，结果提示肝脏及右肾低密度灶。2021年1月23日外院查PET/CT示：对比2018年12月24日，双乳局部小斑片状轻度FDG代谢增高，较前减低，多发骨质密度不均匀增高，局部骨质破坏，FDG代谢增高，病灶增多，肝内多发稍低密度结节，FDG代谢增高，较前新发，考虑多发转移灶。2021年1月28日查超声造影示肝内占位（S4段2.1cm×1.5cm，S8段1.4cm×1.1cm）超声造影快进快出，提示转移性肝癌。2021年1月30日肝穿刺（S4段）病理（2021010638）：（肝穿刺）结合病史及免疫组化，符合乳腺癌转移（非特殊类型 浸润性癌，Ⅱ级）。免疫组化：HER2（2+），Ki-67（+，热点区25%），ER（++，95%），PR（−），AR（++，95%）。2021年2月5日查腹部MR示肝脏多发转移瘤（约6枚，较大直径约2.0cm），胸腰椎多发骨转移瘤。2021年2月17日至2021年3月31日予二线白蛋白紫杉醇400mg静脉滴注，21天一周期，共化疗3周期。

2021年4月5日外院复查肝胆MRI：病灶部分稍增大，部分病灶新增，胸腰椎多发骨转移瘤。病情进展。之后就诊我院，2021年4月15日本院病理会诊：（肝穿刺）低分化癌（结合病史、组化及形态符合乳腺浸润性导管癌转移，Ⅱ级）。免疫组化：HER2（2+，FISH无扩增）、ER（+++，90%）、PR（−）、Ki-67（+，40%）、AR（++，90%）。患者血基因检测：BRCA2致病突变、TSC1突变（临床意义不明）。2021年4月29日—2022年3月30日入组临床试验（患者存在BRCA1突变）最佳效评估SD。

2022年3月28日胸腹增强CT示右锁骨上、纵隔6区新发肿大淋巴结，肝内多发转移瘤，较前增多，考虑疾病进展。2022年4月2日行右侧锁骨上淋巴结粗针穿刺术，病理示（右侧锁骨上淋巴结）纤维、淋巴组织内见低分化癌。免疫组化：HER2（2+，FISH无扩增）、ER（+++，90%）、PR（++，10%）、Ki-67（+，20%）。2022年4月1日至2022年6月3日行4周期AP方案化疗，具体：多柔比星脂质体40mg 静脉滴注d1＋顺铂45mg静脉滴注d1～3，每21天一周期。最佳疗效SD，未进一步复查及治疗入院。

既往史：否认脑血管疾病、精神疾病史，否认肝炎、结核等传染史。2019年7月行双侧卵巢切除，术后病理示双侧卵巢转移性乳腺癌，否认重大外伤、输血史，否认食物、药物过敏史，预防接种史不详。

家族史：父母体健，外祖母80余岁患乳腺癌手术切除，目前90岁在世。外祖父甲状腺癌去世，大伯63岁患直肠癌去世。

体格检查：T 36.9℃，P 91次/分，R19次/分，BP 118/82mmHg。一般可，ECOG PS评分1分，生命体征平稳，左乳外上象限可及片状增厚，右乳未及明显肿块，双锁骨上腋下颈部未及明显肿大淋巴结，心脏听诊未闻及病理性杂音，双肺未闻及干湿性啰音，腹平软，无压痛，未及异常包块，移动性浊音阴性，双下肢无明显水肿。

二、入院诊断

双侧乳腺癌（rTxN3M1 Ⅳ期 luminal B型）

　　多发淋巴结转移

　　肝、骨转移。

三、诊疗经过

入院后，患者2022年6月22日上腹部增强MRI提示右心房内充盈缺损，血栓形成可能（病例7图1至图3）。2022年6月22日经胸超声心动图（TEE）：右房似见低回声结节，大小约35mm×25mm，边界尚清，不随心脏周期活动（病例7图4）。2022年6年22日凝血功能：凝血酶时间18.6↑秒，凝血酶时间比率1.4↑比率，D-二聚体0.82↑mg/L（FEU）（病例7图5A）。2022年6月23日静脉血管超声：左侧小腿局部肌间静脉血流瘀滞考虑。2022年6月23日肺动脉CTA示：右心房见团块状充盈缺损，宽基底，最大径约2.0cm×2.5cm×2.9cm，血栓可能，左下肺后基底段见局限充盈缺损，管腔变窄，考虑肺栓塞（病例7图5B、图6）。患者无明显不适症状，2022年6月24日经ICU会诊后，患者开始抗凝治疗：利伐沙班片20mg 每日1次，同时继续化疗（停用顺铂），具体：多柔比星脂质体 40mg静脉滴注d1，每21天一周期。

2022年7月11日外院经食管三维超声（TEE）：右房近右心耳内癌栓（检查结果描述：右房近右心耳内见一大小约3.0cm×2.0cm的不规则形等回声团附壁（紧邻PICC管），基底宽，活动性差，边界尚清，右房壁尚完整，CDFI肿块内未见明显血流）。

2022年7月14日本院PET-CT示：①双侧乳腺区多发类结节样增厚，FDG代谢轻度增高，治疗后改变考虑；②肝脏多发高代谢低密度结节，转移考虑；③腹膜后高代谢结节，部分与肝尾状叶分界欠清，转移考虑；④胸腰椎多处、部分肋骨、胸骨、骨盆组成骨多发成骨性改变伴部分FDG代谢增高，多发骨转移考虑；⑤右心房稍低密度影不伴高代谢，结合CTA，考虑血栓形成。（病例7图7、图8）

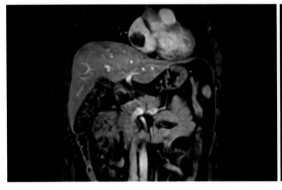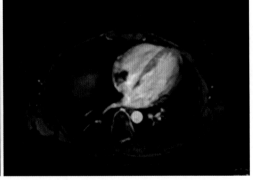

病例7图1　2022年6月22日磁共振

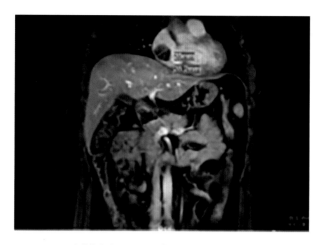

病例7图2　2022年6月22日磁共振

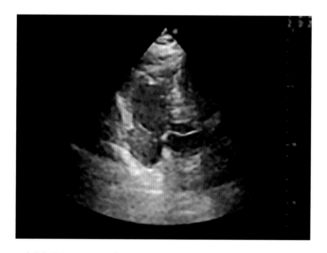

病例7图3　2022年6月22日经胸超声心动图（TEE）

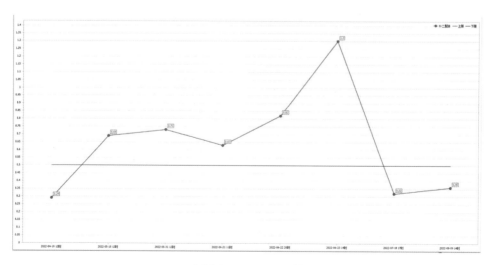

病例7图4　D-二聚体

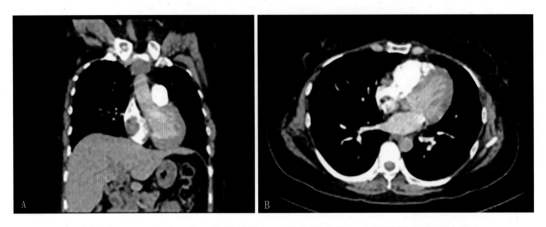

病例7图5　2022年6月23日肺动脉CTA右心房占位、左下肺基底段肺栓塞

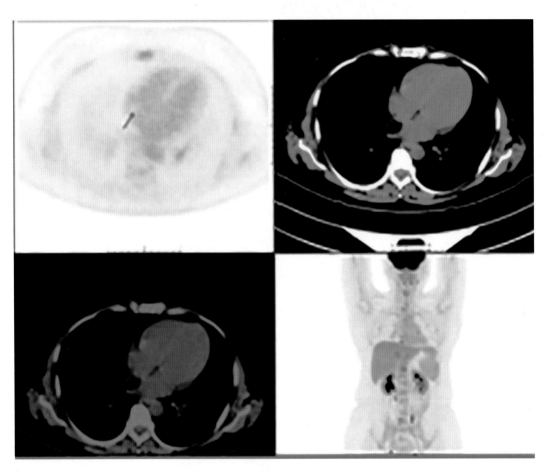

病例7图6　2022年7月14日PET-CT

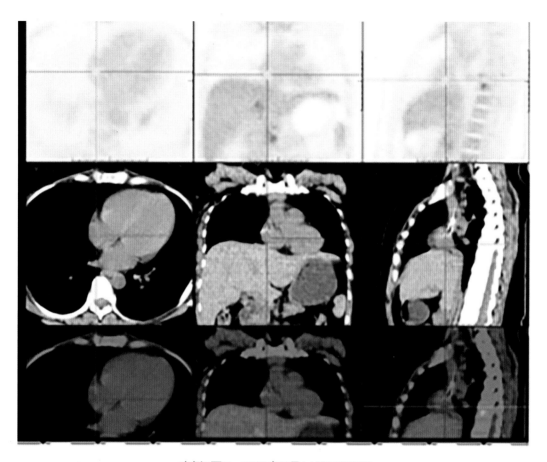

病例7图7　2022年7月14日PET/CT

2022年7月18日提交全院乳腺肿瘤MDT专家组，会诊意见如下：

放射科专家：根据上述患者病情及临床资料，总体考虑此患者的右心房占位为血栓可能性大。

B超科专家：心脏占位性病变的主要疾病类型为肿瘤和血栓等，根据患者目前的一些检查所反馈的情况，考虑患者的右心房占位为血栓可能性更大，当然必要时患者也可以进行超声造影。

乳腺外科专家：考虑患者较年轻，结合患者实际情况、临床资料以及患者及其家属意愿，暂不予外科手术干预，后续抗凝及继续抗肿瘤治疗。

乳腺内科专家：总体考虑患者右心房占位为血栓可能性大，后续抗凝及继续抗肿瘤治疗，方案可不变。因化疗耐受性下降，并且MRI提示右心房内充盈缺损，停用顺铂化疗。

首席专家组长意见：建议后续抗凝及继续抗肿瘤治疗，密切关注患者病情变化及复查结果，及时调整治疗方案，积极对症治疗。

2022年7月19日至9月1日继续行3周期PLD方案维持化疗，具体：盐酸多柔比星脂质体40mg静脉滴注d1，每21天一周期。2022年9月19日、2022年11月1日复查心脏超声提示右心房内充盈缺损大小同前。（病例7图8至图10）。至2022年9月19日复查CT提示肝脏病灶进展，患者于当地医院继续治疗（具体不详）。

2023年7月18日复查心脏MRI示右心房可见充盈缺损影，范围约3.4cm×1.7cm，T_1W低信号，病灶内部分区域可见T_2WI高信号，未见明显弥散受限，增强后未见明显强化，宽基底与心房壁相连，血栓考虑（病例7图11）。

治疗总结，见病例7表1。

病例7表1　治疗汇总表

治疗时间	治疗方案	周期数	最佳疗效	不良反应	PFS/DFS（月）
2019年1月至2021年1月	内分泌治疗药物（先后使用氟维司群、他莫昔芬、芳香化酶抑制剂）+哌柏西利	/	PR	2级中性粒细胞减少	PFS = 12m
2021年2月至4月	白蛋白紫杉醇	4	PR	2级脱发	PFS = 1.6m
2021年4月至2022年3月	临床试验用药HWH340	/	SD	/	PFS = 11m
2022年4月至9月	多柔比星脂质体+顺铂4周期，多柔比星脂质体维持治疗3周期	7	SD	/	PFS = 5.7m

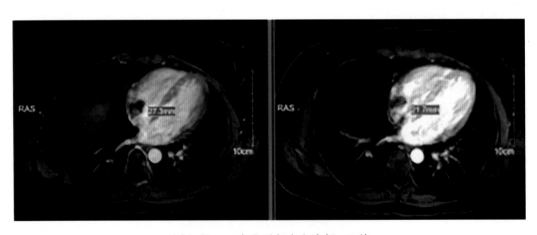

病例7图8　2个月后复查上腹部MRI片

注：左：2022年6月22日；右：2022年8月9日。

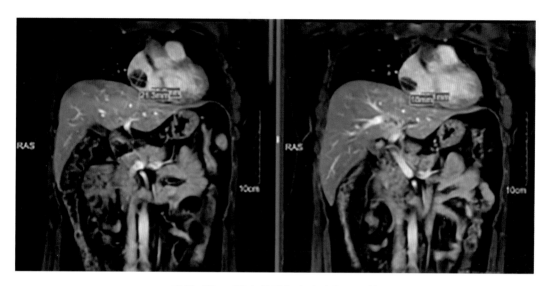

病例7图9　两个月后复查上腹部MRI片

注：左：2022年6月22日；右：2022年8月9日。

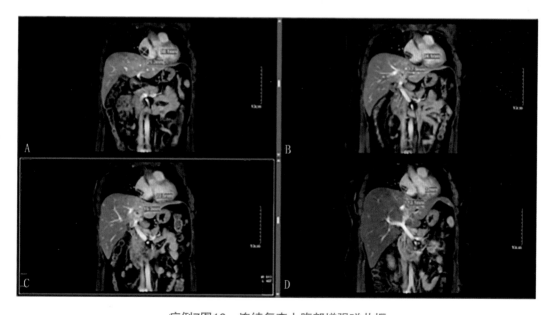

病例7图10　连续复查上腹部增强磁共振

注：A. 2022年6月21日；B. 2022年8月9日；C. 2022年9月19日；D. 2022年11月1日。

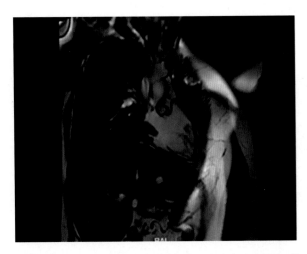

病例7图11　13个月后（2023年7月18日）心脏MRI片

四、诊疗经验

心脏肿瘤是一种极其罕见的疾病，在系列尸检中发病率约为0.02%。在心脏肿瘤中，转移性心脏肿瘤比原发性心脏肿瘤更为常见，在癌症患者中，其发病率估计在2.3%~18.3%。以右心房腔肿块为表现的乳腺癌心脏转移更是罕见的。

相比之下，心脏血栓更为常见。癌症患者血栓形成率高于普通人群，治疗相关因素诸如化疗、放疗、靶向治疗等也有助于增加癌症患者血栓形成的风险。乳腺癌相关血栓的危险因素包括年龄、身体质量指数（BMI）、共病、癌症分期、癌症相关治疗等。癌症相关治疗中，该患者既往使用的药物如他莫昔芬、依西美坦、哌柏西利、蒽环类、铂类等均被证明会增加癌症患者血栓事件。但是抗癌药物相关血栓形成的机制仍不明确。

鉴别血栓和癌症的非侵入性诊断设备包括超声心动图（ECO）、CT、磁共振成像（MRI）和正电子发射断层扫描（PET）。ECO是量化心脏占位大小、形状、位置、移动性的首选方法，可动态观察占位及周围相邻结构形态关系，为临床诊断提供依据。目前临床常用的3.0T磁共振成像技术空间分辨率很高，组织对比度良好，其多层面、多角度及增强扫描技术能够更加精确地鉴别心肌、血管、脂肪、坏死、钙化灶、纤维化等不同组织性质，并能通过占位的行为特征来判断其良恶性，从而区分真性和假性、良性和恶性肿瘤性病变。[18]F-FDG-PET是一种将肿瘤糖酵解代谢率可视化的工具，恶性心脏肿瘤通常表现为[18]F-FDG的高摄取，而良性心脏肿瘤则表现为[18]F-FDG的低摄取。

本例患者心房占位结合多种影像学检查手段，包括TTE、TEE、CT、心脏MRI和PET/CT所见，其心房占位没有浸润其他结构，也没有血管化，缺乏浸润性生长和分叶边缘、PET检查[18]F-FDG摄取低，最终考虑为血栓。

　　经过反复检查、多学科讨论、充分与患者及家属沟通后，本着患者利益最大化、治疗个体化的原则，最终予以利伐沙班抗凝基础上，继续化疗。后续复查增强磁共振患者的心房占位维持稳定状态，且有钙化的表现（病例7图9至图11），进一步支持血栓的诊断。

　　可见，在某些情况下（例如栓子基底较宽），抗凝治疗同时，继续化疗也是可行的。由于患者未行手术取栓，无病理结果，后续定期种检查明确血栓状态仍然是必要的。

（黄　平　陶佳妮　陈占红　浙江省肿瘤医院）

参考文献

[1]Casavecchia G，Lestuzzi C，Gravina M，et al.Cardiac tumors[J].Journal of Cardiovascular Echography，2020，30（5）：45.

[2]Ya'qoub L，Larson S，Deedy M，et al.Treatment of recurrent isolated right atrial metastatic cavitary mass from breast cancer with radiation therapy：A case report and review of literature[J].Echocardiography，2018，35（10）：1680-1683.

[3]Thein KZ，Htut TW，Ball S，et al.Venous thromboembolism risk in patients with hormone receptor-positive HER2-negative metastatic breast cancer treated with combined CDK 4/6 inhibitors plus endocrine therapy versus endocrine therapy alone：a systematic review and meta-analysis of randomized controlled trials[J]. Breast Cancer Research and Treatment，2020，183（2）：479-487.

[4]Zangari M，Siegel E，Barlogie B，et al.Thrombogenic activity of doxorubicin in myeloma patients receiving thalidomide：implications for therapy[J].Blood，2002，100（4）：1168-1171.

[5] Seng S，Liu Z，Chiu S K，et al.Risk of Venous Thromboembolism in Patients With Cancer Treated With Cisplatin：A Systematic Review and Meta-Analysis[J].Journal of Clinical Oncology，2012，30（35）：4416-4426.

[6]Weijl NI，Rutten M FJ，Zwinderman AH，et al.Thromboembolic Events During Chemotherapy for Germ Cell Cancer：A Cohort Study and Review of the Literature[J].Journal of Clinical Oncology，2000，18（10）：2169-2178.

[7]谢小桐，陈玉成.磁共振成像技术在心脏占位诊断及鉴别诊断中的价值[J].心血管病学进展，2018，39（3）：303-306.

病例 **8** 初治Ⅳ期luminal A型乳腺癌

一、病历摘要

患者张××，女，37岁，于2019年3月26日首次入院。

主诉： 左臂牵扯痛3个月，确诊左乳癌伴肝转移1周。

现病史： 2019年1月患者无明显诱因出现左臂牵扯痛，持续性隐痛，未重视，之后进行性加重。2019年3月12日于我院门诊行乳腺专科超声检查示：乳腺：左乳3点钟距乳头4～5cm查见大小约27mm×21mm的弱回声结节，边界不清楚，形态不规则，边缘可见毛糙，内可见点片状强回声。腋窝：左侧腋窝查见数个淋巴结，较大约11mm×9mm，皮髓质分界欠清，血流信号不丰富。右侧腋窝未见异常长大的淋巴结。锁骨上下区：左侧锁骨下区查见数个淋巴结，较大约15mm×7mm，皮髓质分界不清，血流信号不丰富。左侧锁骨上区查见数个淋巴结，较大约10mm×7mm，皮髓质分界欠清，血流信号不丰富。右侧锁骨上下区未见异常长大的淋巴结。结论：①左乳实性结节：Ca？②右乳结节：多系良性；③左侧腋窝，左侧锁骨上下区淋巴结长大，结构异常。2019年3月22日星左乳穿刺，病理提示：左乳浸润性癌。免疫组化：ER（强+，80%～90%），PR（中-强，70%～80%），HER2（2+），Ki-67阳性率5%～10%，CK5/6（-），P63（-），E-C（+）。FISH检测：HER2基因无扩增。左侧锁骨上淋巴结穿刺细胞学：见腺癌细胞，考虑为乳腺癌转移。2019年3月20日乳腺增强MRI：左乳外上象限后部结节，约1.9cm×2.2cm×3.2cm，边缘毛刺状，左腋窝可见多发肿大淋巴结，最大短径约0.6cm。多系乳腺癌伴左侧腋窝淋巴结增大，BI-RADS 5类。右乳外象限中部结节，BI-RADS 3类（病例8图1）。2019年3月19日上腹部增强CT：肝内多发转移性肿瘤，大者直径约1.0cm（病例8图2）。头部及胸部增强CT、全身骨扫描等未见明显异常，为行治疗入院。

既往史： 一般情况良好，否认肝炎、结核或其他传染病史。已接种乙肝疫苗、卡介苗、脊髓灰质炎疫苗、麻疹疫苗、百白破疫苗、乙脑疫苗。无过敏史，无外伤史，无手术史，无输血史，无特殊病史。

月经史： 初诊未停经，13岁月经来潮，既往月经规律、量及颜色正常、无痛经史。末次月经2019年3月10日。

婚育史： 已婚已育。育1子1女，孕2产2，均为顺产。

家族史： 家中无肿瘤病史或遗传病史。

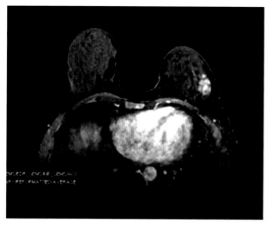
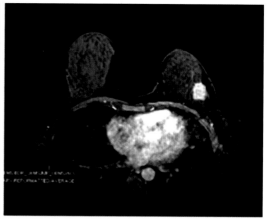

病例8图1 治疗前我院乳腺增强磁共振

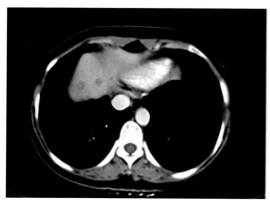
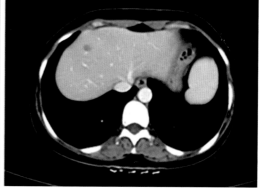

病例8图2 治疗前我院上腹部增强CT

体格检查： T 36.5℃，P 78次/分，R 20次/分，BP 108/76mmHg，KPS 90分，营养评分 1分。头颅及五官无异常，颈软，无抵抗。胸廓正常，双侧呼吸动度对称。双侧乳房对称，外观无异常。左乳4点钟方向距乳头1cm扪及一质硬包块，大小约3cm×2cm，表明不光滑，边界尚清，活动度较差，与胸肌、皮肤无粘连，表面皮肤无红肿破溃、橘皮样改变等。左侧锁骨上扪及一肿大淋巴结，大小约1cm×1cm，质硬，边界清，活动度差，局部皮肤无异常。对侧乳房、双侧腋窝及对侧锁骨上未扪及明显异常。余全身浅表淋巴结未扪及异常。双侧语音震颤无增强或减弱，无胸部摩擦感。双肺叩诊清音，呼吸音清晰，未闻及明显干湿性啰音。心前区无隆起，心尖搏动无移位，无心包摩擦感，心率78次/分，律齐，各瓣膜听诊区未闻及杂音。全腹无压痛及反跳痛，未扪及明显包块。肝脾肋下未触及。脊柱、四肢及神经系统无异常，双下肢未见明显水肿。

二、入院诊断

左乳癌（浸润性癌 $cT_2N_3M_1$ Ⅳ期 luminal A型）

　　左侧腋窝、左侧锁骨上淋巴结转移

　　肝转移。

三、诊疗经过

入院后提交全院乳腺癌MDT专家组会诊，意见如下：

病理科专家：患者乳腺癌诊断明确，建议进一步行肝脏病灶穿刺活检，以明确肝脏病灶性质，同时可进一步行分子亚型的分析，以协助制订治疗方案，实现个体化治疗。

乳腺内科专家1：该患者为绝经前年轻女性，一般情况较好，确诊为激素受体阳性的Ⅳ期乳腺癌，为无症状内脏转移，一线优选CDK4/6抑制剂联合内分泌治疗。

乳腺内科专家2：同意首选CDK4/6抑制剂联合内分泌治疗，但目前CDK4/6抑制剂均未纳入医保报销范畴，患者若无法承受昂贵的费用，可选择以紫杉蒽环类为主的化疗，后续若有条件仍可尝试CDK4/6抑制剂联合内分泌药物治疗。

乳腺外科专家：患者为初治Ⅳ期乳腺癌，切除原发病灶是否能够获益尚存争论，既往的研究多为回顾性研究，证据级别有限，而几项小规模前瞻性临床试验结论也不一致，尚需要大样本前瞻性临床试验进一步证实。本例患者建议首选全身治疗方案。

组长意见：尽管患者上腹部CT提示多发肝转移，但仍建议完善肝脏病灶穿刺活检明确诊断，治疗方案首选CDK4/6抑制剂联合内分泌治疗，若患者拒绝，可选择以紫杉蒽环类药物的化疗，后续若有条件仍可尝试CDK4/6抑制剂联合内分泌药物治疗。

患者拒绝行肝脏穿刺，因经济原因暂不考虑一线使用CDK4/6抑制剂联合内分泌药物治疗。于2019年3月27日至2019年7月31日行化疗，多西他赛75mg/m²，d1，卡培他滨1000mg/m²，2次/天，d1～d14，21天为1周期，共6周期。患者治疗2、4、6周期总体疗效评价PR。化疗期间出现1级脱发、1级呕吐、2级中性粒细胞下降，予以重组人粒细胞刺激因子对症治疗后缓解。

患者已行6周期化疗，肿瘤控制稳定，考虑化疗不良反应较重，不适合长期治疗，与患者沟通后，于2019年8月21开始调整为维持治疗方案：口服CDK4/6抑制剂哌柏西利125mg/天，d1～d21，28天为1周期，联合来曲唑2.5mg/天，连续口服，同时皮下注射戈舍瑞林3.6mg，每28天1次。2个月后疗效评价总体PR，其中乳腺病灶持续PR，肝脏病灶达CR（病例8图3）。

2020年8月3日患者行手术去势，切除卵巢，停用戈舍瑞林。

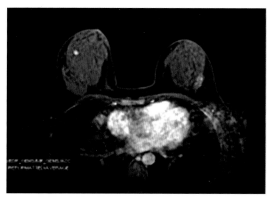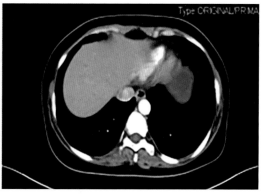

病例8图3　CDK4/6抑制剂联合内分泌治疗2个月后乳腺增强磁共振（左）
及上腹部增强CT（右）

2023年1月末次随访，患者乳腺病灶维持PR，肝脏病灶达CR（病例8图4）。内分泌治疗期间出现轻度骨关节持续性酸痛，予以NSAIDs等止痛等对症治疗后缓解，整个过程患者耐受性良好，未出现剂量减量或停药。

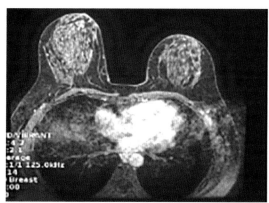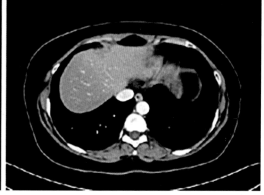

病例8图4　CDK4/6抑制剂联合内分泌治疗38个月后乳腺增强磁共振（左）
及上腹部增强CT（右）

治疗总结，如病例8表1。

病例8表1　治疗汇总表

治疗时间	治疗方案	周期数	最佳疗效	不良反应	PFS/DFS（月）
2019年3月至7月	多西他赛+卡培他滨	6	PR	1级脱发，1级呕吐，2级中性粒细胞减少	PFS = 5m
2019年8月至2023年1月	来曲唑+哌柏西利	42个月	PR	1级骨关节酸痛	PFS > 42m

四、诊疗经验

患者为年轻女性，发病时未绝经，初诊$cT_2N_3M_1$ Ⅳ期，激素受体阳性、HER2阴性（Luminal A型），合并内脏多发转移。依据《中国临床肿瘤学会（CSCO）乳腺癌诊疗指南》及NCCN国际乳腺癌指南等推荐，激素受体阳性晚期乳腺癌患者，一线选择内分泌治疗联合靶向治疗（CDK4/6抑制剂），即便是肿瘤负荷较大或者内脏转移。患者一线选择TX方案化疗6周期，疗效评价PR。根据2016年PALOMA-2临床研究的发表，来曲唑联合CDK4/6抑制剂哌柏西利相比单药来曲唑，显著提高了PFS，其中约43%患者未经内分泌治疗，约47%患者接受过辅助TAM治疗。我国于2018年批准上市第一个CDK4/6抑制剂哌柏西利，指南推荐其作为晚期患者的一线内分泌联合治疗。因此，该患者完成化疗后于2019年8月21日开始行靶向CDK4/6抑制剂（哌柏西利）＋AI（来曲唑）＋OFS（戈舍瑞林）内分泌维持治疗，以期得到进一步的生存获益。靶向联合内分泌治疗两个月后，乳腺达到PR，肝脏达到CR，患者内分泌治疗依从性与耐受性均良好，无进展生存期42个月。目前状态良好，患者已回归正常家庭和社会生活。从该病例可见，一线化疗获益的激素受体阳性、HER2阴性晚期乳腺癌，CDK4/6抑制剂联合内分泌治疗作为化疗后维持治疗也是合理的选择之一。

（谢钰鑫 罗 婷 四川大学华西医院）

参考文献

[1]NCCN Guidelines of Esophageal and Esophagogastric Junction Cancers，Version 2.2021[EB/OL].[2021-06-22].https：//www.nccn.org/.

[2]Jiang Z，Li J，Chen J，et al.Chinese Society of Clinical Oncology（CSCO）Breast Cancer Guidelines 2022.[J].Transl Breast Cancer Res.，2022，3：13.

[3]Finn RS，Martin M，Rugo HS，et al.Palbociclib and Letrozole in Advanced Breast Cancer[J].N Engl J Med，2016，375：1925-1936.DOI：10.1056/NEJMoa1607303.

[4]Rugo HS，Finn RS，Dieras V，et al.Palbociclib plus letrozole as first-line therapy in estrogen receptor-positive/human epidermal growth factor receptor 2-negative advanced breast cancer with extended follow-up[J].Breast Canc Res Treat，2019，174：719-729.DOI：10.1007/s10549-018-05125-4.

病例 **9** 多线治疗的HR阳性乳腺癌

一、病历摘要

患者××，女，58岁，于2018年10月入院。

主诉： 左乳癌术后7年余，骨转移、肝转移2年。

现病史： 患者（46岁，未绝经）2011年5月无意中触及左侧乳腺一肿物，位于左乳外上象限，约3.0cm大小，无压痛，无乳头溢液及乳头凹陷。超声示左乳腺实质性占位，3.0cm×1.0cm，边界欠清。2011年5月26日于外院行左乳癌改良根治术。术后病理：浸润性导管癌，Ⅱ级，肿物大小2.8cm×1.0cm×2.5cm，左腋窝淋巴结见转移（8/15）。免疫组化：ER（30%+）、PR（弱+）、HER2（-）、Ki67（12%）。术后诊断：左乳腺癌 $pT_2N_2M_0$ ⅢA期。术后行8周期AC-T方案化疗，及局部放疗，之后他莫昔芬内分泌治疗5年。2016年10月患者因骨痛行PET/CT检查，结果提示胸2、胸12、右侧耻骨及髋臼骨质破坏，FDG代谢增高，考虑骨转移。2016年10月16日开始口服阿那曲唑（一线）内分泌治疗，以及唑来膦酸预防骨不良事件。同时，对疼痛部位右耻骨、髋臼进行局部放疗。2017年7月因肿瘤标志物持续升高，行PET/CT检查，结果提示第4腰椎左侧椎弓根部位新发FDG代谢增高灶，考虑转移瘤。考虑患者疾病进展，故内分泌药物调整为依西美坦（二线）。2018年6月PET/CT提示，第4腰椎左侧椎弓根部骨质破坏，较前范围增大，FDG代谢增高。胸2、骶骨、右侧髋臼部分病灶较前FDG代谢活性增高。评效PD，故开始卡培他滨（三线）化疗。2018年9月发现单发肝内占位，PET/CT提示为恶性，考虑肝转移。于2018年10月在外院行肝转移瘤射频消融术，患者为继续治疗入院。

既往史： 既往体健。

家族史： 无肿瘤家族史。

二、入院诊断

左乳癌（浸润性导管癌 $pT_2N_2M_0$ ⅢA期 Luminal B型）

左乳癌改良根治术后

骨转移（$T_2N_2M_1$Ⅳ期）

肝转移

肝转移瘤射频消融术后。

三、诊疗经过

影像科专家（影像描述）：该患者在我院有详细的影像学检查。PET提示：胸2、胸12、右侧耻骨及髋臼骨质破坏，FDG代谢增高，考虑骨转移。单发肝内占位，PET/CT提示为恶性，考虑肝转移。治疗后骨病灶及肝内病灶范围较前增多、增大，呈混合溶骨性骨质破坏为主。腹部MRI提示：肝病灶射频消融术后。治疗后肝内病灶体积增大，并有新发病灶。CT提示：多发溶骨性病灶治疗后溶骨性病灶范围增大。基于以上影像上考虑乳腺癌术后多发肝转移、骨转移，治疗后病灶增多、增大，影像诊断明确。

病理科专家：患者入院后行骨病灶穿刺活检，病理提示乳腺癌骨转移。免疫组化：ER（+40%），PR（-），HER2（1+），Ki67（15%）。肝病灶进展后肝穿刺活检病理提示符合乳腺癌肝转移，免疫组化：ER（-），PR（30%弱+），HER2（2+，FISH无扩增），Ki67（65%+）。ER、PR表达水平的变化体现了治疗后的反应，同时也体现了肿瘤细胞时空异质性。患者两次检查HER2（1+）及HER2（2+，FISH无扩增），均符合HER2低表达定义，可以据此进行治疗。

肿瘤内科专家：患者为HR阳性、HER2阴性乳腺癌。本例患者晚期三线治疗后，既往内分泌治疗获益明显，化疗获益不佳，因此可以考虑选择其他内分泌治疗方案，当然也可以尝试其他作用机制的化疗药物。晚期患者多线治疗后再次进展的情况下，由于肿瘤时空异质性，建议对转移灶再穿刺活检及免疫组化检测，结果可能会提供更多的信息。ADC药物T-DXd在DB-04研究中对于HER2低表达晚期乳腺癌表现出显著的疗效。本例患者病理符合HER2低表达情况，在多线内分泌治疗、化疗后，可选择ADC药物治疗。

2018年10月开始依维莫司＋氟维司群内分泌治疗。患者规律复查，病情稳定。2020年2月，MRI提示肝病灶稳定，骨CT提示新发多发溶骨性病灶（病例9图1）。治疗方案改为哌柏西利＋来曲唑。起初病情控制稳定，治疗5个月复查CT提示溶骨范围较前增大，同时肝脏MRI提示新发多发肝转移病灶。2020年8月开始白蛋白结合紫杉醇化疗。治疗2周期后，CT提示溶骨性病灶仍在扩大，MRI提示肝内病灶持续进展（病例9图2）。

肝穿刺活检：病理提示符合乳腺癌肝转移，免疫组化：ER（-），PR（30%弱+），HER2（2+，FISH无扩增），Ki67（65%+）。

2020年12月开始艾立布林化疗，2周期后，CT提示溶骨性病灶范围继续增大，MRI提示肝内病灶继续进展。患者完善基因检测，结果提示携带PIK3CA基因突变。2021年2个月治疗方案调整为艾立布林＋依维莫司。治疗2、4周期后骨病灶稳定，肝内转移瘤明显缩小，疗效评价PR。8周期治疗后CT提示溶骨性病灶范围扩大，MRI提示肝内出现新发病灶。2021年8月行长春瑞滨单药化疗。2周期后MRI提示肝内病灶继续进展。2021年

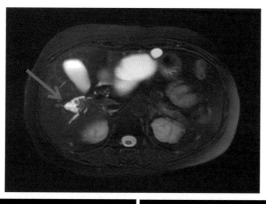

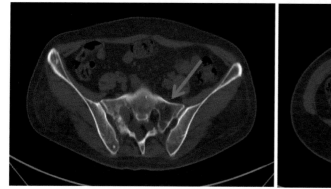
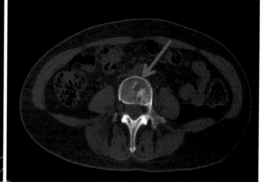

病例9图1 MRI提示肝病灶射频消融术后，CT提示新发骨质破坏

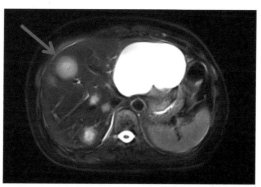

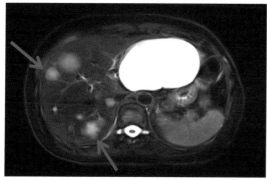
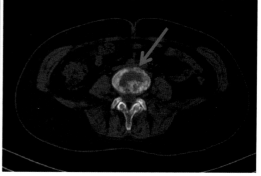

病例9图2 MRI提示肝病灶进展，CT提示溶骨性病灶扩大

10月开始阿培利司＋托瑞米芬治疗。2个月后肝内病灶继续进展。考虑患者HER2（2+，FISH无扩增），为HER2低表达，2021年12月给予维迪西妥单抗治疗。治疗期间定期复查，最佳疗效SD。20周期（14天一周期）后CT提示溶骨性病灶范围扩大，MRI提示肝病灶增多增大。考虑到患者既往维迪西妥单抗治疗有效，2022年11月继续给予ADC药物T-DXd治疗。治疗3周期后CT提示溶骨性病灶范围扩大，MRI提示肝病灶增多增大。患者逐渐出现消瘦，高钙血症，转氨酶、胆红素升高，给予积极纠正及营养支持治疗。患者由于病情进展，生活质量下降，血生化指标异常，2023年1月开始口服安罗替尼治疗（8mg/天，d1～d14，21天一周期）。患者后续随访中一般状态持续下降，于2023年3月死亡。

治疗总结，见病例9表1所示。

病例9表1　治疗汇总表

治疗时间	治疗方案	周期数	最佳疗效	不良反应	PFS/DFS（月）
2011年5月	左乳癌改良根治术	/	/	/	DFS = 65m
2011年6月至 2011年12月	AC-T	8	/	2级呕吐	/
2011年12月至 2016年10月	他莫昔芬	/	/	/	/
2016年10月至 2017年7月	阿那曲唑	9	SD		PFS = 9m
2017年7月至 2018年6月	依西美坦	11	PR		PFS = 11m
2018年6月至 2018年9月	卡培他滨	3	SD	2级呕吐	PFS = 3m
2018年10月	肝转移瘤射频消融				
2018年10月至 2020年2月	依维莫司＋氟维司群	16	PR		PFS = 16m
2020年2月至 2020年8月	哌柏西利＋来曲唑	5	SD	2级白细胞 减少	PFS = 5m
2020年8月至 2020年10月	白蛋白结合紫杉醇	2	PD		PFS = 2m
2020年12月至 2021年2月	艾立布林	2	PD	2级白细胞 减少	PFS = 2m
2021年2月至 2021年8月	艾立布林＋依维莫司	8	PR	2级白细胞 减少	PFS = 6m
2021年8月至 2021年10月	长春瑞滨	2	PD		PFS = 2m

续表

治疗时间	治疗方案	周期数	最佳疗效	不良反应	PFS/DFS（月）
2021年10月至2021年12月	阿培利司＋托瑞米芬	2	PD	2级血糖升高	PFS = 2m
2021年12月至2022年11月	维迪西妥单抗	20	SD	3级白细胞减少	PFS = 11m
2022年11月至2023年1月	T-DXd	3	PD		PFS = 2m
2023年1月至2023年3月	安罗替尼	4			复发转移后 OS = 75m

四、诊疗经验

本例患者为HR阳性、HER2阴性乳腺癌。从总体治疗经过来看，与化疗相比，患者从内分泌治疗中获益更多。乳腺癌的治疗发展迅速，新靶点、新型药物的出现使得治疗模式、治疗策略不断更新。从目前的诊疗规范来看，本例患者前期一些治疗由于当时的局限，并不一定是最优选择。比如，阿那曲唑治疗失败以后选用氟维司群可能会比依西美坦更好，先用CDK4/6抑制剂可能比先用氟维司群联合mTOR抑制剂更好。治疗选择的变化均基于大型临床研究的循证依据，CDK4/6抑制剂联合内分泌治疗在PALOMA、MONARCH和MONALESSA系列研究中彰显了在HR阳性、HER2阴性乳腺癌晚期一线、二线治疗的卓越疗效并已经在当今的临床实践中广泛应用。

患者在三线治疗后来到我科，后续治疗没有标准方案。分析患者既往敏感的治疗对后续方案的选择具有重要指导意义。本例患者既往内分泌治疗获益明显，化疗获益不佳，因此可以考虑选择内分泌治疗方案，当然也可以尝试其他作用机制的化疗药物。晚期患者多线治疗后再次进展的情况下，由于肿瘤时空异质性，建议对转移灶再穿刺活检及免疫组化检测，结果可能会提供更多的信息。此外，二代测序（NGS）也可以为我们补充关于肿瘤基因层面的信息，对后续治疗的方向具有指引作用。

ADC药物T-DXd在DB04研究中对于HER2低表达晚期乳腺癌表现出显著的疗效。本例患者多次病理结果符合HER2低表达情况，在多线内分泌治疗、化疗后应用国产ADC药物维迪西妥单抗获得了较长时间的疾病稳定。病情进展后再次应用ADC药物T-DXd效果不佳，可能因为同种作用机制药物存在交叉耐药。越来越多的研究数据表明，靶向Trop2的ADC药物戈沙妥珠单抗（SG）可能也是今后治疗的选择之一。

本例患者多线内分泌治疗进展后，可选择的内分泌药物已经不多，但基于前期内分泌治疗以及CDK4/6抑制剂带来的长期获益，可继续内分泌治疗联合或不联合阿贝西利。

换用其他化疗方案也是可考虑的，包括患者尚未应用的脂质体阿霉素、表柔比星等蒽环类药物、吉西他滨、铂类药物等，但化疗药物的耐受性可能更差。抗血管生成药物在乳腺癌的治疗中取得了一定疗效，应用时需充分考虑药物的不良反应，如高血压和蛋白尿，口服且不良反应较小的药物安罗替尼也是可选的药物之一。

该患者复发转移后先后经历十三线药物治疗，总体生存期达到75个月，治疗过程中因为受到时代、经济条件等因素制约存在着稍许遗憾，但总体还是比较成功的病例。随着治疗的发展和变革，晚期乳腺癌越来越走向全程、全方位管理模式，在关注疗效同时，需重视患者身体、心里变化，进一步改善其生活质量、提高生存期仍然是努力前进的方向。

（李　曼　孙思文　大连医科大学附属第二医院）

参考文献

[1]Finn RS，Martin M，Rugo HS，et al.Palbociclib and Letrozole in Advanced Breast Cancer[J]. The New England journal of medicine，2016，375：1925-1936.

[2]Goetz MP，Toi M，Campone M，et al.MONARCH 3：Abemaciclib As Initial Therapy for Advanced Breast Cancer[J].Journal of clinical oncology：official journal of the American Society of Clinical Oncology，2017，35：3638-3646.

[3]Hortobagyi GN，Stemmer SM，Burris HA，et al.Ribociclib as First-Line Therapy for HR-Positive，Advanced Breast Cancer[J].The New England journal of medicine，2016，375：1738-1748.

[4]Modi S，Jacot W，et al.DESTINY-Breast04 Trial Investigators.Trastuzumab Deruxtecan in Previously Treated HER2-Low Advanced Breast Cancer[J].N Engl J Med，2022，387（1）：9-20.doi：10.1056/NEJMoa2203690. Epub 2022 Jun 5.

[5]Rugo HS，Bardia A，Tolaney SM，et al.TROPiCS-02：A Phase III study investigating sacituzumab govitecan in the treatment of HR+/HER2- metastatic breast cancer[J].Future Oncol，2020，16（12）：705-715.

[6]Kalinsky K，Diamond JR，Vahdat LT，et al.Sacituzumab govitecan in previously treated hormone receptor-positive/HER2-negative metastatic breast cancer：final results from a phase I/II，single-arm，basket trial[J].Ann Oncol，2020，31（12）：1709-1718.

病例 **10** 内分泌及化疗不敏感的HR阳性/gBRCA2突变晚期乳腺癌

一、病历摘要

患者××，女，60岁，于2021年8月16日入院。

主诉： 左乳癌术后7年，全身广泛转移多程治疗后进展。

现病史： 患者于2013年2月因发现左乳肿物首次入院。于2013年2月18行左乳癌改良根治术，手术顺利，术后病理：浸润性导管癌，Ⅱ～Ⅲ级，肿瘤最大直径约2.4cm。淋巴结转移性癌（2/16）；免疫组化：ER（95%），PR（80%），HER2（–），Ki-67（14%+）。TNM分期：$T_2N_1M_0$。于2013年2月至9月行术后辅助化疗（EC-T方案）：表柔吡星100mg d1＋环磷酰胺1000mg d1，q3w，4周期，多西他赛120mg d1，q3w，共4周期。于2013年9月至2016年12月行术后辅助内分泌治疗，规律口服依西美坦25mg qd。2017年1月患者自行停药，定期复查。

于2020年9月21日复查CT示：纵隔内见多发淋巴结肿大；双侧胸膜及叶间胸膜多发结节样增厚，考虑转移。骨扫描示：广泛骨病变（考虑骨转移）。遂于2020年9月25日开始口服来曲唑治疗，2020年10月25日复查CT示：①与2020年9月21日胸部CT比较：纵隔内部分淋巴结较前增大；双侧胸膜及叶间胸膜结节样增厚较前略明显，所示骨质破坏范围较前增大；②双侧锁骨上下及左颈根部多发肿大淋巴结，考虑转移。综合评估：PD。建议患者行化疗，但患者拒绝化疗。

2020年11月至2021年4月入组口服SERD临床试验，最佳疗效SD。2021年4月复查CT：与2021年2月19日颈腹盆CT比较：肝内弥漫分布稍高密度小结节，考虑转移瘤；右侧膈脚前结节较前稍增大；腹腔内及腹膜后多发淋巴结，考虑转移；盆腔积液较前增多；双侧颈部及左锁区部分淋巴结较前增大，考虑转移。与2021年3月11日胸部CT比较：双肺及双侧叶裂多发小结节及粟粒部分较前增大；双侧胸膜增厚较前明显，右侧少量积液；左侧胸壁近中线软组织结节影，考虑转移。综合评估：PD。再次建议患者入院化疗，患者体质弱，并要求予以毒副反应轻的化疗方案。

2021年5月至7月口服长春瑞滨100mg d1、d8，q3w治疗2周期。2021年7月8日复查上腹MRI示：肝内多发大小不等结节，考虑转移瘤；腹膜局部增厚，考虑转移。综合评估：PD。

2021年7月14日开始行贝伐珠单抗700mg d1＋白蛋白紫杉醇300mg d1 q3w，以及顺铂

80mg腹腔灌注,治疗后1周出现4级骨髓抑制,感染性休克,经抢救及对症支持治疗后病情缓解。于2021年7月29日复查CT示:双侧胸腔积液较前增多,左下肺不张,右侧叶间积液减少,双肺透过度减低(病例10图1),综合评估:PD。考虑患者不能耐受化疗,于2021年8月行基因检测回报:BRCA2突变。

既往史: 既往体健。否认高血压、糖尿病、脑血管疾病、精神疾病史,否认肝炎、结核等传染史,否认手术、重大外伤、输血史,否认食物、药物过敏史。预防接种史不详。否认吸烟饮酒史。

家族史: 否认遗传病史,否认家族史。

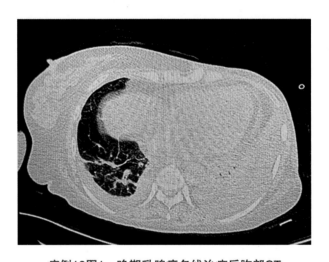

病例10图1 晚期乳腺癌多线治疗后胸部CT

体格检查: T 36.3℃,P 82次/分,R 20次/分,BP 120/82mmHg,KPS 90分。浅表淋巴结未触及肿大。头颅及五官无异常,颈软,无抵抗。左乳缺如,可见术后瘢痕,愈合良好。右乳未见异常。胸廓正常,双侧呼吸动度对称,无胸部摩擦感。双肺呼吸音粗,左肺呼吸音低,未闻及明显干湿性啰音。心前区无隆起,心尖搏动无移位,无心包摩擦感,心率82次/分,律齐,各瓣膜听诊区未闻及杂音。全腹无压痛及反跳痛,未扪及明显包块。肝脾肋下未触及。脊柱、四肢及神经系统无异常,双下肢未见明显水肿。

二、入院诊断

左乳癌(浸润性癌$T_2N_1M_0 \rightarrow T_2N_1M_1$ Luminal A型 BRCA2突变)

  左乳癌改良根治术后

  术后化疗及内分泌治疗后

  胸膜、淋巴结、骨、肺、肝多发转移 胸腔积液

  多线治疗后疾病进展。

三、诊疗经过

入院后提交全院乳腺癌MDT专家组，会诊意见如下：

乳腺内科专家1：患者luminalA型晚期乳腺癌伴多发内脏转移，肿瘤负荷较重，首选化疗控制病情，然而患者既往化疗耐受性差，故建议给予内分泌治疗。结合患者既往内分泌治疗病史，患者尚未应用CDK4/6抑制剂，可考虑CDK4/6抑制剂联合依西美坦治疗方案。

乳腺内科专家2：患者完善基因检测显示BRCA2基因突变，依据OlympiAD研究显示，PARP抑制剂奥拉帕利较标准化疗PFS上有显著获益（7.0个月vs.4.2个月，P=0.0009），且总体耐受性良好，推荐该患者应用奥拉帕利靶向治疗。

分子诊断中心专家：BRCA胚系突变是经典的乳腺癌常见突变基因，包括BRCA1和BRCA2，是重要的抑癌基因，也是导致乳腺癌致病并有遗传倾向性的重要驱动基因。我院对该患者进行基因检测结果为BRCA2杂合致病突变，故可考虑奥拉帕利靶向治疗，尤其对于化疗不能耐受的患者。

组长总结：同意各位专家的意见，考虑该患者体弱不能耐受化疗，既往多线内分泌治疗后病情进展，结合分子诊断中心的BRCA胚系突变结果，建议患者服用奥拉帕利治疗。

患者于2021年9月开始规律口服奥拉帕利300mg bid治疗，先后于2021年10月28日，2022年1月3日复查CT，疗效评估为PR（病例10图2、病例10图3）。患者出现1级恶心、1级腹泻及1级贫血，未予特殊处理，可耐受，目前继续奥拉帕利维持治疗中，当地医院定期复查。

治疗总结，如病例10表1所示。

病例10表1 治疗汇总表

治疗时间	治疗方案	周期数	最佳疗效	不良反应	PFS/DFS（月）
2013年2月	左乳癌改良根治术	/	/	/	DFS = 91m
2013年2月至9月	EC-T	8			
2013年9月至2016年12月	依西美坦				
2020年9月至2020年10月	来曲唑	1	PD	/	PFS = 1m

续表

治疗时间	治疗方案	周期数	最佳疗效	不良反应	PFS/DFS（月）
2020 年 11 月 至 2021 年 4 月	口服 SERD 临床试验	6	SD	1 级乏力	PFS = 6m
2021 年 5 月至 7 月	长春瑞滨	2	PD	1 级中性粒细胞减少、1 级恶心、1 级乏力	PFS = 2m
2021 年 7 月 14 日	贝伐珠单抗＋白蛋白紫杉醇＋顺铂（发现 BRCA2 突变）	1	PD	4 级中性粒细胞减少	PFS = 1m
2021 年 9 月至 2022 年 1 月，之后外院定期复查，疾病控制稳定（截止 2023 年 7 月）	奥拉帕利	5	PR	1 级恶心、1 级腹泻，1 级贫血	PFS > 23m

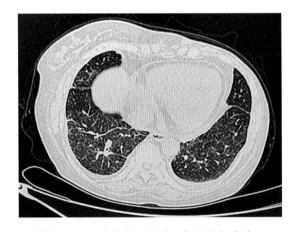

病例10图2　奥拉帕利治疗2个月后复查胸CT

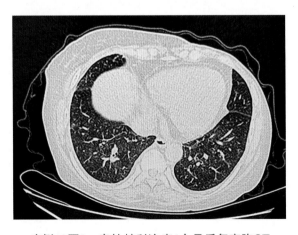

病例10图3　奥拉帕利治疗4个月后复查胸CT

四、诊疗经验

1. 针对晚期BRCA突变乳腺癌患者，OlympiAD研究证实奥拉帕利较医生选择的化疗方案（TPC）可延长中位PFS期2.8个月（7.0个月对4.2个月），疾病进展或死亡风险相对下降42%。HR＋亚组分析中，奥拉帕利组中位PFS期达8.3个月，较TPC延长了3.2个月，且奥拉帕利治疗组患者具有更好的生活质量和安全性。NCCN指南也推荐BRCA突变乳腺癌患者可选用奥拉帕利靶向治疗。该病例提示我们对于老年患者体质弱，不能耐受化疗，或者对化疗不敏感的患者，可行基因检测明确BRCA1/2状态，为患者提供更多一种靶向治疗的机会。

2. BRCA基因变异是乳腺癌迅速进展的重要驱动基因，OlympiA研究证实具有BRCA突变的早期乳腺癌患者应用奥拉帕利辅助治疗，与安慰剂相比，奥拉帕利组的无浸润性疾病生存和无远处疾病生存均得到显著改善。2018年开展的NEOTALA研究还初步探索发现，PARP抑制剂他唑帕尼单药用于BRCA1/2胚系突变且HER2阴性早期乳腺癌新辅助治疗，pCR率与标准化疗方案相当，这些研究结果进一步扩大了PARP抑制剂的获益人群，同时也推动了临床实践中，BRCA1/2基因检测在乳腺癌的广泛应用。

（司怡然　史业辉　天津医科大学肿瘤医院）

参考文献

[1]Robson M，et al.Olaparib for Metastatic Breast Cancer in Patients with a Germline BRCA Mutation[J].N Engl J Med，2017，377（6）：523-533.

[2]NCCN Guidelines Version 4[S].2022 Breast Cancer.

[3]Tutt ANJ，Garber JE，Kaufman B，et al.Adjuvant olaparib for patients with BRCA1-orBRCA2-mutated breast cancer[J].N Engl J Med，2021，384（25）：2394-2405.doi：10.1056/NEJMoa2105215.

[4]Litton JK，Scoggins ME，Hess KR，et al.Neoadjuvant talazoparib for patients with operable breast cancer with a germline BRCA pathogenic variant[J].J Clin Oncol，2020，38（5）：388-394.doi：10.1200/JCO.19.01304.

病例 **11** 膀胱转移的首诊Ⅳ期乳腺癌

一、病例摘要

患者冯××，女，70岁，于2022年8月25日入院。

主诉： 反复尿频尿急尿痛8年，经尿道膀胱肿瘤电切除术后5个月，诊断乳腺癌膀胱转移1周。

现病史： 患者自2014年无明显诱因反复出现尿频、尿急、尿痛症状，于外院诊断为"泌尿系感染"，予口服抗生素等治疗后可好转，但易反复。2022年1月就诊于外院发现膀胱壁增厚，疑为膀胱肿物；膀胱镜检提示膀胱右后壁、右侧壁大面积黏膜隆起水肿，取活检为炎症；2022年3月复查B超提示膀胱壁增厚，范围10.8cm×11.75cm，厚度2.05cm，右肾轻度积水，遂于我院泌尿外科住院治疗，行诊断性经尿道膀胱肿瘤电切除手术（TURBT术），术后病理示：浸润性高级别尿路上皮癌，G3部分呈富脂细胞亚型，部分呈肉瘤样分化，侵犯分散的平滑肌束，考虑分期≥pT_{1b}；免疫组化：CK7+++，GATA3部分+，CK8/18+++，CK20-，AE1/AE3+++，CD68-，HMB45-，Melan-A±，Vim-，inhibin-。2022年4月22日行PET-CT完善全身评估示（病例11图1）：膀胱壁增厚，葡萄糖代谢水平增高；左侧腋窝多发淋巴结，部分肿大，部分葡萄糖代谢水平增高；颅骨囊状低密度灶，局部伴轻度膨胀性改变，葡萄糖代谢水平增高；左侧髂骨囊状低密度改变，葡萄糖代谢水平增高，遂于2022年5月5日行左侧腋窝淋巴结穿刺活检，病理回报：（左腋窝淋巴结）穿刺纤维及淋巴组织内见肿瘤细胞呈弥漫、片状浸润，细胞粘附性差；结合免疫组化考虑：左腋窝淋巴结转移癌，来源于乳腺浸润性小叶癌。IHC：CKPan（AE1/AE3）（++），Vimentin（-），LCA/CD45（-），GATA3（++），E-Cadherin（-），CK7（+++），CK20（-），ER（80%中强阳），PgR（-），HER2（1+），Ki 67（15%+）。2022年5月15日乳腺增强MRI：左乳外上象限可见一不规则结节，呈T_1WI等、fsT_2WI高信号灶，边缘可见少量毛刺，DWI呈高信号，大小约1.0cm×1.0cm×1.1cm（左右×前后×上下），动态增强扫描呈高强化，时间-信号曲线呈平台型。左侧腋窝可见多个轻度增大淋巴结，大者短径约0.8cm。扫及双侧部分前肋可见片状高强化灶。诊断意见：左乳外上象限小结节，结合临床，考虑BI-RADS 6类。左侧腋窝淋巴结转移。双侧部分前肋高强化灶，不除外转移。2022年5月20日骨活检病理：（左髂前）造血岛中髓细胞三系可见，未见上皮性肿瘤。IHC：CK Pan（AE1/

AE3）（－）。2022年6月8日复查CT泌尿系多期增强提示（病例11图2）：膀胱、子宫、直肠壁弥漫增厚，恶性可能大；膀胱病变累及双侧输尿管末端，继发双肾及输尿管扩张积水，右肾灌注减低。于2022年6月10日在我院泌尿外科行右肾造瘘术；经泌尿外科、乳腺疾病中心、泌尿病理科、影像科多学科会诊，考虑诊断：①膀胱癌非局限期；②乳腺癌淋巴结转移。为兼顾两种肿瘤治疗于2022年6月22日至7月18日给予患者吉西他滨＋顺铂＋白蛋白紫杉醇（吉西他滨1400mg d1、d8＋顺铂50mg d1、d2＋白蛋白紫杉醇0.2g d1、d8 每21天1周期）化疗2周期＋阿那曲唑内分泌治疗。治疗期间患者出现3级骨髓抑制，3级呕吐。因不良反应第2周期的吉西他滨剂量调整为1000mg d1、d8。2022年7月25日行腹盆部CT检查评估疗效提示（病例11图3）：膀胱、子宫、直肠壁弥漫增厚，较前略进展。2022年8月4日结肠镜检查未见明显病变。2022年8月10日外院病理会诊TURBT术后病理（HE×1，IHC×10），见少许膀胱组织，表明尿路上皮无明显异常，间质见大量低分化癌浸润。鉴于患者有"左腋窝淋巴结转移癌，考虑为乳腺浸润性小叶癌转移"，建议：①借淋巴结穿刺标本会诊；②膀胱组织补充免疫组化染色助诊。2022年8月18日再次于外院病理会诊：（膀胱TURBT；左腋窝淋巴结）：膀胱壁组织及左腋窝淋巴结内均可见浸润腺癌，形态及免疫组化染色提示两者来源相同。综上所述，首先考虑为乳腺小叶癌转移至膀胱及腋窝淋巴结，请结合临床。免疫组化结果显示：膀胱：SOX10（－），Mammaglobin（3+），ER（灶状+），P63（－），PR（－），P120（浆+）；淋巴结：P120（浆+），P63（－），SOX10（－）。患者为进一步治疗入院。

既往史： 高血压、糖尿病病史10余年，口服药物控制可。否认脑血管疾病、精神疾病史，否认肝炎、结核等传染史，否认重大外伤、输血史，否认食物、药物过敏史，预防接种史不详。无吸烟、饮酒史。

家族史： 否认家族遗传病史及肿瘤病史。

体格检查： T 36.3℃，P 88次/分，R 24次/分，BP 120/79mmHg，KPS 80分。浅表淋巴结未触及肿大。胸廓正常，双侧呼吸动度对称，双侧语音震颤无增强或减弱，无胸部摩擦感。双肺叩诊清音，呼吸音清晰，未闻及明显干湿性啰音。心前区无隆起，心尖搏动无移位，无心包摩擦感，心率88次/分，律齐，各瓣膜听诊区未闻及杂音。腹平坦，右侧可见肾造瘘管引出，未见腹壁静脉曲张，腹软无压痛及反跳痛，未及腹部包块，Murphy征（－），麦氏点无压痛，腹部叩诊鼓音，移动性浊音（－），肠鸣音4次/分。乳腺未触及明显包块，双侧腋窝未触及肿大淋巴结。

辅助检查： 见现病史。

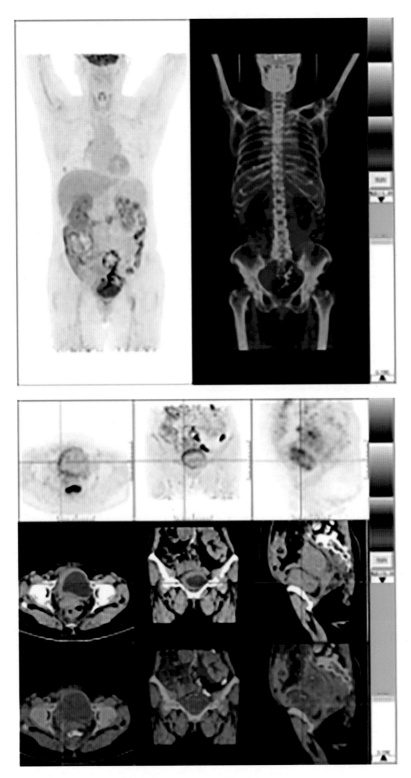

病例11图1　2022年4月22日PET-CT

注：延迟显像：膀胱壁增厚，葡萄糖代谢水平增高。

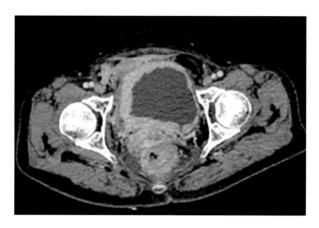

病例11图2 2022年6月8日CTU

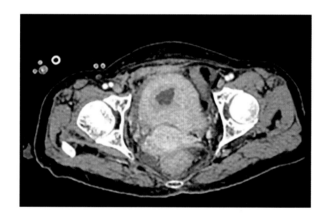

病例11图3 2022年7月25日CTU

二、入院诊断

1. 左乳癌（浸润性小叶癌 Ⅳ期 Luminal B型 ） 左腋窝淋巴结转移 膀胱转移 骨转移。

2. 高血压。

3. 糖尿病。

4. 膀胱TURBT术后。

5. 右肾造瘘状态。

三、诊疗经过

提交全院乳腺癌MDT专家组，会诊意见如下：

乳腺外科专家： 经病理科会诊，考虑患者乳腺癌淋巴结转移、膀胱转移、骨转移诊断明确，目前不考虑乳腺局部手术治疗。

泌尿外科专家：①GC方案为膀胱癌一线化疗方案，患者淋巴结活检病理提示乳腺癌淋巴结转移，最初考虑乳腺癌及非局限期膀胱癌，综合考虑两种肿瘤的治疗后予患者吉西他滨＋顺铂（GC）＋白蛋白紫杉醇＋阿那曲唑一线治疗；经2周期治疗后行疗效评估PD，及时复检病理切片并完善外院病理会诊，以调整进一步治疗方案；经外院病理科会诊后诊断为乳腺癌膀胱转移；②患者膀胱肿瘤为非局限型，累及右侧输尿管膀胱开口致使右肾积水、灌注减低，已行右肾造瘘缓解肾积水、改善肾功能，目前右肾灌注较前好转，继续规律维护右肾造瘘，监测肾功能。

病理科专家：经重复读片及全科讨论，确认患者膀胱肿瘤为乳腺来源，免疫组化染色提示肿瘤分型为Luminal B HER2阴性，可根据病理分型决定进一步治疗方案。

影像科专家：根据患者腹盆部CT及PET-CT，结合病理检查，考虑乳腺癌腋窝淋巴结转移、膀胱转移、骨转移诊断明确，建议进一步行头颅增强MRI进一步明确是否有脑转移。

放疗科专家：建议先行全身治疗。完善头颅增强核磁确认是否有脑转移，如全身治疗效果欠佳、活动性脑转移、神经症状明显等，可根据脑转移情况及患者一般状况制定脑部放疗方案（SRS、WBRT或两者联合等）。

骨科专家：患者诊断为乳腺癌骨转移，经查阅影像学检查，暂无椎体等承重骨有较高风险出现病理性骨折、脊髓损伤等情况，可暂不予外科干预。

乳腺内科专家总结：①患者进一步完善病理会诊目前考虑诊断为乳腺癌、淋巴结转移、骨转移、膀胱转移，目前治疗应以全身治疗为主；②GC＋白蛋白紫杉醇＋阿那曲唑内分泌治疗效果欠佳，更换治疗方案为：阿贝西利＋氟维司群，并联合骨改良药物地舒单抗治疗。

患者于2022年9月10日开始阿贝西利 100mg 口服 每日2次＋氟维司群 0.5g 皮下注射q4w，患者耐受可，无明显不良反应。2022年11月28日行腹盆部平扫CT评估疗效提示（病例11图4）：膀胱、子宫、直肠壁弥漫增厚，较前略减轻；余大致同前。经乳腺内科医师评估，考虑目前方案有效，可继续当前治疗并规律评估疗效。继续积极对症治疗，规律维护右肾造瘘以改善肾功能。

治疗总结，如病例11表1所示。

病例11表1　治疗汇总表

治疗时间	治疗方案	周期数	最佳疗效	不良反应	PFS/DFS（月）
2022 年 3 月 16 日	诊断性经尿道膀胱肿瘤电切除手术(TURBT术)	/	/	/	/

续表

治疗时间	治疗方案	周期数	最佳疗效	不良反应	PFS/DFS（月）
2022年6月至7月	吉西他滨＋顺铂＋白紫＋阿那曲唑	2	PD	3级中性粒细胞减少、2级呕吐	PFS＜2m
2022年9月至2023年4月（末次随访时间）	阿贝西利＋氟维司群	8	PR	/	PFS＞8m

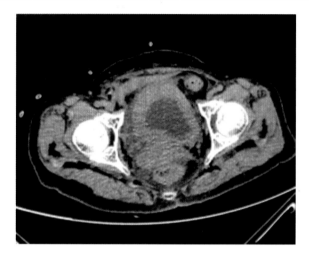

病例11图4　2022年11月28日CTU

四、诊疗经验

1．病理学诊断是肿瘤规范治疗的基石，必要时可重复阅片、外院会诊等增加准确性。当发现同一患者有两个及两个以上的部位存在肿瘤时，为鉴别疾病是同一来源肿瘤转移性病变，还是不同部位的原发肿瘤，应及时补充完善不同部位肿瘤的免疫组化，以帮助鉴别诊断。

2．乳腺癌膀胱转移较为少见，其诊治存在经验上的空白，多学科会诊增加了治疗方案的合理性及全面性。此患者以泌尿系统症状起病，逐渐发展到膀胱病变累及双侧输尿管末端，并继发双肾及输尿管扩张积水，右肾灌注减低，通过泌尿外科行右肾造瘘术缓解肾积水，改善肾功能，改善了患者的生活质量。

3．对于不同组织来源的肿瘤患者，治疗方案的确定需要兼顾不同肿瘤的特性（不同化疗药物的反应性、内分泌治疗的敏感性、靶向治疗的特异靶点等）；而对于同一来源的转移性病变，需针对原发肿瘤的特性制定方案。同时，临床决策者需关注治疗方案的不良反应，提升患者的生活质量。细胞周期蛋白依赖性激酶4/6（CDK4/6）抑制剂正越来越多地用于晚期ER+/HER2-乳腺癌。CDK4/6抑制剂与标准内分泌疗法联合使用可改善患者PFS及OS，提高患者的生活质量。ASCO指南中，CDK4/6抑制剂联合氟维司群治疗已成为经非甾体类芳香化酶抑制剂（AI）治疗失败后的激素受体阳性转移性乳腺癌的推荐治疗方案。

4. 乳腺癌膀胱转移为罕见的转移肿瘤，临床报道较少。大多数来自乳腺癌的膀胱转移是继发性小叶癌，其非常接近具有小叶样特征的尿路上皮癌的罕见变体（具有非凝聚性单细胞，弥漫性侵袭性生长模式的均匀细胞）。乳腺癌转移至膀胱的途径目前尚未明确，由于乳腺小叶癌更易于出现淋巴系统转移，因此本病例乳腺癌可能通过淋巴转移至膀胱。大多数乳腺癌膀胱转移在原发性乳腺癌诊断多年后被诊断出来，并与其他转移部位同时存在；除了通过影像学偶然诊断的无症状病例，大多数病例均有排尿症状（无痛性血尿、压力性和急迫性尿失禁、尿频和夜尿、排尿困难和背痛等）。肿瘤标志物CA15-3也可能对其诊断有提示作用，病理学可通过免疫组化来鉴别肿瘤来源，放疗常用于控制膀胱出血。乳腺癌膀胱转移预后通常较差。

5. 乳腺癌罕见的转移部位包括牙龈、颌骨、甲状腺、喉咽、食管、胃、肾上腺、脾、膀胱、卵巢、子宫等。目前相关研究较少，仅有个案报道，临床遇到类似情况需通过乳腺外科、影像科、病理科等相关科室紧密合作，早期识别、诊断、治疗罕见部位转移的乳腺癌。

（闫会萃　徐　玲　北京大学第一医院）

参考文献

[1]ZHANG Q Y, SUN T, YIN Y M, et al.MONARCH plus: abemaciclib plus endocrine therapy in women with HR+/HER-2-advanced breast cancer: the multinational randomized phase Ⅲ study [J].Ther Adv Med Oncol，2020，2：1758835920963925.

[2]中国临床肿瘤学会（CSCO）乳腺癌诊疗指南 2022[S].

[3]SLEDGE G WJ, TOI M, NEVEN P, et al.MONARCHE 2: abemaciclib in combination with fulvestrant in women with HR+/HER-2-advanced breast cancer who had progressed while receiving endocrine therapy[J].J Clin Oncol，2017，35（25）：2875-2884.

[4]王东，荆涛，刘晓辉，等.乳腺癌术后膀胱转移一例报告[J].中华腔镜泌尿外科杂志（电子版），2022，16（01）：89-90.

[5]El-Hage A, Ruel C, Afif W, et al.Metastatic pattern of invasive lobular carcinoma of the breast-emphasis on gastric metastases[J].J Surg Oncol，2017，115（3）：359.

[6]Ramsey J, Beckman EN, Winters JC.Breast cancer metastatic to the urinary bladder[J].

Ochsner J，2008，8（4）：208-212.

[7]Xiao GQ，Chow J，Unger PD.Metastatic tumors to the urinary bladder：clinicopathologic study of 11 cases[J].Int J Surg Pathol，2012，20（4）：342-348.

[8]Nicolini A，Colombini C，Luciani L，et al.Evaluation of serum CA15-3 determination with CEA and TPA in the post-operative follow-up of breast cancer patients[J].Br J Cancer，1991，64（1）：154-158.

[9]McLaren DB，Morrey D，Mason MD.Hypofractionated radiotherapy for muscle invasive bladder cancer in the elderly[J].Radiother Oncol，1997，43（2）：171-174.

[10]Sanguedolce F，Landriscina M，Ambrosi A，et al.Bladder Metastases from Breast Cancer：Managing the Unexpected.A Systematic Review[J].Urol Int，2018，101（2）：125-131.

病例 **12** 新辅助治疗获pCR的HR阳性HER2阳性乳腺癌

一、病历摘要

患者颜××，女，37岁，于2020年6月19日首次入院。

主诉：发现右乳肿物2个月余，确诊右乳癌1周。

现病史：患者于2020年04月无明显诱因发现右乳内侧象限肿物，大小约1.5cm×1.0cm，无疼痛发热，无乳头溢液。于2020年05月15日在某县人民医院行超声检查示：右乳实性团块（大小约1.6cm×1.0cm×0.8cm；BI-RADS 4c类）；右腋窝异常肿大淋巴结（1.2cm×1.0cm），未行治疗。入院后完善相关辅助检查，2020年6月9日超声：右乳低回声结节（1.6cm×1.0cm；BI-RADS 4c类）；右腋窝淋巴结肿大（1.2cm×1.0cm）；双侧乳腺增生样改变（病例12图1）。2020年6月9日钼靶：考虑右乳癌（1.5cm×1.0cm；BI-RADS 4c类）（病例12图2）。2020年06月11日头胸腹部CT：右乳占位，考虑右乳癌；右侧腋窝淋巴结肿大，考虑转移；双肺尖纤维灶；左肺下叶类结节影，建议观察；肝右叶低密度灶，考虑囊肿。2020年6月12日乳腺MRI：右乳占位，动态增强曲线呈流出型，考虑右乳癌可能大（BI-RADS 4c类）；右侧腋窝淋巴结肿大（病例12图3）。2020年6月12日骨扫描未见明显异常。2020年6月13日右乳肿物空芯针穿刺活检病理：（右乳肿物）浸润性导管癌Ⅱ级。2020年06月13日右腋窝淋巴结细针穿刺细胞学：查见癌细胞。2020年6月17日免疫组化：ER（+90%）、PR（+70%）、HER2阳性（评分3+）、Ki-67（+80%）。

既往史：无高血压、冠心病、糖尿病、高血脂病史。否认肝炎、结核、伤寒病史，否认外伤史，无输血史，无药物过敏史。

月经史：正常，经期规律。

婚育史：已婚，25岁结婚，孕1产1，育1子。

家族史： 无家族性遗传病史及肿瘤病史。

体格检查： T 36.3℃，P 76次/分，R 19次/分，BP 109/82mmHg，KPS 90分。营养评分1分。双乳外形正常，乳头无内陷。右乳内侧距乳头2cm处扪及一大小约1.5cm×1.0cm肿物，质硬，无压痛，边界欠清，活动度欠佳。右侧腋窝扪及一大小约1.0cm×1.0cm肿大淋巴结，质硬，边界清，活动度好。

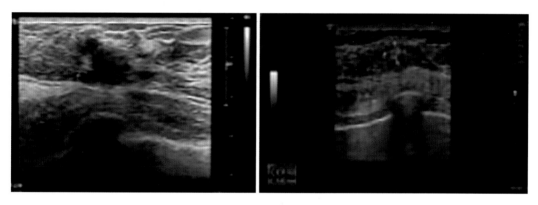

病例12图1　新辅助治疗前（左）后（右）超声图像

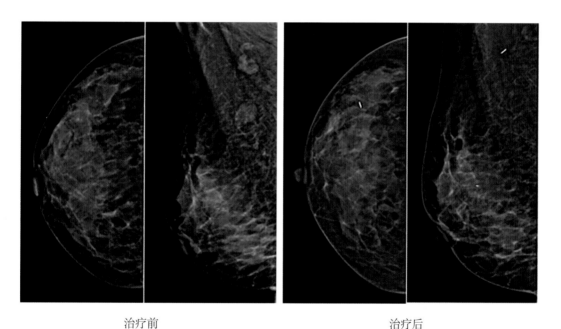

治疗前　　　　　　　　　　　　治疗后

病例12图2　新辅助治疗前（上）后（下）钼靶图像

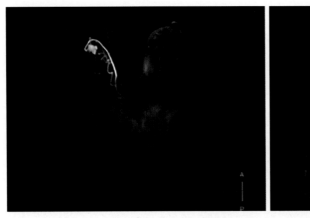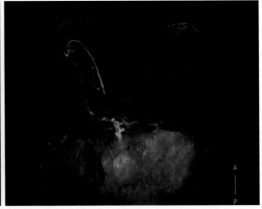

病例12图3　新辅助治疗前（左）后（右）MRI图像

二、入院诊断

1. 右乳癌（$cT_{1c}N_1M_0$ ⅡA期 Luminal B型 HER2阳性型）。

2. 双肺纤维灶。

3. 肝囊肿。

三、诊疗经过

入院后提交全院乳腺癌MDT专家组会诊，意见如下：

乳腺内科专家： 患者为HER2阳性乳腺癌，伴右腋窝淋巴结转移，可考虑新辅助治疗TCbHP（紫衫类＋卡铂＋曲妥珠单抗＋帕妥珠单抗）方案6周期，定期检查评估疗效，及时调整方案和选择手术时机，并根据术后病理结果制订后续治疗方案。另外，患者为年轻女性，建议患者治疗前先进行生育咨询，若无生育需求，再开始新辅助治疗，且应尽早给予GnRHa卵巢功能保护。

胸部放疗专家： 患者为HER2阳性乳腺癌且淋巴结阳性，建议新辅助化疗联合靶向治疗，择期手术治疗。按照目前的指南和专家共识术后放疗需综合新辅助治疗前后的分期，按照最高分期而定。

乳腺外科专家： 建议先行新辅助治疗，定期检查评估疗效，待肿瘤缩小后及时行手术治疗，根据术后病理结果决定后续治疗方案。治疗前需放置标记夹标记原发肿瘤和转移淋巴结位置。

组长意见： ①患者为年轻女性，明确是否有生育要求，尽早给予GnRHa卵巢功能保护；②建议行新辅助治疗予以TCbHP 方案6周期，定期检查评估疗效，若有效则按时行手术治疗，术后根据病理结果制定后续治疗方案；③放置标记夹标记原发肿瘤和转移淋巴结；④按照目前的指南和专家共识术后放疗需综合新辅助治疗前后的分期，按照最高的分期而定。

1．新辅助治疗阶段

（1）在超声引导下，于乳腺原发灶和腋窝转移淋巴结中心各放置放射性粒子1枚。

（2）尽管患者无生育需求，仍于化疗前2周给予戈舍瑞林卵巢功能保护。

（3）2020年7月9日开始行TCb方案化疗（多西他赛120mg＋卡铂700mg，d1 q21d），同时联合HP双靶（曲妥珠单抗＋帕妥珠单抗）抗HER2治疗，共6周期。

（4）化疗期间给予聚乙二醇化重组人粒细胞刺激因子预防/治疗骨髓抑制。

（5）每2周期复查超声评估治疗效果，新辅助治疗前和手术前各行1次乳腺MRI检查。

2．手术治疗阶段　患者完成6周期新辅助治疗后准备手术治疗，术前影像学（MRI）评估乳腺原发灶和腋窝淋巴结疗效为CR。患者希望尽可能保留乳房和上肢功能。

体格检查：T 36.5℃，P 70次/分，R 19次/分，BP 112/86mmHg，KPS 90分，营养评分1分。双乳外形正常，乳头无内陷，双乳、双侧腋窝及锁骨上未扪及肿物。

辅助检查：①超声：右乳肿瘤治疗后，可见一大小约0.6cm×0.5cm不均质区，双侧乳腺增生样改变（病例12图1）；②钼靶：右乳局部结构扭曲，结合临床考虑右乳癌治疗后（病例12图2）；③乳腺MRI：右乳肿瘤治疗后，未见明显肿瘤残留（病例12图3）。

手术方式：2020年12月25日全麻下行右乳癌保乳＋右腋窝前哨淋巴结活检术。①术中行右乳肿物及右腋窝前哨淋巴结钼靶摄片示：右乳肿物完整切除；放射性粒子分别位于右乳肿物及前哨淋巴结1中心（病例12图4）；②术中快速病理示：上、下、内、外切缘未见癌，前哨淋巴结1、2（0/1、0/1）未见癌（其中前哨2为标记淋巴结）；③术后病理：（右乳肿瘤）未见癌，见坏死、纤维化、炎细胞浸润、组织细胞及多核细胞反应，考虑为Miller & Payne 5级反应。上、下、内、外切缘未见癌。前哨淋巴结状态：前哨1、2（0/1、0/1）（其中前哨2为标记淋巴结，淋巴结内见大量组织细胞反应伴纤维化，考虑为治疗后反应）、哨位周围组织（0/1）。

3．术后辅助治疗阶段

（1）继续HP双靶治疗满1年。

（2）2021年02月02日开始放疗：瘤床为GTV，外扩10mm为PTV，处方剂量2.15Gy/次×28次，右侧全乳、右侧腋窝及右侧锁骨上、下区为CTV，外扩5mm为PTV，处方剂量1.8Gy/次×28次。

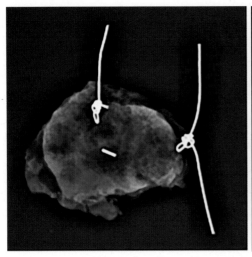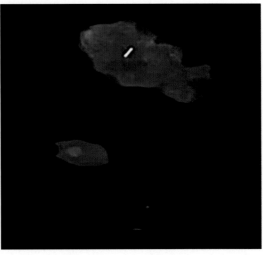

病例12图4　术中原发灶标本（左）和前哨淋巴结（右）钼靶图像

（3）2021年01月03日卵巢功能抑制＋芳香化酶抑制剂内分泌治疗5年，5年后依据当时指南而定，补充钙剂和维生素D，每半年应用双磷酸盐。

请以表格形式进行治疗总结，举例如病例12表1所示。

病例12表1　治疗汇总表

治疗时间	治疗方案	周期数	最佳疗效	不良反应	PFS/DFS（月）
2020年7月9日至12月14日	TCbHP新辅助治疗	6	CR	2级胃肠道反应 1级中性粒细胞减少	
2020年12月25日	右乳癌保乳根治＋前哨淋巴结活检术	/	/	/	DFS＞31m
2021年1月3日至2021年8月20日	HP双靶治疗	11	/	/	
2021年2月2日至2021年3月10日	辅助放疗	28	/	1级中性粒细胞减少	
2021年1月3日至今（2023年7月）	OFS＋AI辅助内分泌治疗	/	/	1级骨关节疼痛	未复发转移

四、诊疗经验

新辅助化疗是指对非远处转移肿瘤在术前进行的系统性细胞毒性药物治疗，又称术前化疗或诱导化疗，已得到广泛认可和应用，新辅助化疗不仅可使不可手术切除的乳腺癌变为可手术，而且可使有保乳意愿的患者实现保乳，同时也起到体内药敏试验的作用。目前乳腺癌新辅助治疗的适应证不再仅仅依据临床分期，而应结合肿瘤分子分型、临床分期及患者意愿进行个体化决策。该患者为临床Ⅱ期HER2阳性乳腺癌患者，根据国内外指南优先考虑新辅助化疗联合靶向治疗。对于计划接受新辅助治疗的患者，应在治疗前放置标记夹标记病灶，这对于降期手术至关重要，一方面可以为外科医生的保乳手术切除范围及前哨淋巴结活检提供参考信息，另一方面能提供满足病理医生准确取材的定位要求。

考虑该患者为年轻乳腺癌患者，虽然没有生育要求，但化疗时若无有效的保护措施，会有相当一部分绝经前患者无法恢复卵巢功能，这一比例随着年龄的增加而增高。化疗导致的闭经对于年轻乳腺癌患者而言，不论是在生理、心理，还是生育方面，都是一个不容忽视的问题。因此，对于该年轻乳腺癌患者及早应用了卵巢功能保护。

新辅助治疗前cN＋患者新辅助后降期，可在特定条件下行前哨淋巴结活检替代腋窝淋巴结清扫术。首先我们需要合理选择患者（$cT_{1\sim3}N_1$），其次建议使用双示踪剂显像（核素＋染料）、检出≥3枚前哨淋巴结或新辅助治疗前阳性淋巴结放置标志夹并于术中检出的方法，以降低前哨淋巴结活检的假阴性率。目前多项研究显示出cN＋患者新辅助治疗降期后，使用前哨淋巴结活检替代腋窝淋巴结清扫，同侧腋窝复发风险较低。该患者初始为cN1新辅助治疗降期为ycN0，我们通过使用双示踪剂显像（核素＋染料）以及新辅助治疗前阳性淋巴结放置标志夹的方法使该患者保留腋窝功能。

（石志强　邱鹏飞　山东第一医科大学附属肿瘤医院）

参考文献

[1]Early Breast Cancer Trialists' Collaborative Group（EBCTCG）.Long-term outcomes for neoadjuvant versus adjuvant chemotherapy in early breast cancer：meta-analysis of individual patient data from ten randomised trials[J].Lancet Oncol，2018，19：27-39.

[2]Lambertini M，Boni L，Michelotti A，et al.Ovarian Suppression With Triptorelin During Adjuvant Breast Cancer Chemotherapy and Long-term Ovarian Function，Pregnancies，and Disease-Free Survival：A Randomized Clinical Trial[J].JAMA，2015，314：2632-2640.

[3]Boughey JC，McCall LM，Ballman KV，et al.Tumor biology correlates with rates of breast-conserving surgery and pathologic complete response after neoadjuvant chemotherapy for breast cancer：fndings from the ACOSOG Z1071（Alliance）prospective multicenter clinical trial[J].Ann Surg，2014，260：608-616.

[4]Boileau JF，Poirier B，Basik M，et al.Sentinel node biopsy after neoadjuvant chemotherapy in biopsy-proven node-positive breast cancer：the SNFNAC study[J].J Clin Oncol，2015，33：258-264.

[5]Kuehn T，Bauerfeind I，Fehm T，et al.Sentinel-lymph-node biopsy in patients with breast cancer before and after neoadjuvant chemotherapy（SENTINA）：a prospective，multicentre cohort study[J].Lancet Oncol，2013，14（7）：609-618.

[6]Donker M，Straver ME，Wesseling J，et al.Marking axillary lymph nodes with radioactive iodine seeds for axillary staging after neoadjuvant systemic treatment in breast cancer patients：the MARI procedure[J].Ann Surg，2015，261：378-382.

[7]Caudle AS，Yang WT，Krishnamurthy S，et al.Improved axillary evaluation following neoadjuvant therapy for patients with node-positive breast cancer using selective evaluation of clipped nodes：implementation of targeted axillary dissection[J].J Clin Oncol，2016，34：1072-1078.

[8]Simons JM，Van ninatten TJA，Van der pol CC，et al.Diagnostic accuracy of different surgical procedures for axillary staging after neoadjuvant systemic therapy in node-positive breast cancer：a systematic review and meta-analysis[J].Ann Surg，2019，269（3）：432-442.

[9]Barrio AV，Montagna G，Mamtani A，et al.Nodal recurrence in patients with node-positive breast cancer treated with sentinel node biopsy alone after neoadjuvant chemotherapy-a rare event[J].JAMA Oncol，2021，7（12）：1851-1855.

[10]Kahler-ribeiro-fontata S，Pagan E，Magnoni F，et al.Long-term standard sentinel node biopsy after neoadjuvant treatment in breast cancer：a single institution ten-year follow-up[J].Eur J Surg Oncol，2021，47（4）：804-812.

病例 13　新辅助治疗后成功保乳保腋窝的乳腺癌

一、病历摘要

患者曾××，女，37岁，于2020年1月17日入院。

主诉： 右乳癌6周期新辅助化疗后20天。

现病史： 2019年6月无意中触及右乳肿物，质韧较固定，就诊当地医院，行乳腺超声提示：右侧乳腺9~10点钟距离乳头4cm位置可见低回声光团，大小约4.3cm×2.7cm，右侧腋前可见多个淋巴结回声，皮髓质分界不清，其中一个大小1.3cm，BI-RADS 5类（病例13图1）。乳腺钼靶检查示：右乳腺外上象限肿块并钙化，大小约4.0cm×2.5cm，考虑恶性，BI-RADS 5类，腋下淋巴结不除外转移（病例13图2），乳腺MR：右乳10点方向可见病灶范围，大小约4.0cm×2.4cm，考虑乳腺癌可能性大，BI-RADS 5类，右侧腋下淋巴结增大，考虑转移（病例13图3）。2019年7月于我院行超声引导下右乳肿物空心针穿刺活检及淋巴结穿刺，病理结果：乳腺浸润性癌，Ⅲ级，非特殊型，淋巴结有癌转移，并放置clip（病例13图4），免疫组化：ER（90%强阳），PR（70%强阳），HER2（2+，FISH扩增），Ki-67（40%+）。行TCbHP（多西他赛+卡铂+曲妥珠单抗+帕妥珠单抗）方案新辅助治疗6个周期，末次治疗时间2019年12月28日，现为行手术治疗入院。

既往史： 否认高血压、糖尿病、脑血管、精神疾病病史，否认肝炎、结核等传染史，否认手术、重大外伤、输血史，否认食物、药物过敏，预防接种史不详。不吸烟不喝酒。

家族史： 家中否认遗传病史，无乳腺癌、卵巢癌家族史。

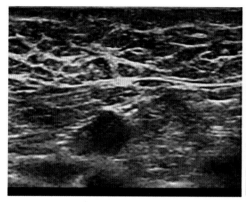 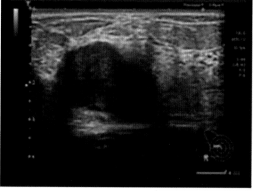

病例13图1　乳腺B超（基线）

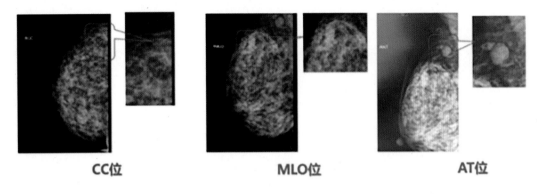

CC位　　　　　MLO位　　　　　AT位

病例13图2　乳腺钼靶（基线）

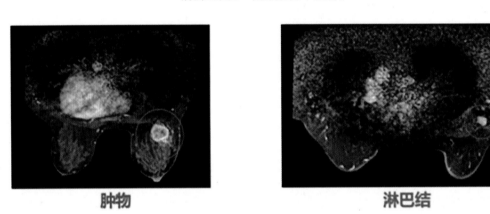

肿物　　　　　　　　　淋巴结

病例13图3　乳腺核磁共振（基线）

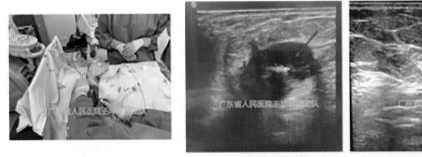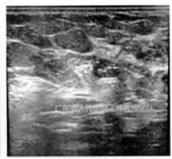

放置clip　　　　乳房肿块　　　　腋窝淋巴结

病例13图4　穿刺后clip标记肿块和淋巴结

体格检查： T 36.2℃，P 68次/分，R 24次/分，BP 110/76mmHg，KPS 100分。体检发现右乳10点钟距离乳头4cm触及一肿物，大小约1.5cm×1cm，质硬，边界不清，活动度差。右侧腋窝未扪及肿大淋巴结。胸廓正常，双侧呼吸动度对称，双侧语音震颤无增强或减弱，无胸部摩擦感。双肺叩诊清音，呼吸音清晰，未闻及明显干湿性啰音。心前区无隆起，心尖搏动无移位，无心包摩擦感，心率68次/分，律齐，各瓣膜听诊区未闻及杂音。

二、入院诊断

右乳癌（浸润性癌 Ⅲ级 $cT_2N_1M_0$ ⅡB期 Luminal B HER2阳性）。

三、诊疗经过

提交乳腺肿瘤MDT专家组，会诊意见如下：

影像科专家：患者新辅助后检查，B超（病例13图5）、钼靶（病例13图6）以及核磁共振（病例13图7）结果提示缩小明显，其中腋窝淋巴结显示不具体，乳腺肿瘤呈筛状退缩（病例13图8），但均在基线肿物范围内。

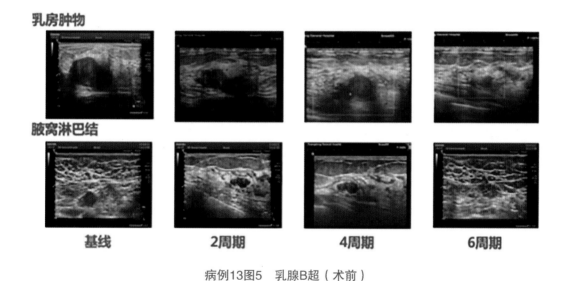

病例13图5　乳腺B超（术前）

病例13图6　乳腺钼靶（术前）

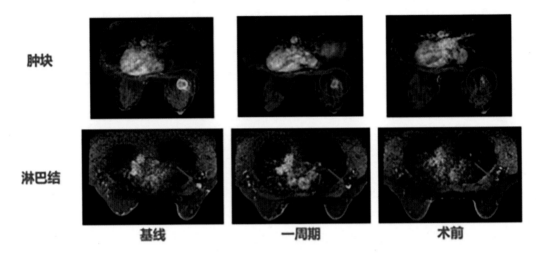

肿块

淋巴结

基线　　　　　　　一周期　　　　　　　术前

病例13图7　乳腺核磁共振（术前）

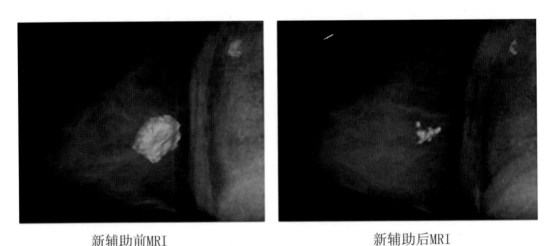

新辅助前MRI　　　　　　　　　　　　新辅助后MRI

病例13图8　乳腺核磁共振荧光成像（术前）

肿瘤内科专家：患者为Luminal B HER2阳性乳腺癌（$cT_2N_1M_0$，ⅡB期），已行标准的新辅助治疗方案TCbHP（多西他赛＋卡铂＋曲妥珠单抗＋帕妥珠单抗）6个周期，乳腺肿瘤缩小明显，疗效评价PR，目前请外科医生评估手术情况。

乳腺外科专家：目前患者行新辅助化疗6个周期后降期明显，腋窝淋巴结已显示不清，为减少创伤最大程度保持患侧上肢功能，可行前哨淋巴结活检术，乳腺肿瘤呈筛状退缩，选择保乳需谨慎考虑。

放疗科专家：患者经过新辅助治疗后，病灶筛状退缩，若行乳房全切，因基线有腋窝淋巴结转移，按目前标准需行术后放疗，若行保乳手术，保证切缘安全，术后放疗需全乳＋TB加量。

MDT专家组组长：结合MDT团队各位专家意见，①患者新辅助治疗疗效明确，乳腺肿瘤缩小，呈筛状退缩，腋窝淋巴结影像上基本消失，疗效评价PR，目前可行手术治疗；②根据Z1071以及sentina研究，用双染法以及取出3枚以上淋巴结行前哨活检，假阴性率可以控制10%以下，为保证患者患侧上肢功能，可行前哨淋巴结活检术；③乳腺肿瘤呈筛状退缩，但病灶均局限在基线肿瘤范围内，并且已有clip标记以及美兰纹身体外标记（病例13图9），结合St Gallen专家共识以及患者强烈保乳意愿，局限于一个象限筛状退缩也可以行保乳手术，但该患者保乳手术范围应按照基线肿瘤范围切除同时保证切缘阴性，乳房缺失范围可行部分背阔肌充填；④术后需行标准的辅助放疗，注意瘤腔加量，把复发率控制在最低；⑤根据患者术后病理残留信息再定后续系统治疗。

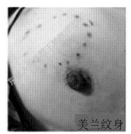
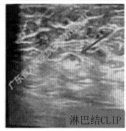
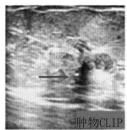
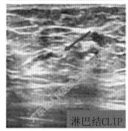
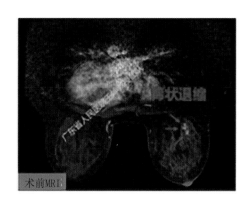

病例13图9　患者clip标记以及美兰纹身

患者于2020年1月行右乳癌保乳根治术＋部分背阔肌充填＋前哨淋巴结活检术（吲哚菁绿＋纳米碳），术后乳房形态较好（病例13图10），术后病理：（右乳）浸润性癌，Ⅲ级，非特殊类型，肿瘤有三灶，第一灶0.8cm，第二灶0.6cm，第三灶0.5cm；各切缘未见癌（0点，2点，4点，6点，8点，10点，底切缘，近皮肤切缘），前哨淋巴结未见癌转移（0/5其中一枚包含clip），MP分级：3级，术后分期：ypT_{1b}（0.8cm）N0（0/5）M_0，术后分型：Luminal B HER2阳型（ER 95%强阳，PR 80%强阳，HER2 2+且FISH扩增，Ki67 20%）。患者后续行恩美曲妥珠单抗（T-DM1）治疗1年，辅助放疗3DCRT，（右侧）全乳＋TB加量，之后予以药物卵巢功能抑制＋依西美坦内分泌治疗。

治疗总结，如病例13表1所示。

病例13表1 治疗汇总表

治疗时间	治疗方案	周期数	最佳疗效	不良反应	PFS/DFS（月）
2019年6月至 2020年1月	新辅助化疗TCbHP	6	PR	无	
2020年1月	右乳癌保乳根治术＋部分背阔肌充填＋前哨淋巴结活检术	–	–	无	DFS＞37m
2020年1月至 2020年12月	放疗及恩美曲妥珠单抗	14	–	2级血小板减少	
2020年12月至今 （2023年5月）	OFS＋依西美坦				

术前照片

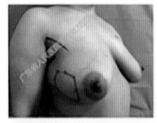
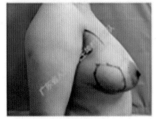
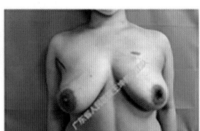
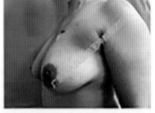
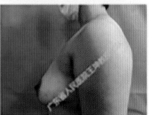

术中照片

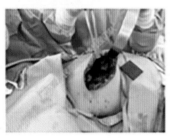
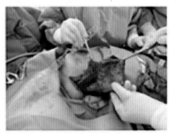
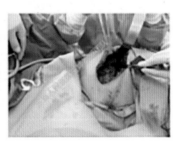

切除原发灶范围　　　　取出部分背阔肌　　　　部分背阔肌充填残腔

术后照片

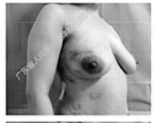
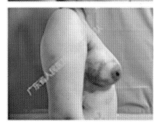
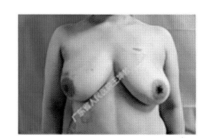
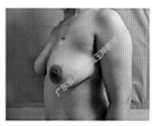
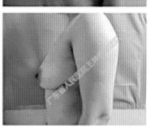

病例13图10 患者术前、术中以及术后形态

四、诊疗经验

本例患者为Luminal B HER2阳性早期乳腺癌，新辅助治疗后肿瘤缩小，成功进行了保乳手术，恢复良好，之后继续术后辅助治疗。

1. 该患者行去蒽环双靶新辅助治疗方案，尽管目前是标准方案，但当时还存在很多争议，本例患者的治疗证明了TCbHP方案显著的疗效。

2. 该患者在新辅助后乳房肿瘤呈多灶性的筛状退缩，增加了保乳手术的难度，通过影像科荧光三维重建后，我们清晰地发现，即便肿瘤多灶也局限在一个象限内，基线时有美兰体表纹身以及clip标记肿瘤，外科手术可以找到范围完整切除，后续放疗科可以补充放疗以及瘤腔加量，有效控制肿瘤的同时满足患者的保乳意愿。

3. 该患者初诊有腋窝淋巴结转移，新辅助后影像学CR，目前国际上对这种情况能否免除腋窝淋巴结清扫存在争议，我们中心已发表的数据支持免除腋窝清扫，该患者对生活质量要求高，腋窝清扫可能会导致患者患肢活动受限及上肢水肿，而前哨淋巴结活检则有效避免了以上情况。

本例患者的诊疗过程体现了多学科MDT会诊的优势，随着MDT的逐渐普及，将使更多患者节约了时间成本，提高了诊疗效率，同时预后也得到最大化获益。

（杨辞秋 王 坤 广东省人民医院）

参考文献

[1]Boileau JF, Poirier B, Basik M, et al.Sentinel node biopsy after neoadjuvant chemotherapy in biopsy-proven node-positive breast cancer: the SN FNAC study[J].Journal of clinical oncology: official journal of the American Society of Clinical Oncology, 2015, 33（3）: 258-264.

[2]Boughey JC, Suman VJ, Mittendorf EA, et al.Sentinel lymph node surgery after neoadjuvant chemotherapy in patients with node-positive breast cancer: the ACOSOG Z1071（Alliance） clinical trial[J].Jama, 2013, 310（14）: 1455-1461.

[3]Burstein HJ, Curigliano G, Loibl S, et al.Estimating the benefits of therapy for early-stage breast cancer: the St.Gallen International Consensus Guidelines for the primary therapy of early breast cancer 2019[J].Annals of oncology: official journal of the European Society for Medical Oncology, 2019, 30（10）: 1541-1557.

[4]Cheng M, Zhuang X, Zhang L, et al.A nomogram to predict non-sentinel lymph node metastasis in patients with initial cN+ breast cancer that downstages to cN_0 after neoadjuvant chemotherapy[J].Journal of surgical oncology, 2020, 122（3）: 373-381.

[5]Gao HF, Wu Z, Lin Y, et al.Anthracycline-containing versus carboplatin-containing neoadjuvant chemotherapy in combination with trastuzumab for HER2-positive breast cancer: the neoCARH phase Ⅱ randomized clinical trial[J].Therapeutic advances in medical oncology, 2021, 13: 17588359211009003.

[6]Kuehn T, Bauerfeind I, Fehm T, et al.Sentinel-lymph-node biopsy in patients with breast cancer before and after neoadjuvant chemotherapy（SENTINA）: a prospective, multicentre cohort study[J].The Lancet Oncology, 2013, 14（7）: 609-618.

[7]Liu Z, Li Z, Qu J, et al.Radiomics of Multiparametric MRI for Pretreatment Prediction of Pathologic Complete Response to Neoadjuvant Chemotherapy in Breast Cancer: A Multicenter Study[J].Clinical cancer research: an official journal of the American Association for Cancer Research, 2019, 25（12）: 3538-3547.

[8]Zhu T, Liu CL, Zhang YF, et al.A phase Ⅱ trial of dose-dense（biweekly）paclitaxel plus carboplatin as neoadjuvant chemotherapy for operable breast cancer[J].Breast cancer research and treatment, 2016, 156（1）: 117-124.

初诊Ⅳ期伴内脏危象的HR阳性HER2阳性乳腺癌

一、病历摘要

患者李××，女，45岁，于2021年11月16日入院。

主诉： 发现右乳腺肿块1年余，右乳腺皮肤破溃8个月，咳嗽咳痰2个月，加重伴胸闷气短1周。

现病史： 2020年6月患者出现右侧乳腺红肿，于诊所行针灸、中药外敷治疗，未规范就医诊疗，右乳皮肤红肿逐渐加重、破溃，右乳质地变硬、固定。2021年9月患者出现咳嗽、咳痰，2021年11月咳嗽咳痰症状加重，并出现胸闷气短、呼吸困难。2021年11月11日超声：右侧大量胸腔积液。2021年11月12日胸部CT：双侧乳腺皮肤增厚，腺体内多发斑片状、结节状高密度影，右侧为著；双侧腋窝多发肿大淋巴结，考虑转移（病例14图1）。右肺多发结节，考虑转移；右肺间质增生并淋巴管炎改变，考虑癌性淋巴管炎；右侧胸膜增厚伴胸腔积液；右侧第2肋骨皮质破坏，胸骨、多发胸椎斑片状低密度影，考虑转移；肝内可见低密度影，考虑转移（病例14图2）。2021年11月12日乳腺超声：双侧乳腺皮肤增厚，乳腺组织结构紊乱，双侧乳腺腺体层内可见多发斑片状低回声及不规则暗区，较大者3.2cm×1.5cm（右侧），2.0cm×1.3cm（左侧），考虑乳腺癌，BI-RADS 5类。双侧腋窝可见多发异常肿大淋巴结，形态不规则，较大者2.4cm×1.8cm（右侧）、2.0cm×0.9cm（左侧），考虑淋巴结转移。2021年11月13日PET-CT：右侧乳腺皮肤增厚，多发斑片状、结节状高密度影葡萄糖代谢增高；右侧胸大肌及右侧胸壁部分肌肉葡萄糖代谢增高，左侧乳腺皮肤增厚并多发葡萄糖代谢增高灶；双侧颈深间隙、颌下、双侧腋窝、右侧内乳区、纵隔、腹主动脉、左髂动脉旁多发淋巴结并葡萄糖代谢增高（病例14图3）。右侧胸膜增厚，右肺多发结节；肝左叶低密度影均呈葡萄糖代谢增高；胸骨、右侧第2肋、部分胸椎葡萄糖代谢增高（病例14图4）；考虑乳腺恶性肿瘤，并上述部位多发转移。2021年11月12日右侧胸腔积液穿刺引流，病理提示：查见腺癌细胞。2021年11月14日双侧乳腺肿块穿刺活检病理：（左乳）浸润性导管癌伴导管内癌，免疫组化：ER（50%+）、PR（50%+）、HER2（2+，FISH扩增：HER-2/CEP17＝2.29，HER2信号均值＝8.8）、Ki-67（30%+）。（右乳）浸润性导管癌，免疫组化：ER（90%+）、PR（80%+）、HER2（2+，FISH扩增 HER-2/CEP17＝2.3，HER2信号均值＝6.7）、Ki-67（30%+）。

既往史：既往体健。

家族史、个人史：无特殊。

婚育史：适龄结婚，妊娠1次，生产1次，育有1子，体健。

体格检查：T 36.6℃，P 96次/分，R 22次/分，BP 147/82mmHg，ECOG 3分。患者右侧乳腺质硬、固定，右侧乳腺皮肤发黑、破溃，表面有脓性分泌物，伴恶臭异味。左侧乳腺明显肿大，左侧乳腺皮肤质硬，皮肤红肿，局部呈橘皮样改变伴皮温升高，可触及多个质硬肿块，活动度差，压痛阴性。双侧腋窝可触及多发肿大淋巴结，较大者直径约2.5cm，活动度较差，质地硬，压痛阴性。右上肢肿胀、抬举受限。右肺下叶呼吸音减低，叩诊浊音，双肺未闻及明显干湿啰音。心前区无隆起，心尖搏动无移位，无心包摩擦感，心率96次/分，律齐，各瓣膜听诊区未闻及杂音。全腹无压痛及反跳痛，未扪及明显包块，肝脾肋下未触及。

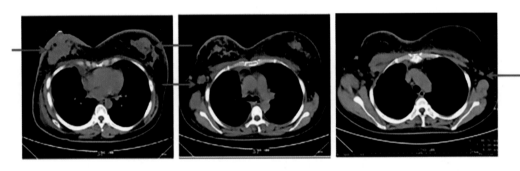

病例14图1　治疗前CT

注：双侧乳腺肿瘤，双侧腋窝淋巴结转移。

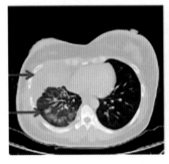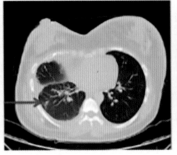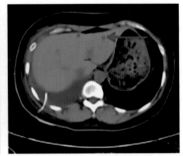

病例14图2　治疗前CT

注：右肺转移，癌性淋巴管炎，右侧胸膜增厚，伴胸腔积液，肝脏转移。

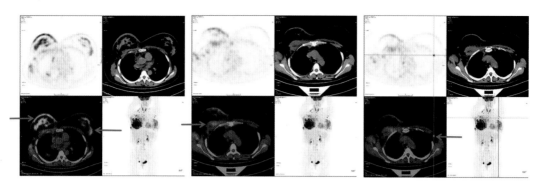

病例14图3　治疗前PET-CT

注：双侧乳腺肿瘤，侵及右侧胸大肌及右侧胸壁，多发淋巴结转移。

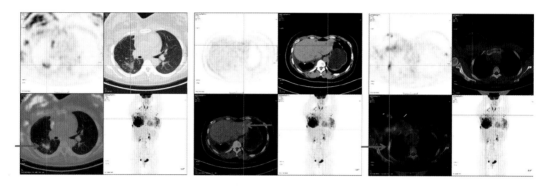

病例14图4　治疗前PET-CT：右肺、肝脏、骨转移

二、入院诊断

双侧乳腺癌（浸润性导管癌cT$_4$N$_3$M$_1$ Ⅳ期 Luminal B HER2阳性）

　　多发淋巴结转移。

　　右肺转移伴癌性淋巴管炎

　　右侧胸膜转移伴右侧恶性胸腔积液。

　　右侧胸大肌、胸壁转移

　　肝转移

　　多发骨转移。

三、诊疗经过

提交院内乳腺癌MDT专家组，会诊意见如下：

影像科专家： CT显示双侧乳腺腺体内多发斑片状、结节状高密度影，双侧腋窝多发异常肿大淋巴结，结合病理结果，符合双侧乳腺癌，双侧腋窝淋巴结转移。查体可见双侧乳腺广泛皮肤炎性改变，CT显示双侧乳腺皮肤异常增厚、受侵，支持炎性乳腺癌诊断。CT可见右肺多发转移，伴右肺间质增生并淋巴管炎性改变，结合病史考虑癌性淋巴管炎。癌性淋巴管炎病理基础为：癌细胞在肺间质的淋巴管内弥漫生长，并堵塞淋巴管，导致淋巴回流不畅，淋巴管逐渐发生扩张，并出现淋巴管周围间质水肿。CT影像表现为：肺纹理增粗、增多，且不对称分布；小叶间隔不规则增厚，呈网格状；肺门及纵隔淋巴结肿大；胸膜花边样、结节样增厚。临床表现为：刺激性咳嗽、胸闷气短、呼吸困难、咯血等症状。预后情况：一旦出现癌性淋巴管炎，提示病情重，预后差，易发展为肺动脉高压和呼吸衰竭死亡，绝大多数的患者生存期仅在半年之内。

乳腺外科专家： 患者双侧炎性乳腺癌，尤其右侧乳腺肿瘤负荷大，破溃严重，创面较深，目前阶段不适合进行手术治疗，肿瘤切除后残存皮瓣无法缝合，需要取背阔肌植皮，创伤大，患者获益有限。目前针对初诊Ⅳ期乳腺癌原发灶的局部切除是否能提高生存获益存在争议。多数专家赞同对于初诊Ⅳ期乳腺癌，如果对系统治疗有效、转移病灶为寡转移、转移灶瘤负荷低的部分高选择患者，原发灶手术可能带来生存获益。患者目前肿瘤负荷极大，应以全身治疗为主，如果通过全身治疗乳腺肿瘤显著缩小，疾病达到持续缓解，比如至少半年病情控制稳定，患者为追求生活质量或者遭受局部乳腺肿瘤症状困扰，可酌情考虑原发灶切除术。外科手术的主要目的是解决合并症、提高生活质量、降低肿瘤负荷、尽力达到R0切除。

放疗科专家： 该患者系双侧炎性乳腺癌，皮肤受侵，呈炎症性改变，以右侧乳腺为著，伴大面积皮肤破溃，患者已出现多发远处转移，建议以全身治疗为主，若内科抗肿瘤治疗后乳腺皮肤破溃仍无好转，可考虑乳腺放疗，以杀伤局部肿瘤细胞、促进正常上皮细胞恢复增殖及破损皮肤愈合，改善患者生存质量。患者存在多发骨转移，但目前无明显症状，暂无需局部放疗，当出现骨痛、高骨折风险、以及脊柱稳定性受到影响将导致脊髓压迫时，可考虑骨转移灶放疗达到止痛、解除脊髓压迫或预防其他骨相关事件发生的目的。

乳腺内科专家： 患者系初诊Ⅳ期乳腺癌，分子分型为Luminal B HER2阳性，根据指南推荐可行抗HER2治疗联合化疗，可以快速缩瘤，但患者体力评分较差，且对生活质量有较高要求，顾虑化疗带来的脱发、恶心、呕吐等不良反应。双侧乳腺肿瘤病理均提示ER、PR高表达，提示内分泌治疗敏感，且CDK4/6抑制剂的联合应用较单用内分泌治疗，显著提高了疾病缓解率，也使得抗HER2靶向联合内分泌治疗模式进一步提高了疗效。MonarcHER研究比较了曲妥珠单抗＋阿贝西利±氟维司群对比曲妥珠单抗＋研究者选择的化疗多线治疗HR+/HER2+转移性乳腺癌，结果显示曲妥珠单抗＋阿贝西利＋氟维司群对比曲妥珠单抗＋化疗，PFS（8.3月 vs.5.7月）及ORR（32.9% vs.13.9%）更优，OS数值上有延长（31.1月 vs.20.7月），中位OS绝对获益10.4个月。因此可以考虑抗HER2治疗联合CDK4/6抑制剂及内分泌治疗。

MDT组长总结：综上所述，对于抗肿瘤治疗敏感的初诊Ⅳ期、HR+/HER2+、体力状况较差、有生活质量要求的乳腺癌患者，抗HER-2联合CDK4/6抑制剂及内分泌治疗可以作为适宜的选择，暂无需局部干预。

该患者从2021年11月开始治疗：曲妥珠单抗（首次8mg/kg，之后6mg/kg/3周）＋帕妥珠单抗（首次840mg，之后420mg/3周）＋阿贝西利（150mg 2次/日）＋来曲唑（2.5mg/d）＋戈舍瑞林（3.6mg/4周）治疗，并行地舒单抗抗骨转移治疗（120mg/4周）。治疗期间患者耐受性良好，出现1级腹泻（2~3次/天）及2级骨髓抑制（白细胞最低至$2.7 \times 10^9/L$，中性粒细胞最低至$1.1 \times 10^9/L$），余无明显不良反应。治疗后患者咳嗽咳痰、胸闷气短症状消失，右侧乳腺破溃处逐渐愈合，双侧乳腺肿块明显缩小、乳房皮肤逐渐恢复正常颜色、右上臂水肿消退。

定期影像学评估，最佳疗效评价为PR，6周期治疗后CT提示（病例14图5、图6）：双侧乳腺皮肤增厚较前减轻，双侧乳腺腺体内多发斑片状及结节状高密度影、双侧腋窝肿大淋巴结较前明显减小；右肺多发结节、肝内低密度灶基本消失，右侧胸腔积液吸收；右侧第2肋骨、胸骨、多发胸椎异常密度影范围同前，呈高密度影改变。2023年1月29日复查PET-CT显示（病例14图7、图8）：双侧乳腺皮肤增厚较前明显减轻，双侧

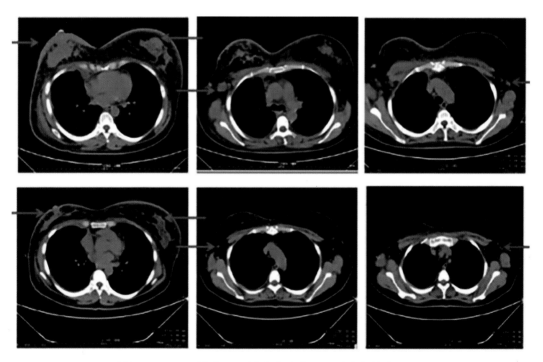

病例14图5　CT检查：双侧乳腺肿瘤，双侧腋窝转移淋巴结

注：上图为治疗前，下图为治疗后。

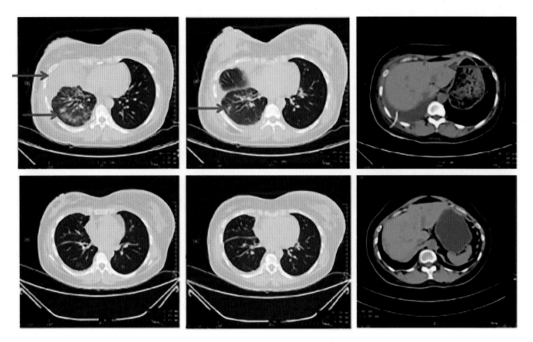

病例14图6　CT检查：右肺转移，右侧胸腔积液，肝脏转移瘤

注：上图为治疗前，下图为治疗后。

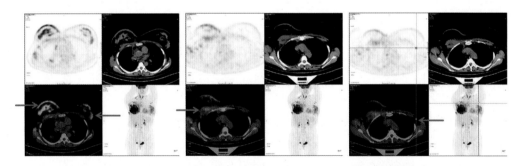

病例14图7　PET-CT：双侧乳腺肿瘤，多发转移淋巴结

注：上图为治疗前，下图为治疗后。

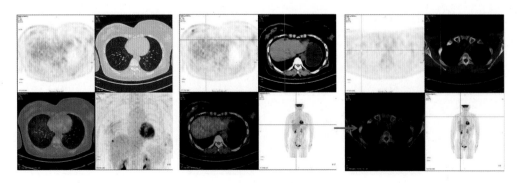

病例14图8　PET-CT

注：治疗前后右肺、肝脏、骨转移对比。

乳腺多发结节灶较前明显减少、减小，葡萄糖代谢程度明显减轻；原全身多发肿大淋巴结、右侧胸膜增厚、右肺多发结节、肝内低密度灶，以上病灶现均未显示；全身多处骨质破坏病灶现均呈高密度改变，葡萄糖代谢未见增高。

治疗总结，如病例14表1所示。

病例14表1 治疗汇总表

治疗时间	治疗方案	周期数	最佳疗效	不良反应	PFS/DFS（月）
2021年11月至2023年7月	曲妥珠单抗＋帕妥珠单抗＋阿贝西利＋戈舍瑞林＋来曲唑	29	PR	1级腹泻 2级中性粒细胞减少	PFS > 21m

四、诊疗经验

1. 该患者为初诊Ⅳ期乳腺癌，占全部的乳腺癌6%～10%，生存期较复发转移性乳腺癌好，最常见的转移部位是骨和肺。治疗以全身治疗为主，对于HR+、软组织或骨转移、预计生存期长的患者，全身治疗病情稳定的前提下可考虑局部治疗。由于既往未接受抗肿瘤治疗，初诊Ⅳ期乳腺癌一线治疗的反应性多优于早期乳腺癌治疗后复发转移的患者。

2. 内脏危象并非单纯指存在内脏转移，而是指肿瘤导致的、危重的脏器失代偿状况，需快速有效的治疗以控制疾病进展，一旦进展后就可能失去再次抗肿瘤治疗的机会，甚至危及患者生命。癌性淋巴管炎就属于一种内脏危象，患者不仅常伴有剧烈的咳嗽咳痰、呼吸困难等症状，而且预后差，也严重影响患者的生存质量及生存期，只有有效的抗肿瘤治疗才能缓解症状。

3. HR+/HER2+乳腺癌约占所有乳腺癌的15%～20%，由于ER与HER2信号通路存在交互作用，因此易导致耐药的发生，治疗反应性也差于HR+/HER2-和HR-/HER2+患者。三阳乳腺癌的治疗优选抗HER2联合化疗，还是联合内分泌治疗，一直是有争议的焦点。2019年ASCO会议上，一项收集美国国家癌症数据库的分析显示，真实世界中HR+/HER2+转移性乳腺癌患者，接受抗HER2联合内分泌治疗的比例要高于联合化疗的患者（936人 vs.726人），联合内分泌治疗具有更长的OS（56.0个月 vs.46.8个月）。2022年SABCS会议报道的RIGHT Choice研究，瑞波西利＋内分泌治疗对比医生选择的联合化疗一线治疗绝经前HR+/HER2-晚期乳腺癌患者（包括内脏危象），结果显示瑞波西利＋内分泌治疗的PFS显著长于联合化疗（24.0个月vs.12.3个月），ORR在数值上也有提升（65% vs.60%），同时瑞波西利＋内分泌治疗对比联合化疗，不良事件发生率更低，患者生活质量更高。

目前研究数据显示，抗HER2联合内分泌治疗可以提高HR+/HER2+转移性乳腺癌患者的PFS，虽然OS无明显延长，但治疗耐受性更好，生活质量更高，对于体质较弱或抗拒化疗的患者也是一个适宜的选择。联合CDK4/6抑制剂的内分泌治疗，较单纯内分泌治疗显著改善了患者的预后，甚至为存在内脏危象的患者，提供了更多的选择，未来还可能通过生物标志物的检测，筛选抗HER2联合内分泌治疗的获益人群，以实现更精准的个体化治疗。。

（张俊美　薛　妍　西安国际医学中心肿瘤医院）

参考文献

[1]姜立杰，刘树荣，屈瑞博.肺部癌性淋巴管炎HRCT影像特征分析[J].临床肺科杂志.2013，18（9）：1655-1682.

[2]Soran A，Ozmen V，Ozbas S，et al.Randomized trial comparing resection of primary tumor with no surgery in stage Ⅳ breast cancer at presentation：protocol MF07-01[J].Ann Surg Oncol.2018，25（11）：3141-3149.

[3]King T，Lyman J，Gonen M，et al.A prospective analysis of surgery and survival in stage Ⅳ breast cancer（TBCRC 013）[J].Translational Breast Cancer Research Consortium：2016 ASCO Annual Meeting，Chicago.

[4]Badwe R，Hawaldar R，Nair N，et al.Locoregional treatment versus no treatment of the primary tumour in metastatic breast cancer：an open x0002 label randomised controlled trial[J].Lancet Oncol.2015，16（13）：1380-1388.

[5]Statler A，Hobbs B，Nahleh Z，et al.Real-world treatment patterns and outcomes in ER+/PR+/HER2+ metastatic breast cancer（MBC）patients：A National Cancer Database analysis[J].2019 ASCO.Abrstract：1033.

病例 **15** HER2阳性局部晚期炎性乳腺癌

一、病历摘要

患者吴××，女，24岁，2019年10月10日首次入院。

主诉： 发现右乳肿物半年，右乳红肿半月（产后4个月）。

现病史： 患者2019年初妊娠期间自检发现右乳肿物，但未诊治。产后哺乳期间发现右乳肿物明显增大，2019年10月8日来就诊时查体：右乳弥漫性增大，皮肤潮红，范围超过乳房2/3面积，可见皮肤散在卫星结节；右乳12～1点可触及一肿物，大小约50mm×40mm，质硬，活动度差；右腋下肿大淋巴结1枚，大小约30mm×30mm，质硬，固定（病例15图1基线）。2019年10月10日乳腺彩超提示：右乳12～1点位可见一肿物（34mm×33mm×18mm），BI-RADS 5类。右侧皮层增厚，右乳皮下脂肪层水肿声像。右腋下多发淋巴结肿大，较大者22mm×11mm。右侧锁骨上窝及右侧锁骨下区多发淋巴结肿大（右锁骨上：9mm×6mm、右锁骨下：12mm×6mm）。2019年10月10日乳腺磁共振：右乳呈团块状伴不均匀强化，以外上象限较密实（63mm×53mm），伴右乳皮肤增厚，右乳皮下-侧胸壁软组织大片状水肿，考虑炎性乳腺癌（病例15图2基线）；2019年10月11日胸腹增强CT，及2019年10月12日全身骨扫描未见远处转移。2019年10月13日（右乳肿物空芯针穿刺及肿物表皮切检）病理：浸润性微乳头状癌，G2，免疫组化：ER（－）、PR（－）、HER2（阳性，3+）、Ki67 40%+。（右腋下及右锁骨上窝淋巴结细针穿刺）细胞学检测：可见癌转移（病例15图3）。结合影像学和病理，诊断为：右乳浸润性微乳头状癌$cT_4N_3M_0$ HER2阳性型。

治疗经过：建议新辅助化疗，方案为：EC×4-THP×4（表柔比星90mg/m^2＋环磷酰胺600mg/m^2×4周期；序贯多西他赛100mg/m^2＋曲妥珠单抗 首剂8mg/kg维持剂量6mg/kg＋帕妥珠单抗 首剂840mg 维持剂量420mg×4周期 每21天一周期）。①1周期EC化疗后，彩超提示右乳肿物与前相仿，但右乳皮肤潮红较前加重，卫星结节较前增多，结合临床表现，疗效评估为进展（PD）；②更改方案：THP，2周期THP治疗后，右乳皮肤潮红症状较前稳定，肿物缩小（MRI：31mm，初次：63mm），评估为部分缓解（PR）。4周期THP治疗后，右乳皮肤潮红症状无改善，肿物较前次稍增大（MRI：36mm）。评估：稳定（进展型SD）（病例15图1、图2）。

既往史： 无基础病。否认过敏史。

家族史： 无。

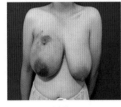 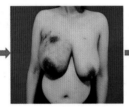 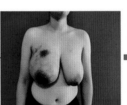 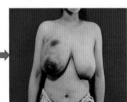

基线　　　　EC 1周期后（PD）　　　THP第2周期后(PR)　　　THP 第4周期后(进展趋势SD)

病例15图1　右乳炎性乳腺癌治疗前后皮肤变化

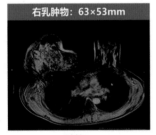 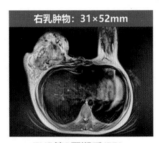 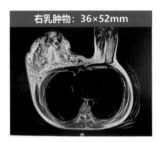

基线　　　　　　THP第2周期后(PR)　　　　THP 第4周期后(进展趋势SD)

病例15图2　右乳癌治疗前后MRI变化

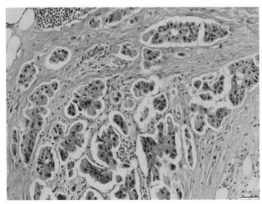 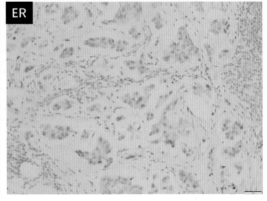

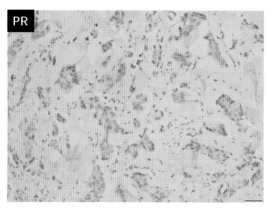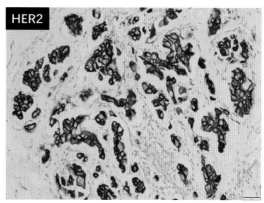

病例15图3　浸润性微乳头状癌及其免疫组化

体格检查： T 36.6℃，P 67次/分，R 18次/分，BP 110/75mmHg，KPS 90分。心肺听诊均未见异常。右乳较初诊时稍缩小，皮肤仍潮红，范围超过乳房2/3面积，可见皮肤散在卫星结节；右乳12～1点可触及一肿物，大小约40mm×40mm，质硬，活动度差，边界不清，右腋下肿大淋巴结1枚，大小约30mm×30mm，质硬，固定。

二、入院诊断

右乳癌（浸润性微乳头状癌 $cT_4N_3M_0$ Ⅲc期 HER2阳性型）。

三、诊疗经过

患者局部晚期乳腺癌，HER2阳性型，经标准抗HER2治疗后，肿瘤病情无明显缓解，提交全院乳腺癌MDT专家组，会诊意见如下：

病理科专家： 浸润性微乳头状癌（IMPC）是一种少见的乳腺癌类型，在乳腺癌中所占比例为3%～8%，大部分IMPC均为激素受体阳性（HR+），部分文献报道HR阳性高达85%，HER2则无特殊规律，与普通型乳腺癌相仿，此例患者初诊为HR-HER2+，目前治疗疗效不佳，有必要重新复核病理标本，结果同初诊，为HR-HER2+亚型。

影像学专家： 本例炎性乳腺癌患者，由于存在皮肤水肿、皮肤结节等表现，在影像学上诊断困难，乳腺MRI是更为推荐的评估手段。反观患者在THP2周期新辅助化疗后的MRI报告，右乳肿物长径较基线明显缩小（MRI：31mm；初次：63mm），事实上基线有可能高估了肿瘤大小，63mm是包括水肿范围所合计的，即并非肿瘤原始范围。因此，THP2周期后，能否评估为PR，需要注意对THP疗效高估的问题，需结合临床，包括对炎性乳癌皮肤红肿、卫星结节范围的评估。

放疗科专家： 右乳癌目前无破溃，无急需改善生活质量的需求，目前尚不建议行右乳局部放疗或同期放化疗。目前仅用2线化疗，建议仍以系统治疗为主。如后续有手术机会，该例炎性乳腺癌，建议术后放疗，放疗范围除了包括胸壁野、锁骨上下区，还应关注初始侵犯的皮肤范围。

乳腺外科专家1：乳腺癌新辅助化疗过程中出现疾病进展或病情稳定，可考虑手术治疗。但这主要针对可手术乳腺癌而言，本例患者仍属于不可手术状态，建议更换系统治疗方案。

乳腺内科专家2：建议改变系统治疗策略，继续抗HER2治疗。参考晚期乳腺癌的再抗HER策略，建议T-DM1治疗（参考2020年NCCN.v1指南），但T-DM1存在不可及性、自费患者经济无法负担的问题。结合此例患者疗效表现，建议系统治疗方案继续保留曲妥珠单抗，加卡培他滨和吡咯替尼。

组长意见：建议继续予系统治疗，方案为：曲妥珠单抗＋吡咯替尼＋卡培他滨（HPyX）。

2020年2月13日患者开始使用该方案，具体剂量为：曲妥珠单抗6mg/kg d1＋卡培他滨1000mg/m² bid po d1～14＋吡咯替尼400mg qd 每21天一周期，1周期治疗后，出现3级腹泻，暂停卡培他滨口服、吡咯替尼减至320mg，并使用"洛哌丁胺＋蒙脱石散"止泻，腹泻可缓解，后续治疗周期腹泻1～2级。3周期后疗效评估为PR，6周期后评估为PR，右乳肿物和淋巴结均明显缩小（6周期治疗后MR：右乳肿物为10mm，初始为63mm），皮肤潮红明显减退，皮肤结节减少。建议手术，患者因意外妊娠需行刮宫术，继续使用该方案至9周期，9周期后MRI评估为维持PR（右乳肿物及腋窝淋巴结未进一步缩小）（病例15图4）。

2020年8月31日行"右乳癌改良根治术＋背阔肌肌皮瓣移植术"，术后病理提示：右乳仅见导管内癌，腋窝淋巴结未见转移（0/8），达到tpCR；Miller-Payne分级：5级；RCB：0。

术后行局部放疗（采用调强放疗：右侧胸壁野50/25F，右侧锁骨上下区50Gy/25F前13次使用6MV X线，后12次使用12MeV电子线）。术后药物治疗建议"曲妥珠单抗＋吡咯替尼＋卡培他滨"原方案治疗至疾病进展或疾病不可耐受。术后患者因经济情况，三药陆续停药，药物使用情况：曲妥珠单抗1年，卡培他滨6个月，吡咯替尼2年。至今（至2023年7月）未出现复发，DFI：3年9个月⁺。

治疗总结如病例15表1所示。

病例15表1　治疗汇总表

治疗时间	治疗方案	周期数	最佳疗效	不良反应	PFS/DFS（月）
2019 年 10 月至 11 月	EC	1	PD	无	DFS < 1m
2019 年 11 月至 2020 年 2 月	THP	4	PR	1 级疲乏	DFS = 3m
2020 年 2 月至 8 月	HPyX	9	pCR	3 级腹泻	DFS = 6m
2020 年 8 月	手术治疗	/	/	/	/
2020 年 9 月至 2021 年 3 月	HPyX	9	/	1 级腹泻	/
2021 年 3 月至 8 月	HPy	9	/	2 级口腔溃疡	
2021 年 9 月至 2022 年 8 月	Py	16	/	1 级腹泻	DFS = 34m（随访至 2023 年 7 月）

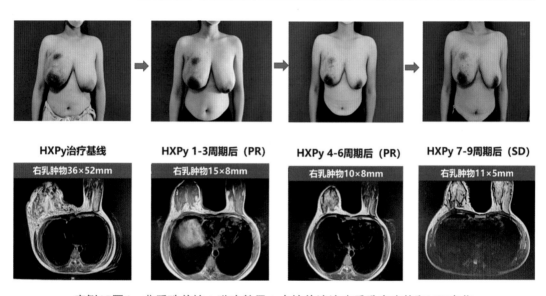

病例15图4　曲妥珠单抗＋吡咯替尼＋卡培他滨治疗后乳房症状和MRI变化

四、诊疗经验

　　该患者局部晚期乳腺癌，炎性乳癌，HR-HER2+，系统治疗以抗HER2为主，在经过蒽环联合紫衫＋HP靶向治疗后，疾病无明显缓解，仍为不可手术状态，ABC2共识早已提出，经过新辅助系统治疗后仍为不可手术的状态，除非有改善生活质量的需求，否则不应予手术。强行手术，极大可能达不到阴性切缘，肿瘤很快会复发，建议更换系统治疗方案，同时还可获取药敏信息，以便指导术后用药。一线HP抗HER治疗失败后，当时并无新辅助化疗期间HP治疗失败后的相关研究。如果参考晚期乳腺癌的再抗HER策略，我们看2020年NCCN.v1指南列举的抗HER其他方案，面临三种再抗HER策略：一是T-DM1（EMILIA研究）；二是TKI［（拉帕替尼（EGF100151研究）或来那替尼（NALA研究）］；三是继续保留H（如GBG26研究），虽然每个方案都不是头对头的比较，但从横向比较来看，T-DM1的ORR较高，还拥有PFS生存优势，但T-DM1存在不可及性和价格昂贵的问题，该患者因经济原因不考虑使用。PHOEBE研究提示，吡咯替尼＋卡培他滨对比拉帕替尼＋卡培他滨有明显的疗效优势（ORR分别是：67.1% vs.51.6%，PFS：12.5个月vs.6.8个月），研究中同时纳入了27.6%的曲妥珠单抗耐药人群，在耐药人群中，吡咯替尼组仍然是有优势的（PFS为：12.5个月vs.6.9个月）。因此，吡咯替尼＋卡培他滨无疑是优选。而GBG26研究中H进展后继续保留H的方案（XH）ORR仍高达48%，可见曲妥珠单抗在治疗进展后，继续保留依然有效较高，因此继续保留H是可行的。故制定治疗方案为"曲妥珠单抗＋吡咯替尼＋卡培他滨"。该方案疗效显著，不良反应可控，为患者争取了手术机会，并顺利进行了手术。患者术前通过"曲妥珠单抗＋吡咯替尼＋卡培他滨"三药治疗达到pCR，证实该方案的敏感性。因此术后继续"曲妥珠单抗＋吡咯替尼＋卡培他滨"方案治疗。关于治疗时长的问题，目前证据不足，考虑到本例患者复发风险高，建议患者治疗至疾病进展或药物不可耐受。患者根据经济情况、身体耐受情况，三药陆续停药，最长的吡咯替尼使用至2年，截止目前（2023年8月），获得了近4年的瘤控。

（林晓洁　陈前军　广东省中医院）

参考文献

[1]Yang YL，Liu BB，Zhang X，et al.Invasive Micropapillary Carcinoma of the Breast：An Update[J].Arch Pathol Lab Med，2016，140（8）：799-805.

[2]NCCN Clinical Practice Guidelines in Oncology of Breast CANCER[S].Version 1.2020.

[3]Cardoso F，Costa A，Norton L，et al.ESO-ESMO 2nd international consensus guidelines for advanced breast cancer（ABC2）[J].Breast，2014，23（5）：489-502.

[4]Xu B，Yan M，Ma F，et al.Pyrotinib plus capecitabine versus lapatinib plus capecitabine for the treatment of HER2-positive metastatic breast cancer（PHOEBE）：a multicentre，open-label，randomised，controlled，phase 3 trial[J].Lancet Oncol，2021，22（3）：351-360.

[5]von Minckwitz G，du Bois A，Schmidt M，et al.Trastuzumab beyond progression in human epidermal growth factor receptor 2-positive advanced breast cancer：a german breast group 26/breast international group 03-05 study[J].J Clin Oncol，2009，27（12）：1999-2006.

病例 16　HER2阳性隐匿性乳腺癌合并皮肌炎

一、病历摘要

患者江××，女，66岁，于2016年12月25日首次入院。

主诉： 发现左腋窝肿物半月。

现病史： 患者自述于2016年12月中旬无意间触及左腋窝肿物，大小约"2cm×2cm"，伴双下肢、背部皮肤红色斑片状皮疹。完善乳腺B超、钼靶及乳腺MRI检查，未见乳房可疑病灶。胸部CT示：左侧腋窝多发增大淋巴结，较大者约2.6cm×1.1cm，于2016年12月27日行左侧腋窝淋巴结穿刺活检，病理提示：（左腋窝淋巴结）转移性癌，病理组织学改变及免疫组化标记结果支持：乳腺浸润性导管癌（3＋3＋2＝8分）转移。免疫组化结果：CK（＋），CK7（＋），CK20（－），CK5/6（－），ER（－），PR（－），HER2（++），TOPOII-α（60%+），E-cad（＋），P120（＋），Villin（－），Ki-67（60%+），FISH检测：HER2基因扩增。于2016年12月23日行PET/CT提示：左侧腋窝肿大淋巴结并代谢增高，其余未见明显原发癌征象。行左侧大腿内侧皮疹处皮肤活检，病理结果：肌浆溶解伴慢性炎细胞浸润。实验室检查示：肌钙蛋白T 0.214ng/ml（0～0.014ng/ml），肌酸肌酶227.62U/L（40～200ng/ml），心电图、心脏彩超未见异常。患者为进一步诊治入院。

既往史、个人史及家族史： 无高血压、糖尿病等病史。否认抽烟、酗酒等嗜好。无乳腺癌或卵巢等恶性肿瘤家族史。

生育史： 43岁绝经，G2P1，育有1子。

体格检查： T 36.6℃，P 92次/分，R 33次/分，BP 109/82mmHg，ECOG评分0分。双侧乳房对称，双侧乳头位于同一水平面，乳房皮肤未见色素酒窝征、橘皮样变、溃疡、静脉迂曲等，双侧乳头无凹陷、偏斜、挤压无溢液。双侧乳房未扪及明显肿物。左侧腋窝扪及肿大淋巴结，质硬，约3cm×2cm，融合固定，右侧腋窝及双侧锁骨上未扪及肿大淋巴结。背部及双下肢皮肤见多发红色斑片状皮疹（病例16图2）。

二、入院诊断

1. 左侧隐匿性乳腺癌（浸润性导管癌Ⅲ级，cT$_0$N$_2$M$_0$ ⅢA期 HER2阳性型）。
2. 皮肌炎。

三、诊疗经过

1. 将患者病情资料递交乳腺癌MDT专家组进行讨论。

乳腺外科专家：患者乳腺查体及乳腺B超、钼靶及磁共振检查中，除左侧腋窝肿大淋巴结外，无可疑病灶，PET/CT结果未见其余脏器原发癌征象。而腋窝肿大淋巴结穿刺活检病理结果提示乳腺癌转移，考虑诊断系左侧隐匿性乳腺癌。根据NCCN指南，隐匿性乳腺癌治疗原则同Ⅱ、Ⅲ期原发性乳腺癌，同时根据其ER、PR、Ki67、HER2状态行化疗、抗HER2治疗或内分泌治疗等。该患者腋窝淋巴结分期偏晚，阅胸部CT，见腋窝淋巴结与腋窝血管丛粘连明显，分期为N_2，清扫腋窝淋巴结存在一定难度，且分子分型系HER2过表达型，符合新辅助治疗指征，遂建议予以新辅助治疗，待肿瘤缩小后再考虑手术治疗。

肿瘤内科专家：隐匿性乳腺癌属特殊类型乳腺癌，其治疗原则参照Ⅱ、Ⅲ期原发性乳腺癌。针对此患者，建议予以新辅助化疗联合抗HER2靶向治疗。拟定化疗方案为蒽环类联合环磷酰胺，序贯紫杉醇联合曲妥珠单抗。

皮肤科专家：该患者存在皮肌炎，系自身免疫系统疾病（病例16图3），免疫功能紊乱的患者常合并恶性肿瘤。该患者除了皮肤红斑、肌肉疼痛症状外，肌钙蛋白也高于正常值上限，考虑为原发肿瘤的副肿瘤综合征表现，若原发癌肿得以控制，皮肌炎可能也会得以改善。建议予以针对与乳腺癌的治疗，化疗过程可抑制自身免疫功能，降低免疫系统对皮肤、肌肉、心悸等的攻击，从而缓解皮肌炎症状。在抗肿瘤治疗的同时，可每日口服低剂量地塞米松抗免疫治疗。

专家组组长：建议予以患者新辅助化疗联合抗HER2靶向治疗。

患者于2017年1月15日开始行新辅助治疗，方案为：4周期EC（表柔比星＋环磷酰胺）序贯12周期wPH（紫杉醇＋曲妥珠单抗），期间每6周评估疗效，左腋窝肿大淋巴结逐渐缩小，评估达PR（病例16图1），皮肤红斑、肌肉疼痛症状逐渐缓解，肌钙蛋白逐渐降低至正常水平。完成新辅助治疗后，与患者充分沟通后，于2017年6月12日行左乳癌改良根治术，术后病理结果：左乳房未见癌灶，左侧腋窝淋巴结共12枚，未见癌累及。

2. 再次将患者术后病情递交乳腺癌MDT专家组进行讨论：

乳腺外科专家：患者已完成4周期EC序贯12周期wPH方案新辅助治疗，病理结果示淋巴结达pCR。根据2017年NCCN指南及2017年中国抗癌协会乳腺癌诊治指南，建议患者完成后续满1年的曲妥珠单抗抗HER2治疗。

乳腺肿瘤内科专家：针对隐匿性乳腺癌，术后腋窝放疗是需要的，但是是否行胸壁区域放疗，目前仍存在争议。部分学者认为无论是否对患侧乳房进行手术，加做胸壁放疗均能提高患者总生存率，然而也有学者持不同观点，其认为在腋窝淋巴结清扫＋乳房全切后，胸壁区域放疗不能改善患者生存期。现有循证医学证据不充分，基于患者个人意愿的个体化治疗方案尤为重要。建议与患者充分沟通病情，告知其目前是否放疗的争议点，让患者充分理解其利弊，从而根据自身意愿选择是否加做胸壁区域放疗。

皮肤科专家：患者经过抗肿瘤治疗，目前副肿瘤综合征症状已明显改善，后期需密切随诊观察，同时长期予以低剂量地塞米松维持。

专家组组长：同意上述专家建议。需详细和患者沟通，根据患者自身意愿决定是否在腋窝淋巴引流区放疗的基础上加做胸壁放疗。放疗结束后，继续完成满1年的曲妥珠单抗治疗。

与患者沟通后，患者表示接受行左侧腋窝淋巴引流区＋左侧胸壁放疗，及满1年的曲妥珠单抗治疗。目前患者随访中，无胸壁、区域复发、远处转移等情况，无皮肌炎复发情况。

治疗总结，如病例16表1所示。

病例16表1　治疗汇总表

治疗时间	治疗方案	周期数	最佳疗效	不良反应	DFS（月）
2016年12月	左侧腋窝淋巴结穿刺活检	/	/	/	/
2017年1月15日至5月25日	EC-wPH	8	pCR	2级中性粒细胞减少，1级脱发，1级呕吐	/
2017年6月12日	左乳癌改良根治术	/	/	/	DFS＞73m
2017年3月12日至2018年3月12日	曲妥珠单抗治疗共1年	10	/	/	/
2018年至今（2023年7月）	定期复查	/	/	/	未出现复发转移

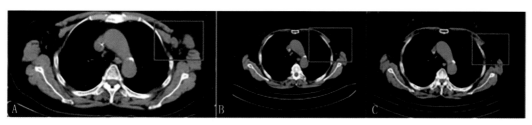

病例16图1　治疗期间胸部CT评估结果

注：A.首诊时胸部CT提示左侧腋窝肿大淋巴结；B.4周期EC后左侧腋窝肿大淋巴结显示不清；C.完成所有新辅助化疗方案后左腋窝淋巴结显示不清。

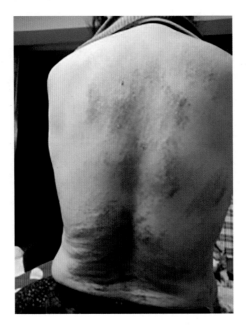

病例16图2　初诊时患者背部皮肤红疹

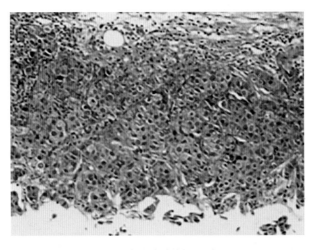

病例16图3　淋巴结转移癌穿刺病理镜下观HE×100

四、诊疗经验

1. 隐匿性乳腺癌是以腋窝淋巴结转移为唯一表现，体格检查及影像学检查均未发现乳腺内原发癌灶的一类乳腺癌，其发病率较低，仅占新发乳腺癌的0.3%～3.0%，由于其较低的发病率及乳房内无原发病灶，造成大多数临床医生对该疾病缺乏足够的认识，导致许多隐匿性乳腺癌患者并未及时得到正确的诊断及有效的治疗。

2. 面对该类疾病，腋窝淋巴结病理情况及是否存在原发病灶，是隐匿性乳腺癌诊断的关键。该患者乳腺B超、钼靶及乳腺MRI均未发现乳腺内原发病灶，进一步行全身

PET/CT检查仍未发现原发病灶。PET/CT能够实现对肿瘤内部异质性及代谢特征的定量或半定量分析，其敏感度及特异度均较高，能够早期发现并识别全身可能存在的微小癌灶。一项回顾性分析报道，3例考虑隐匿性乳腺癌的患者，经PET/CT检查后均在乳房内发现了原发病灶，而通过乳腺B超、钼靶及乳腺MRI并未发现，这提示我们，在其余影像学检查未能发现确切病灶时，PET/CT可以帮助我们寻找乳腺或其余部位的微小病灶。本例患者完善PET/CT后仍未发现乳腺或其余脏器可疑癌灶，因此考虑患者诊断为隐匿性乳腺癌。

3．根据2017年版NCCN指南，隐匿性乳腺癌治疗原则参考Ⅱ、Ⅲ期原发性乳腺癌的治疗，并且根据具体分子分型采取化疗、内分泌治疗、靶向治疗等方式。该患者临床分期为：$T_0N_2M_0$ ⅢA期，分子分型系HER2阳性型，依据2017年版中国抗癌协会乳腺癌诊治指南及2017年版NCCN指南，我们为患者制定了4周期EC序贯12周wPH的新辅助治疗方案，原因如下：①初诊时淋巴结分期为cN_2，通过影像学评估肿大淋巴结与腋血管粘连明显，顺利行腋窝淋巴结清扫存在一定难度，因此拟通过新辅助治疗对淋巴结降期；②患者系激素受体阴性，HER2阳性乳腺癌，提示有较好的药物反应性；③患者同时合并皮肌炎，存在皮肤红斑、肌肉疼痛等自身免疫反应的症状，广谱抗肿瘤药物环磷酰胺也可作为免疫抑制剂用于皮肌炎的治疗。

4．该患者行新辅助治疗后，皮肤红斑、肌肉疼痛等副肿瘤综合征的症状得以明显改善，同时术后病理结果提示淋巴结达到pCR，结合既往文献，我们考虑患者皮肌炎明显缓解的可能原因为：①环磷酰胺为乳腺癌一线化疗方案中所包含的抗肿瘤药物，而该药可同时作为免疫抑制剂与糖皮质激素合用用于皮肌炎的治疗；②该患者系HER2过表达型乳腺癌，HER2特异性T细胞可能与一种或多种未知的皮肤抗原产生免疫交叉反应，从而导致相关症状，而曲妥珠单抗通过抑制肿瘤细胞的增殖下调肿瘤-皮肤的交叉反应，进而使得副肿瘤综合征的症状得到控制。

（刘　蜀　杨森果　付玉梅　贵州医科大学附属医院）

参考文献

[1]de Beukelaar JW，Sillevis Smitt PA.Managing paraneoplastic neuro-logical disorders[J]. Oncologist，2006，11（3）：292-305.

[2]Schelfout K，Kersschot E，Goethem MV，et al.Breast MR imaging in a patient with unilateral axillary lymphadenopathy and unknown primary malignancy[J].European Radiology，2003，

13（9）：2128-2132.

[3]Soundararajan R，Naswa N，Karunanithi S，et al.Occult breast primary malignancy presenting as isolated axillary lymph node metastasis——early detection of primary site by 18F-FDG PET/CT[J].Nucl Med Rev Cent East Eur，2016，19：5-7.

[4]Gradishar WJ，Anderson BO，Abraham J，et al.Breast Cancer，Version 3.2017，NCCN Clinical Practice Guidelines in Oncology[J].J Natl Compr Canc Netw，2017，18（4）：452-478.

[5]中国抗癌协会乳腺癌专业委员会.中国抗癌协会乳腺癌诊治指南与规范（2017年版）[J].中国癌症杂志，2017，v.29；No.238（08）：56-127.

[6]Yamasaki Y ，Yamada H，Yamasaki M ，et al.Intravenous cyclophosphamide therapy for progressive interstitial pneumonia in patients with polymyositis/dermatomyositis[J].Rheumatology，2007（1）：124-130.

[7]Kim BH，Kwon J，Kim K.Evaluation of the benefit of radiotherapy in patients with occult breast cancer：A population-based analysis of the seer database[J].Cancer Res Treat，2018，50（2）：551-561.doi：10.4143/crt.2017.189.

[8]Wang J，Zhang Y，Wang X，et al.Treatment outcomes of occult breast carcinoma and prognostic analyses[J].Chin Med J（Engl），2013，126（16）：3026-3029.

[9]Thomas C，Vaidya A，Kwiatkowski DJ，et al.Facing Uncertainty[J].New England Journal of Medicine，2019，381（22）：e39.

病例 17　手术治疗的HER2阳性寡转移乳腺癌

一、病历摘要

患者周××，女，57岁，于2017年6月30日首次入院。

主诉：发现左乳肿物4个月余。

现病史：2017年2月自检发现左乳肿物，未行诊治。2017年6月30日查乳腺彩超：左乳低回声肿块（3灶，较大者：10点乳头旁，21mm），BI-RADS 5类；左腋下多发淋巴结肿大（40mm），考虑转移；左锁骨上窝、下区多发淋巴结肿大（较大者：锁骨下区：13mm），考虑转移。2017年6月30日乳腺钼靶：左乳多灶性Ca伴乳内弥漫性癌性淋巴管炎及腋下淋巴结转移，左侧BI-RADS Ⅴ，右侧BI-RADS Ⅱ（病例17图1）。

既往史：高血压病病史3年，最高收缩压165mmHg，服用络活喜降压治疗，血压控制可。否认肝炎、结核等传染史，否认手术、重大外伤、输血史，否认食物、药物过敏史。

家族史：家中无肿瘤病史。

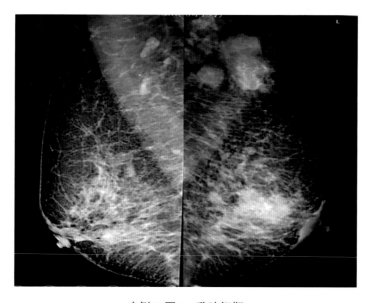

病例17图1　乳腺钼靶

体格检查：T 36.3℃，P 82次/分，R 20次/分，BP 138/75mmHg。中年女性，营养中等，神志清，精神可。浅表淋巴结未触及肿大，头颅及五官无异常，颈软，无抵抗。双肺呼吸音清，未闻及干湿啰音。心率82次/分，心律齐，心音有力，未闻及病理性杂音。全腹无压痛及反跳痛，未扪及明显包块。肝脾肋下未触及。脊柱、四肢及神经系统无异常，双下肢未见明显水肿。

二、入院诊断

1. 左乳癌（浸润性导管癌，$cT_2N_3M_1$ Ⅳ期 HER2阳性型）肺转移。
2. 高血压病（2级，中危）。

三、诊疗经过

入院后，2017年7月1日胸腹增强CT：左上肺小结节（0.8cm），考虑转移（病例17图2）；余未见转移征象。2017年7月2日全身骨扫描（ECT）：未见骨转移。2017年7月3日心脏彩超：EF：70%。左乳肿物空芯针穿刺病理：左乳浸润性导管癌；组织学分级：3级；免疫组化：ER（－），PR（－），HER2（2+，FISH扩增），Ki-67 60%+。（左腋下淋巴结FNB）细胞学：见癌细胞。（左锁骨下窝淋巴结穿刺）细胞学：未找到癌细胞。患者无咳嗽咯血、气促等不适。

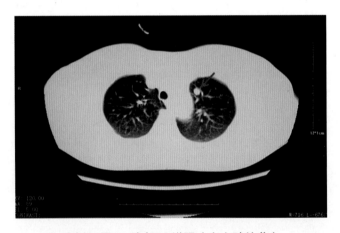

病例17图2　胸部CT增强（左上肺结节）

提交全院肺癌MDT专家组，会诊意见如下：

影像科专家：CT提示左上肺结节，倾向肺转移瘤诊断，结节较小，且为孤立结节，需与肺原发癌灶相鉴别，建议进一步行PET-CT或密切随访。

胸外科专家：同意影像科专家意见，左上肺结节倾向于肺转移，是否需要活检，主要视乎乳腺专科病情需要。如需活检，肺结节较小且局限，单发，建议选择胸腔镜肺楔形切除术，既可达到明确病理性质的目的，又很大可能达到R0切除。

乳腺外科专家：左乳局部晚期乳腺癌，HER2阳性型；左上肺结节，需鉴别肺原发癌或肺转移瘤，建议进一步明确肺结节病理性质，明确肿瘤分期，决定按Ⅳ期乳腺癌治疗或局部晚期乳腺癌治疗。同意胸外科意见，行胸腔镜在肺楔形切除术。如果是肺转移（寡转移），达到R0切除，也可能改善远期生存。

2017年7月3日患者行胸腔镜下肺楔形切除术。术后病理：低分化癌，符合乳腺癌肺转移。免疫组化：ER（-），PR（-），HER2（3+），Ki-67（50%+），GATA-3（+），TTF-1（-），p63（少量+），CK7（+）。切缘阴性。

乳腺内科专家：结合病理，明确诊断为左乳浸润性导管癌，$cT_2N_3M_1$，首发Ⅳ期乳腺癌，HER2阳性型，参考2017年NCCN.v2指南推荐HER2阳性型晚期乳腺癌方案，建议TH（多西他赛100mg/m^2＋曲妥珠单抗 首剂8mg/kg 维持剂量6mg/kg 21天一周期）方案（当时帕妥珠单抗不可及故未使用），拟定6～8周期，根据治疗效果，决定是否行左乳癌手术治疗。

2017年7月25日患者开始行TH方案治疗，8周期后疾病评估为PR（目标病灶：左乳肿物及左腋窝淋巴结；肺结节已切除，未见复发）。之后予曲妥珠单抗（H）维持治疗，3周期后疗效维持PR（病例17图3）。2018年5月10日行左乳癌改良根治术。术后病理：左乳浸润性导管癌，2灶，分别为0.7cm、0.6cm，组织学3级，腋窝淋巴结4枚，均可见癌转移。免疫组化：（两枚肿物）均为ER（-），PR（-），HER2（3+），Ki-67（60%+），切缘阴性。术后继续H维持治疗，每3个月随访，疾病控制稳定。至今（2023年7月）PFS：6年。

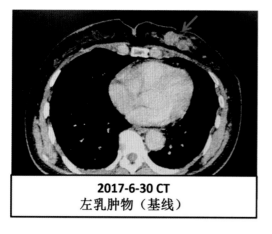
2017-6-30 CT
左乳肿物（基线）

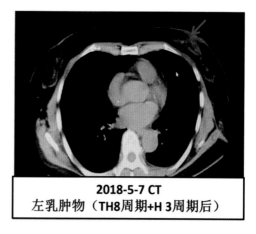
2018-5-7 CT
左乳肿物（TH8周期+H 3周期后）

病例17图3　CT检查

治疗总结如病例17表1所示。

病例17表1 治疗总结

治疗时间	治疗方案	周期数	最佳疗效	不良反应	PFS/DFS（月）
2017年7月3日	肺楔形切除术	/	/	/	/
2017年7月—2018年1月	多西他赛+曲妥珠单抗	8	PR	3级中性粒细胞减少	PFS＝6m
2018年2—4月	曲妥珠单抗	3	维持PR	无	PFS＝2m
2018年5月10日	左乳癌改良根治术	/	/	/	/
2018年5月至今	曲妥珠单抗	5y	SD	无	PFS＞62m

四、诊疗经验

1. 明确肿瘤分期是规范治疗的前提。该患者影像学提示左乳癌，并发肺肿物，需鉴别原发肺癌和肺转移瘤，经多学科会诊后，患者接受了肺肿物切除术，术后病理明确诊断为左乳癌肺转移，予TH解救治疗。8周期TH治疗后疗效为PR，是否继续化疗，尚有争议，如参考MANTA-1研究，在一线使用蒽环联合紫衫治疗6～8周期后，随机分为紫杉醇维持治疗组和观察组，结果显示，紫杉醇维持治疗组和观察组PFS无明显差异，表明化疗6～8周期后继续化疗未能获益。而2013年韩国KCSG-BR07-02研究在一线使用GP（吉西他滨＋紫杉醇）达到CR/PR/SD后，继续用GP维持至进展，则可显著延长PFS和OS，两项维持治疗的研究结果不完全一致。但临床上患者常因不良反应而无法坚持长期化疗，对于HER2阳性晚期乳腺癌，化疗联合靶向治疗达到疾病缓解后，ABC共识、中国晚期乳腺癌维持治疗专家共识均推荐抗HER2靶向药物维持治疗，故本例患者使用H维持治疗。

2. 乳腺癌寡转移达到无临床病灶（NED）状态可能更有利于长期生存。Ⅳ期乳腺癌行手术治疗能否延长生存，目前尚存争议。根据NCCN指南意见，除非为了改善生活质量，Ⅳ期患者不建议手术治疗。ABC3指南中，针对寡转移患者，即转移灶小、数目≤5（不局限于单个器官），有局部切除并达到阴性切缘可能性的患者，91%的专家支持：Ⅳ期乳腺癌中，尤其是寡转移或体积小的转移灶，对系统反应敏感、能达到阴性切缘者，手术治疗可获得更长的生存期。一项包含75例寡转移患者30年生存分析的回顾性研究显示，寡转移患者总人群10年OS可达到59.2%，其中无临床病灶（CR/NEC）10年OS更是达到79.6%，明显优于携带病灶的人群。本例患者为乳腺癌伴肺孤立性转移瘤，在不同的时机，予手术切除，均达到R0切除状态，并获得较长生存期，体现了寡转移手术的潜在价值。

（林晓洁　陈前军　广东省中医院）

参考文献

[1]NCCN Clinical Practice Guidelines in Oncology of Breast CANCER，Version 2.2017[S].

[2]Gennari A，Amadori D，De Lena M，et al.Lack of benefit of maintenance paclitaxel in first-line chemotherapy in metastatic breast cancer[J].J Clin Oncol，2006，24（24）：3912-3918.

[3]Park YH，Jung KH，Im SA，et al.Phase Ⅲ，multicenter，randomized trial of maintenance chemotherapy versus observation in patients with metastatic breast cancer after achieving disease control with six cycles of gemcitabine plus paclitaxel as first-line chemotherapy：KCSG-BR07-02[J].J Clin Oncol.

[4]Cardoso F，Costa A，Senkus E，et al.3rd ESO-ESMO international consensus guidelines for Advanced Breast Cancer（ABC 3）[J].Breast，2017，31：244-259.

[5]徐兵河，王树森，江泽飞，等.中国晚期乳腺癌维持治疗专家共识[J].中华普通外科学文献（电子版），2018，12（01）：1-5.

[6]Kobayashi T，Ichiba T，Sakuyama T，et al.Possible clinical cure of metastatic breast cancer：lessons from our 30-year experience with oligometastatic breast cancer patients and literature review[J].Breast Cancer，2012，19（3）：218-237.

病例 18 ADC治疗获长期缓解的HER2阳性乳腺癌

一、病历摘要

患者徐××，女，55岁，于2018年8月25日首次入院。

主诉：发现右乳肿物2年。

现病史：患者2018年8月15因"右乳肿物"于外院行超声示：右乳12点距乳头2cm处见2.5cm×1.7cm低回声结节BI-RADS 5类。2018年8月16日行超声引导下右乳结节穿刺活检术，病理："右乳"浸润性癌；免疫组化：ER（－），PR（－），HER2（3+），Ki67（+60%），2018年8月21日查胸部CT平扫示：①右乳内上象限结节影伴右侧腋窝小淋巴结；②双肺间质性改变；双侧胸膜增厚并少量胸腔积液；上腹部增强CT示：肝内多发大小不等结节肿块影，增强见轻度环状强化，符合转移瘤表现（病例18图1）。

2018年8月23日行超声引导下肝左叶占位穿刺活检术，病理：肝组织内有低分化癌浸润；免疫组化（2018年8月27日）：ER（－），PR（－），HER2（3+），GATA3（+），CK5/6（－），Ki67（+70%），P53（+80%）；形态结合免疫组化提示符合原乳腺癌肝转移。患者为治疗入院。

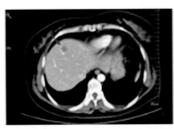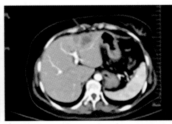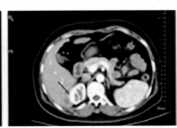

病例18图1　一线治疗前基线上腹部增强CT

既往史：无特殊。

个人史：无特殊，已绝经。

家族史：否认肿瘤相关家族史。

体格检查：T 36.4℃，P 86次/分，R 18次/分，BP 127/80mmHg，H 163cm，W55kg。营养中等，神志清，查体合作。头颅及五官无异常，颈软，无抵抗。双侧乳腺对称，双侧乳房发育正常，双乳无局限性隆起、酒窝征、橘皮征、浅表静脉扩张、皮肤发红，无乳头内陷、乳头皮肤湿疹样改变，右乳外上象限可触及大小约2cm×2cm包块，质地硬，表面光滑，活动度欠佳，挤压乳头后右侧乳头未见液体溢出。同侧腋窝未触及肿大淋巴结，未触及锁骨下淋巴结肿大、内乳淋巴结肿大、锁骨上淋巴结肿大。胸廓正常，双侧呼吸动度对称，双侧语音震颤无增强或减弱，无胸部摩擦感。双肺叩诊清音，呼吸音清晰，未闻及明显干湿性啰音。心前区无隆起，心尖搏动无移位，无心包摩擦感，心率86次/分，律齐，各瓣膜听诊区未闻及杂音。全腹无压痛及反跳痛，未触及明显包块。肝脾肋下未触及。脊柱、四肢及神经系统无异常。

二、入院诊断

右乳癌（浸润性导管癌 $cT_2N_0M_1$ Ⅳ期 HER2过表达型）肝转移癌。

三、诊疗经过

晚期一线治疗：2018年8月29日至2018年10月12日行TH方案化疗2个周期，具体为：曲妥珠单抗390mg（首次520mg）d1＋多西他赛120mg d2，q3w。2018年11月5日复查腹部超声：肝内多发低回声结节，较大位于左叶，大小约51mm×35mm，较前明显增大。2018年11月13日复查胸＋上腹部增强CT示：①右乳多发轻度强化结节影，符合乳腺癌，与2018年8月21日片对比，结节较前增多；②肝内多发大小不等结节状、团块状占位，双期增强扫描呈不均匀强化，考虑转移瘤，与2018年8月23日比较，明显增多增大。2周期治疗后疗效评价PD（病例18图2），一线PFS为2个月。

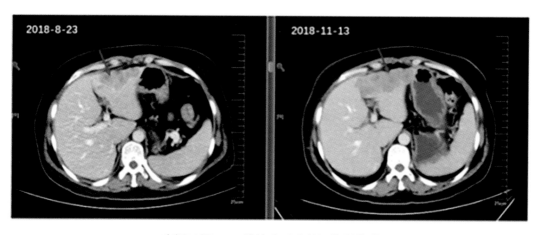

病例18图2　一线治疗后疗效评估影像学

注：左图：2018 年 8 月 23 日；右图：2018 年 11 月 13 日。

晚期二线治疗：2018年11月16日随机进入RC48-C006（随机、对照、多中心注射用重组人源化抗HER2单抗-MMAE偶联剂治疗HER2阳性局部晚期或转移性乳腺癌有效性和安全性）Ⅱ期临床研究，2018年11月20日至2019年2月14日予研究药物RC48-ADC（维迪西妥单抗）治疗7个周期，具体为：RC48 126mg d1 q2w，2019年3月20日因不良反应给予RC48减量行第8周期治疗。期间最佳疗效评估SD，因难以耐受周围神经病变毒性（进行性加重的手脚麻木及全身疼痛）而出组（病例18图3），二线PFS为4个月。

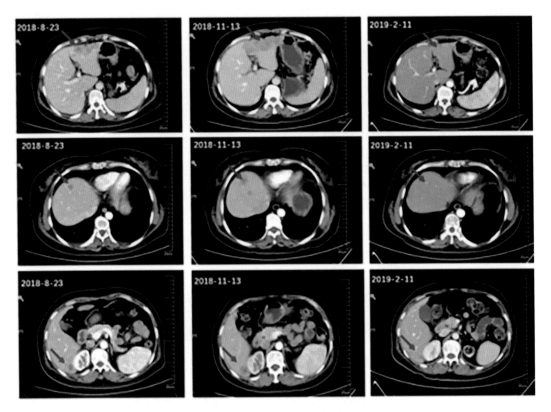

病例18图3　二线治疗前后与基线影像学评估

注：左列：基线影像学；中间列：RC48治疗前；右列：RC48治疗后。

晚期三线治疗：2019年3月调整治疗方案为靶向＋化疗，具体为：吡咯替尼400mg qd＋卡培他滨1000mg bid d1～d14 口服 q3w，期间定期复查，最佳疗效评估SD，2021年7月22日末次复查上腹部增强CT示：肝内多发转移瘤，较2021年4月病灶明显增多；新发腹腔及腹膜后多发肿大、融合淋巴结转移。疗效评价PD（病例18图4），三线PFS为17个月。

晚期四线治疗：2021年7月27日行超声引导下右乳穿刺活检术，病理示：右乳浸润性癌Ⅲ级，提示非特殊型浸润癌；免疫组化：ER（－），PR（－），HER2（3+），Ki67（+70%）。基因检测示PIK3CA基因exon20 H1047R突变。2021年8月18日至2022年6月8日予以T-DM1治疗16个周期，具体为：恩美曲妥珠单抗（T-DM1）160mg d1 q3w，2周期后疗效PR，后多次评估疗效为持续PR。后因疫情于当地用药、不规律复查。

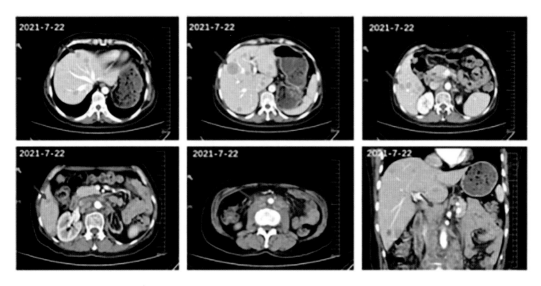

病例18图4　三线治疗后疗效评估

　　2022年7月7日复查乳腺超声示：右乳11～12点钟方向距乳头约40mm处可探及一低回声结节，大小约35mm×20mm，边界欠清，形态不规，内可见强回声光点反射，CDFI可见线状血流信号；右乳约10点钟方向距乳头约35mm处可探及一低回声结节，大小约34mm×20mm，边界不清，形态不规，内可见强回声光点反射，CDFI可见点状血流信号。16周期疗效评估为：持续PR，但右乳10点、12点结节增大（病例18图5）。2022年7月7日再次行超声引导下右乳穿刺活检术，病理：①右乳11～12点穿刺活检：乳腺非特殊型浸润性癌Ⅱ级伴坏死，免疫组化：ER（－）、PR（－）、HER2（3+）、KI67（70%）；②右乳10点穿刺活检：乳腺非特殊型浸润性癌Ⅱ级伴坏死，免疫组化：ER（－）、PR（弱，+5%）、HER2（3+）、Ki67（+70%）。

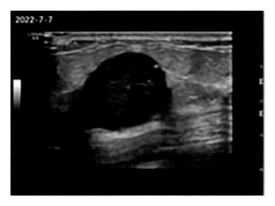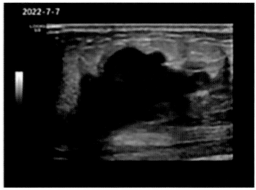

病例18图5　四线治疗第16周期后乳腺超声

2022年7月27日行乳腺癌MDT讨论意见：

影像科专家：复阅2021年7月27日、2022年2月9日、2022年4月22日、2022年7月5日上腹部及胸部CT，影像示肝脏病灶、腹膜后淋巴结退缩明显；乳腺原发灶近半年来有所增大，影像示多发病灶，未见胸大肌侵犯，肌间隙尚清。

乳腺外科专家：评估乳腺原发病灶，可行姑息性手术切除。术式拟行"右乳癌单切＋前哨淋巴结活检术"，具体待确认患者意愿后详细沟通。术前准备及术后恢复约3周，至少需暂停一次全身治疗。

肿瘤放疗科专家：评估乳腺原发病灶后，可行局部放疗，可与全身治疗同步。

肿瘤内科专家：局部治疗，不能降低远处转移瘤进展的风险，因此局部治疗后，可继续使用T-DM1全身治疗。

MDT组长意见：针对右乳增大的肿瘤，局部治疗可选择：①手术治疗：可获得肿瘤组织标本，便于进一步病理及基因检测，但手术及术后恢复期间需暂停全身药物治疗，因此患者有远处进展风险，且手术切除后局部复发风险仍然存在。若手术标本切缘阳性，需跟进局部放疗；②局部放疗：可同步T-DM1，因此局部和全身治疗可同时进行，但无法获得充足的右乳肿瘤组织，不能进一步行病理或基因检测指导个体化治疗。

充分告知者两种局部治疗优劣性，患者最终选择了放疗。

2022年7月至2022年8月16日继续行第17～第19周期T-DM1治疗，剂量同前。

2022年8月4日于我院肿瘤放疗科，制定放疗计划：PTV包括右侧脑壁、右侧乳腺、腋窝、锁骨上下淋巴结引流区，DT 50Gy/25f；PGTV＝右侧乳腺包块，DT 60Gy/25f。

2022年8月至2023年2月继续行T-DM1第19～第24周期治疗，具体为：恩美曲妥珠单抗160mg d1 q3w。2023年2月15日复查上腹部增强CT：肝S6囊肿同前，增强未见强化；腹腔及腹膜后小淋巴结同前（病例18图6）；乳腺超声：右乳11～12点钟方向距乳头约35mm处可探一低回声结节，大小约11mm×5mm，较前缩小；右乳约10点钟方向距乳头约35mm处可探及一低回声结节，大小约13mm×4mm，较前缩小；双侧腋窝未探及明显异常肿大淋巴结（病例18图7）。23周期后复查上腹部增强CT：肝S6囊肿同前，增强未见强化；腹腔及腹膜后小淋巴结同前，肝上转移灶疗效评估为CR（病例18图8）。四线PFS已19个月，仍在持续获益中。病例18图9展示患者整个治疗期间的乳腺癌肿瘤标志物变化曲线图。

治疗总结，如病例18表1所示。

病例18表1　治疗汇总表

治疗时间	治疗方案	周期数	最佳疗效	不良反应	PFS/DFS（月）
2018 年 8 月 29 日至 2018 年 10 月 12 日	曲妥珠单抗＋多西他赛	2	PD	1 级 脱 发、1 级恶心、1 级中性粒细胞减少	PFS ＝ 2m
2018 年 11 月 20 日至 2019 年 2 月 14 日	RC48（入组临床试验）	8	SD	2 级 周围神经毒性（进行性加重的手脚麻木及全身疼痛）	PFS ＝ 4m
2019 年 2 月至 2019 年 7 月	吡咯替尼＋卡培他滨	/	SD	1 级恶心	PFS ＝ 17m
2021 年 8 月 18 日至 2023 年 2 月	恩美曲妥珠单抗（T–DM1）	24	CR	/	PFS ＞ 19m
2022 年 8 月 4 日	右乳局部放疗	25 次	/	/	/

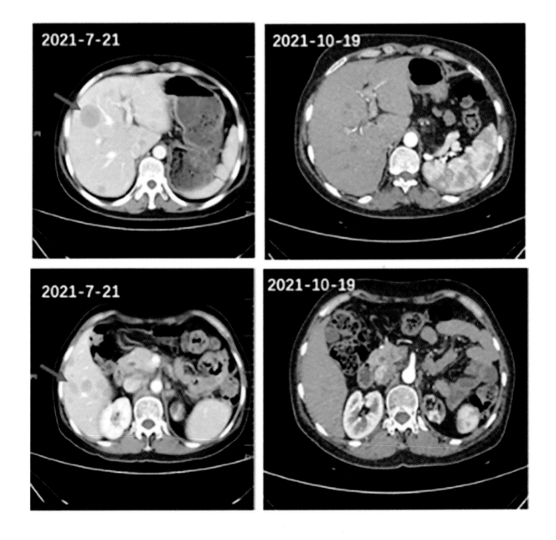

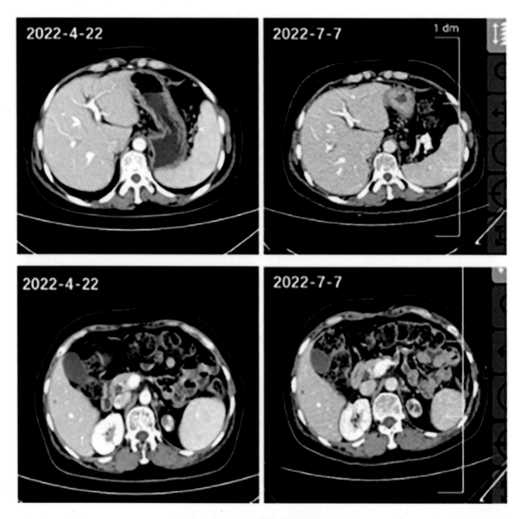

病例18图6　四线治疗后疗效评估

注：2021年7月22日基线；2021年10月19日第4周期后；2022年4月22第13日周期后；2022年7月7日第16周期后。

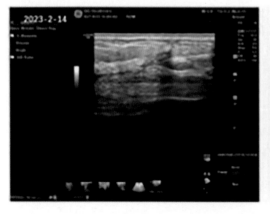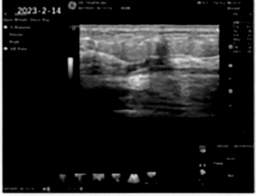

病例18图7　2023年2月14日第23周期后复查乳腺超声

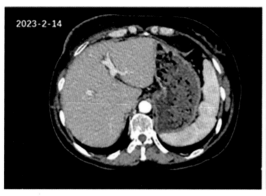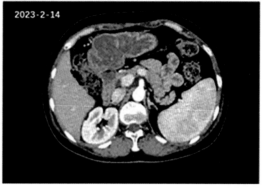

病例18图8　2023年2月14日第23周期后复查上腹CT

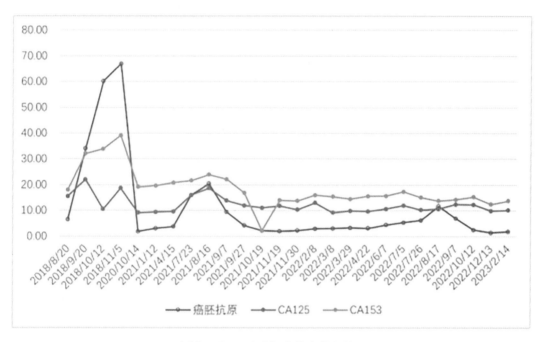

病例18图9　肿瘤标志物变化折线图

四、诊疗经验

1. 抗HER2治疗是HER2阳性乳腺癌的基石性治疗。HER2阳性乳腺癌约占总体25%，相较于其他亚型乳腺癌，HER2阳性乳腺癌侵袭性较强、易复发转移且预后较差，HER2阳性是乳腺癌预后不良的独立预测因子，同时也是抗HER2药物疗效的预测指标。

HER2阳性乳腺癌患者，应尽早开始抗HER2治疗，不需要考虑激素受体的状态。H0648g、M77001研究表明，与单独使用化疗相比，在化疗基础上加用曲妥珠单抗可显著延长无进展生存期（PFS）和总生存期（OS），且毒副反应无明显增加，奠定了曲妥珠单抗在晚期一线治疗中的地位。CLEOPATRA研究是曲帕双靶用于治疗HER2阳性乳腺癌的开端，与单靶联合治疗组相比，曲帕双靶联合治疗组能延长患者的中位PFS（18.5个月vs.12.4个月）和中位OS（57.1个月vs.40.8个月）。该研究奠定了曲帕双靶的晚期一线治疗地位，开启了乳腺癌双靶治疗的时代。基于上述临床研究，曲帕双靶联合紫杉是晚期HER2阳性乳腺癌一线治疗的首选。由于当时帕妥珠单抗尚未进入中国市场，故该患者的一线治疗中未选择帕妥珠单抗。对于曲妥珠单抗治疗失败的患者，首选治疗方案为吡咯替尼联合卡培他滨，也可选恩美曲妥珠单抗治疗。该患者为首诊Ⅳ期HRE2阳性乳腺癌，在一线治疗中使用了曲妥珠单抗靶向治疗。二线入组了RC48的临床试验。

该患者在三线治疗中选择了吡咯替尼联合卡培他滨，无进展生存期为17个月。吡咯替尼是中国自主研发的一种靶向HER1、HER2、HER4的小分子酪氨酸激酶抑制剂。PHENIX临床研究证明了，在曲妥珠单抗治疗进展后的患者中使用吡咯替尼联合卡培他滨，中位生存期可达11.1个月。PHOEBE临床研究进一步表明，与拉帕替尼加卡培他滨相比，吡咯替尼加卡培他滨显著改善了无进展生存期（9.7个月vs.4.8个月），且毒副反应小，安全可控。

小分子TKI治疗失败的患者应继续抗HER2靶向治疗。可以选择的方案有：ADC类药物（T-DM1、DS8201）、HP联合化疗、另一类TKI＋化疗。抗体药物偶联物（ADC）类药物为新型抗肿瘤药物，是以单抗为载体将小分子细胞毒性药物靶向的方式运输至目标肿瘤内发生抗肿瘤作用，作用机制包括：ADC药物依靠抗HER2抗体阻断上游HER2信号；持续性ADCC效应；独特内吞作用机制，释放剧毒载药，胞内化疗作用不受下游信号通路影响。T-DM1是第一个被批准用于治疗HER2阳性晚期乳腺癌的ADC类药物，由单克隆HER2定向IgG1抗体曲妥珠单抗、一种附着在随机溶素上的不可裂解的硫醚接头和3~4个美坦辛衍生物（DM1）组成。一项Ⅲ期临床试验TH3RESA研究结果表明，多线抗HER2治疗后，与医生选择的治疗方案相比，T-DM1组的PFS显著改善（中位5.59个月vs.8.94个月）。该患者在三线吡咯替尼治疗进展后，因存在PIK3CA突变，故不考虑再次使用HP方案及另一类TKI治疗，当时DS8201还未在中国上市，四线选择T-DM1治疗。

2. 曲妥珠单抗耐药的主要机制包括上皮-间质转换、下游信号通路激活，如PI3K/AKT/mTOR和MAPK途径等，其中PIK3CA突变是曲妥珠单抗耐药常见原因之一。该患者在一线使用曲妥珠单抗2个月发生了疾病进展，为曲妥珠单抗耐药，基因检测提示PIK3CA基因exon20 H1047R突变。PIK3CA激活突变（E545K或H1047R）显著增强PI3K酶活性，使PI3K/AKT/mTOR信号通路激活，介导曲妥珠单抗耐药。一项临床研究表明，无论是曲妥珠单抗＋化疗还是曲妥珠单抗＋帕妥珠单抗＋化疗，PIK3CA突变均会导致抗HER2治疗效果下降。PIK3CA突变同样导致TKI（拉帕替尼）疗效下降。PIK3CA突变对HER2阳性晚期乳腺癌的长期生存可能具有预后提示。

在使用曲妥珠单抗一线治疗后3个月内病情出现进展或者接受曲妥珠单抗术后辅助治疗中或辅助治疗结束1年内复发的患者，为曲妥珠单抗不敏感人群，可建议患者进行PIK3CA基因检测，对于患者后续治疗药物的选择具有重要意义。与TKI不同，ADC全面解决耐药问题，PFS及OS获益均不受PI3KCA影响。

3. HER2阳性乳腺癌目前二线治疗可考虑T-DXd（DS8201）。DEATINY-Breast03研究（简称DB03），是一项全球多中心的Ⅲ期临床研究，比较了两类ADC类药物T-DM1与T-DXd在HER2阳性乳腺癌中的疗效，研究结果表明，T-DXd疗效明显优于T-DM1（中位PFS 25.1个月vs.7.2个月，疾病进展或死亡风险降低70%），且其疗效不受HR表达状态、PIK3CA突变状态、既往一线治疗方案以及脑转移的影响；PFS的显著延长也证明了其对于长生存期的获益，其整体的毒性可控，该临床研究更加支持BS8201作为HER2阳性乳腺癌二线治疗的优选方案。在临床中，HER2阳性患者双靶治疗进展后，综合患者经济状况，目前可选择DS8201作为二线治疗方案。

4. 乳腺癌具有时间及空间的异质性，诊疗过程中多次穿刺活检及再进行免疫组化检测是必要的。明确的病理诊断是针对性治疗的基础，也是规范治疗的依据。当乳腺癌转移或者复发时候，对复发转移灶进行再次活检，有助于制定更精准的后续治疗方案，本例患者曲妥珠单抗，以及吡咯替尼治疗进展后再次活检，发现PIK3CA基因突变，为后续治疗方案的选择提供了指导。

5. HER2阳性乳腺癌的治疗要兼顾疗效和安全性，乳腺癌的药物治疗十分复杂，在HER2阳性晚期乳腺癌的解救治疗过程中涉及靶向、化疗等多种药物的多种组合，治疗过程中应结合临床诊疗指南、患者的分期及分子分型选择治疗方案，在治疗过程中，密切关注治疗带来的毒副反应，本例患者维迪西妥单抗（RC48）治疗有效，但因毒副反应不能耐受而出组，后续选择了另一种ADC药物，疾病获得有效控制，耐受性良好。因此治疗方案的选择要充分权衡药物疗效和安全性。

6. 多学科诊疗（MDT）在乳腺癌治疗过程中发挥了重要作用。MDT是以患者为中心，多学科协作，规范化诊疗，完全根据病人病情需要提出最佳诊疗方案。该患者为首诊Ⅳ期，激素受体阴性、HER2阳性乳腺癌，接受了曲妥珠单抗、吡咯替尼、T-DM1以及紫衫类药物治疗，对曲妥珠单抗药物耐药。经过MDT的专家讨论，最终形成2个可行的局部治疗方案：姑息性手术切除，或局部放疗，患者最终选择局部放疗。在多学科团队的建议下，患者局部放疗的同时，继续T-DM1药物治疗，患者至今疾病控制稳定。

（杨　谨　杨　娜　杨　姣　西安交通大学第一附属医院）

参考文献

[1]BASELGA J, CORTéS J, IM S A, et al.Biomarker analyses in CLEOPATRA: a phase Ⅲ, placebo-controlled study of pertuzumab in human epidermal growth factor receptor 2-positive, first-line metastatic breast cancer[J].J Clin Oncol, 2014, 32（33）: 3753-3761.

[2]ROMOND EH, JEONG JH, RASTOGI P, et al.Seven-year follow-up assessment of cardiac function in NSABP B-31, a randomized trial comparing doxorubicin and cyclophosphamide followed by paclitaxel（ACP）with ACP plus trastuzumab as adjuvant therapy for patients with node-positive, human epidermal growth factor receptor 2-positive breast cancer[J].J Clin Oncol, 2012, 30（31）: 3792-3799.

[3]MARTY M, COGNETTI F, MARANINCHI D, et al.Randomized phase Ⅱ trial of the efficacy and safety of trastuzumab combined with docetaxel in patients with human epidermal growth factor receptor 2-positive metastatic breast cancer administered as first-line treatment: the M77001 study group[J].J Clin Oncol, 2005, 23（19）: 4265-4274.

[4]SWAIN SM, MILES D, KIM SB, et al.Pertuzumab, trastuzumab, and docetaxel for HER2-positive metastatic breast cancer（CLEOPATRA）: end-of-study results from a double-blind, randomised, placebo-controlled, phase 3 study[J].Lancet Oncol, 2020, 21（4）: 519-530.

[5]NCCN Guidelines Breast Cance, Version2.2023-February 7, 2023[S].

[6]MIN YAN LB, XICHUN HU, QINGYUAN ZHANG4, QO, J F, et al.Pyrotinib plus capecitabine for human epidermal factor receptor 2-positive metastatic breast cancer after trastuzumab and taxanes（PHENIX）: a randomized, double-blind, placebo controlled phase 3 study[J].Translational Breast Cancer Research, 2020: 13.

[7]XU B, YAN M, MA F, et al.Pyrotinib plus capecitabine versus lapatinib plus capecitabine for the treatment of HER2-positive metastatic breast cancer（PHOEBE）: a multicentre, open-label, randomised, controlled, phase 3 trial[J].Lancet Oncol, 2021, 22（3）: 351-360.

[8]DOMENYUK V, GATALICA Z, SANTHANAM R, et al.Poly-ligand profiling differentiates trastuzumab-treated breast cancer patients according to their outcomes[J].Nat Commun, 2018, 9（1）: 1219.

[9]KROP IE, KIM SB, GONZáLEZ-MARTíN A, et al.Trastuzumab emtansine versus treatment of physician's choice for pretreated HER2-positive advanced breast cancer

（TH3RESA）：a randomised，open-label， phase 3 trial[J].Lancet Oncol，2014，15
（7）：689-699.

[10]VIVEKANANDHAN S，KNUTSON K L.Resistance to Trastuzumab[J].Cancers（Basel），
2022，14（20）.补充页码

[11]PARK BH，DAVIDSON NE.PI3 kinase activation and response to Trastuzumab Therapy：
what's neu with herceptin resistance？[J].Cancer Cell，2007，12（4）：297-299.

[12]XU B，GUAN Z，SHEN Z，et al.Association of phosphatase and tensin homolog low and
phosphatidylinositol 3-kinase catalytic subunit alpha gene mutations on outcome in human
epidermal growth factor receptor 2-positive metastatic breast cancer patients treated with
first-line lapatinib plus paclitaxel or paclitaxel alone[J]. Breast Cancer Res，2014，16
（4）：405.

[13]SHI Q，XUHONG J，TIAN H，et al.Predictive and prognostic value of PIK3CA mutations
in HER2-positive breast cancer treated with tyrosine kinase inhibitors： A systematic review
and meta-analysis[J].Biochim Biophys Acta Rev Cancer，2023，1878（1）：188847.

[14]BASELGA J，LEWIS PHILLIPS GD，VERMA S，et al.Relationship between Tumor
Biomarkers and Efficacy in EMILIA，a Phase Ⅲ Study of Trastuzumab Emtansine in HER2-
Positive Metastatic Breast Cancer[J].Clin Cancer Res，2016，22（15）：3755-3763.

[15]Cortés J，Kim SB，Chung WP，et al.DESTINY-Breast03 Trial Investigators.Trastuzumab
Deruxtecan versus Trastuzumab Emtansine for Breast Cancer[J].N Engl J Med，2022，386
（12）：1143-1154.

第四章 | 三阴性乳腺癌

病例 19 放疗后成功手术的三阴性乳腺癌

一、病历摘要

患者狄××，女，66岁，于2020年3月6日入院。

主诉：左乳肿物1年余，确诊左乳癌2周。

现病史：患者2020年1月15日自觉左乳肿块，未重视和就诊，2020年10月起肿块增大明显伴破溃渗出。2021年2月23日我院左乳肿块空芯针穿刺：（左乳）浸润性癌，Ⅲ级，伴广泛的鳞状分化。ER（−），PR（−），HER2（0），Ki-67（60%+），AR（+）（3%，强），CD8（10%+），FOXC1（+）（5%，弱-中等），P63（部分+）。2021年2月25日左腋下细针穿刺：见腺癌细胞。2021年3月1日我院乳腺MR：左乳多发肿块累及皮肤乳头，符合恶性肿瘤表现（炎性乳癌可能），BI-RADS：6。左腋下及左侧内乳区肿大淋巴结，转移可能。右乳未见明显异常，BI-RADS 1。右乳头内侧皮肤凹陷，请结合临床病史（病例19图1）。胸部CT：左乳肿块，左乳皮肤增厚，乳腺情况请结合专项检查。左侧腋下淋巴结肿大（病例19图2）。2021年3月2日我院骨扫描：颈椎右侧点状放射性摄取稍高，余未见异常。

家族史：家中无肿瘤病史。

体格检查：T 36.50℃，P 72次/分，R 25次/分，BP 135/85mmHg，H 164cm，W 67kg，BSA 1.74m^2，KPS 80分。老年女性，营养中等，神志清，精神可。头颅及五官无异常，颈软，无抵抗。左乳多发肿块，中央区破溃范围8cm，乳头消失，左乳外上皮肤见多发卫星结节，左腋下多发融合淋巴结，最大径约3cm，左锁上阴性。右肺下叶呼吸音粗，偶可闻及低调干啰音，无明显湿啰音。心率72次/分，心律齐，心音有力，未闻及病理性杂音。全腹无压痛及反跳痛，未扪及明显包块。肝脾肋下未触及。脊柱、四肢及神经系统无异常，双下肢未见明显水肿。

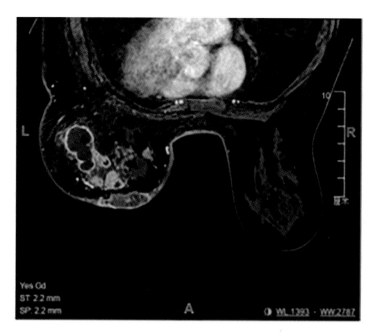

病例19图1 基线乳腺MRI

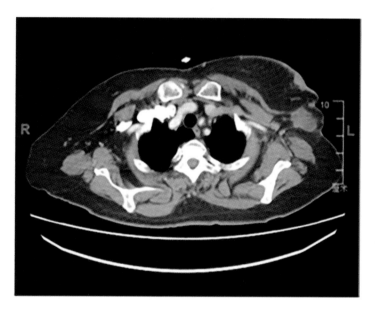

病例19图2 基线胸部CT

二、入院诊断

左乳癌（浸润性癌 $cT_4N_3M_0$ ⅢC期 三阴型）。

三、诊疗经过

2021年3月17日入组我科"剂量密集型表柔比星联合环磷酰胺序贯纳米白蛋白紫杉醇联合PD-1单抗用于三阴性乳腺癌新辅助治疗的临床研究",于2021年3月19日开始ddEC方案化疗（表阿霉素90mg/m²，环磷酰胺600mg/m²，d1，14天/周期），化疗后3级中性粒细胞减少、2级呕吐。2个疗程后行疗效评估。2021年4月26日复查乳腺MRI：左乳多发肿块累及皮肤乳头较前略退缩，符合恶性肿瘤表现，BI-RADS：6。左腋下及左侧内乳区肿大淋巴结较前相仿，转移可能。右乳头及后方线样强化灶，建议短期随访，BI-RADS 3（病例19图3）。患者自觉肿块退缩不明显，右乳渗出明显，乳房疼痛加重，要求退出研究。推荐参加乳腺外科MDT讨论。

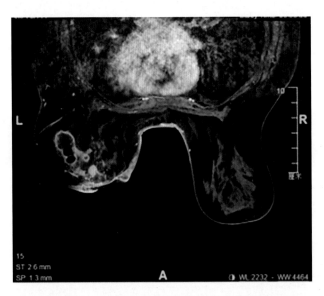

病例19图3　新辅助化疗2个疗程后复查乳腺MRI

病理科专家：患者左乳空芯针穿刺为本院病理，组织学提示乳腺来源，根据免疫组符合三阴性乳腺癌。

影像科专家：该患者在我院前后做了两次乳腺MRI，病例19图1是基线乳腺MRI，我们可以看到左乳体积明显增大，左乳内散在多枚肿块，部分融合；乳头直接受侵伴溃疡，内下皮肤明显增厚。左腋下及左侧内乳可见肿大淋巴结。病例19图3是治疗2个疗程后，图像显示左乳内散在多枚肿块，较前略退缩；乳头受侵伴溃疡，内下皮肤明显增厚。左腋下及左侧内乳肿大淋巴结较前相仿。整体疗效评估为SD。

乳腺外科专家：患者基线分期为局部晚期，原计划通过新辅助化疗降期后争取手术机会，但很遗憾该患者在首次疗效评估肿瘤退缩不明显。患者目前局部疼痛明显，若按照既定方案继续化疗预测疗效欠佳。目前仍无手术治疗机会，可以考虑更换全身治疗方案，同时请放疗科专家评估是否可行新辅助放疗，待肿瘤降期后再决定手术时机。

乳腺内科专家：患者目前为局部晚期不可手术的三阴性乳腺癌，根据Keynote522结果，高危早期三阴性乳腺癌可考虑化疗联合免疫治疗：紫杉含铂序贯蒽环联合抗PD-1免疫治疗。虽然目前FDA已批准免疫治疗用于高危早期三阴性乳腺癌，但需要PD-L1 CPS评分≥20分。因此，该患者可先考虑放疗，根据患者反应决定是否有手术机会；若出现远处转移，则按照晚期解救治疗原则处理。

放疗科专家：患者在新辅助化疗期间肿瘤退缩不明显，目前肿瘤负荷大，可考虑行新辅助放疗加同期化疗。根据既往经验，部分高危三阴性患者在新辅助放疗后可取得pCR，但需警惕该患者远处转移的情况。

根据MDT讨论结果，患者于2021年5月6日开始行乳腺放疗，具体放疗区域及剂量为：左侧乳房＋腋窝＋锁骨上下＋内乳区50Gy/25次，乳房原发灶局部加量10Gy/5次，同期行单周顺铂增敏治疗（顺铂25mg/m²，d1，qw），右乳肿块明显退缩。末次放疗2021年7月5日。放疗过程顺利，照射区皮肤大片湿性脱皮，无发热；2级中性粒细胞降低，Ⅱ2级呕吐，1级贫血。放疗1个月后复查乳腺MRI，显示左乳内散在多枚肿块，较前片缩小，左乳内下皮肤明显增厚。左腋下及左侧内乳肿大淋巴结，较前片缩小（病例19图4）。

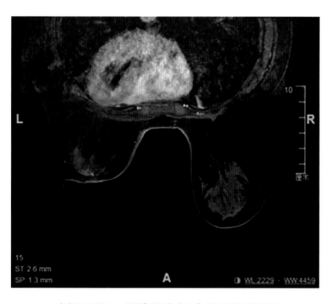

病例19图4 新辅助放疗1个月后乳腺MRI

2021年8月27日我院行左乳癌改良根治术，术病理：多个病灶，病灶数量2个，最大病灶最大径1mm。组织学类型：浸润性癌，非特殊类型组织学分级：不能分级；

新辅助治疗后反应分级（Miller & Payne分级系统）：4级（≥90%）RCB分级：1级，non-PCR。腋窝补取淋巴结（0/10）未见癌转移。瘤细胞：ER（−），PR（−），HER2（0），Ki-67（+10%）。术后予以口服卡培他滨8个月。目前定期随访中。

治疗总结，见病例19表1。

病例19表1　诊治总结汇总表

治疗时间	治疗方案	周期数	最佳疗效	不良反应	PFS/DFS（月）
2021年3月19日至4月16日	ddEC	2	SD	3级中性粒细胞减少 2级呕吐	
2021年5月6日至7月5日	新辅助放疗同步顺铂	/	PR	2级中性粒细胞减少 2级呕吐 1级贫血	
2021年8月27日	左乳癌改良根治术	/	/	/	DFS＞21m（随访至2023年5月）
2021年9月15日至2022年3月	卡培他滨	/	/	/	

四、诊疗经验

患者为局部晚期三阴性乳腺癌，根据最新版NCCN及CBCS指南，该患者毫无疑问应该接受新辅助治疗，待肿瘤降期后再行手术治疗。该患者初始接受两疗程ddEC方案后肿块退缩不明显，虽然根据RECIST疗效评价标准，患者尚未PD，但患者自觉疼痛症状加重且渗出加重，若继续原方案化疗预判疗效欠佳。经过多学科讨论后，基于患者的疗效反应及时进行了疗效策略的更改，予以新辅助放疗及同期增敏化疗，达到了很好的缩瘤降期的目的，最后成功进行了手术治疗。近年来，由于放疗技术和设备的快速发展，新辅助放疗具有靶区勾画更准确、肿瘤降期、提高pCR等优势，并在近年来的临床研究中被证实具备较好的疗效，为早期乳腺癌患者的治疗提供新选择。

（贺　敏　李俊杰　复旦大学附属肿瘤医院）

参考文献

[1]Schmid P, Cortes J, Pusztai L, et al.Pembrolizumab for Early Triple-Negative Breast Cancer, 2020, 382：810-821.

[2]NCCN Clinical Practice Guideline in OncologyTM.Breast Cancer.2023 National Comprehensive Cancer Network[EB/OL].https：//www.nccn.

[3]Jiong Wu，Daiming Fan，Zhimin Shao，et al.CACA Guidelines for Holistic Integrative Management of Breast Cancer.Holistic Integrative Oncology，2022，1：7.

[4]Riet FG，Fayard F，Arriagada R，et al.Preoperative radiotherapy in breast cancer patients：32 years of follow-up.Eur J Cancer，2017，76：45-51.

[5]Corradini S，Krug D，Meattini I，et al.Preoperative radiotherapy：A paradigm shift in the treatment of breast cancer？A review of literature.Crit Rev Oncol Hematol，2019，141：102-111.

病例 **20** 不可触及病灶的三阴性乳腺癌

一、病历摘要

患者赵××，女，45岁，于2021年8月14日首次入院。

主诉： 双乳疼痛1个月余。

现病史： 患者2021年7月无诱因出现双乳疼痛，于2021年8月3日于当地医院行超声检查示："双侧乳腺增生样改变"。之后就诊我院，2021年8月11日超声（病例20图1）：双侧乳腺增生样改变、甲状腺结节 TI-RADS 3类。2021年8月11日钼靶（病例20图2）：左乳钙化灶BI-RADS 4c类，建议切检明确诊断。2021年8月12日胸部CT：双肺小磨玻璃密度影，建议观察；右肺纤维灶，右叶间胸膜增厚；纵隔淋巴结稍大，建议观察。2021年8月13日乳腺MRI（病例20图3）：双侧乳腺增生样改变。

既往史： 无高血压、冠心病、糖尿病、高血脂病史。否认肝炎、结核、伤寒病史，否认外伤史。无输血史，无药物过敏史。

月经史： 正常，经期规律。

婚育史： 已婚，26岁结婚，孕2产2，育1男1女。

家族史： 姑姑50岁患乳腺癌，爷爷因胃癌去世。

体格检查： T 36.5℃，P 75次/分，R 17次/分，BP 112/85mmHg，KPS 100分，营养评分1分。双乳外形正常，乳头无内陷。双侧乳腺腺体增厚，质硬、结节感，未触及明显肿物。双侧腋窝及双侧锁骨上未及明显肿物。

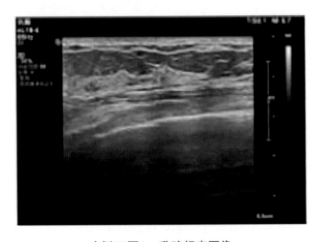

病例20图1　乳腺超声图像

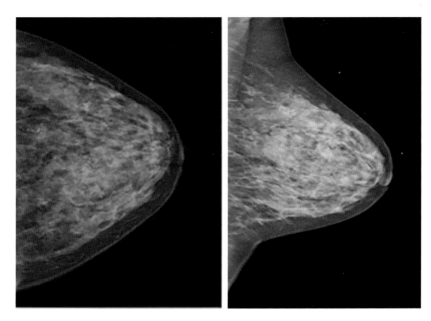

病例20图2 左侧乳腺钼靶图像

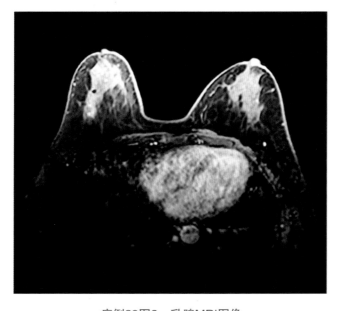

病例20图3 乳腺MRI图像

二、入院诊断

1. 左乳钙化灶性质待查。

2. 双侧乳腺增生。

3. 甲状腺结节。

三、诊疗经过

1. 手术治疗阶段

（1）术前准备：手术前1天在钼靶引导下于乳腺钙化灶内放置放射性粒子1枚（病例20图4、病例20图5）。

（2）手术方式：拟局麻下行左乳钙化灶切检术，随时准备全麻下行左乳癌保乳术＋前哨淋巴结活检术。

注：术前与患者充分沟通，患者同意如左乳钙化灶切检病理证实为乳腺癌，则进一步行左乳癌保乳术＋前哨淋巴结活检术；如左腋窝前哨淋巴结仅有1～2枚阳性则豁免腋窝淋巴结清扫。

（3）2021年8月17日手术过程：①行左乳钙化灶切检术，术中钼靶摄片示：左乳钙化灶完整切除；放射性粒子位于左乳钙化灶内（病例20图6）。术中快速病理：（左乳钙化灶）高级别导管原位癌，是否有浸润待常规病理；②进一步行左乳癌保乳术＋前哨淋巴结活检术，术中快速病理：上、下、内、外切缘未见癌，左腋窝前哨1淋巴结内查见转移癌（1/1），左腋窝前哨2淋巴结内未见癌（0/1）；③术后常规病理：（左乳钙化灶）乳腺浸润性导管癌Ⅱ级，伴高级别导管原位癌（浸润灶：0.6cm×0.5cm×0.5cm）。上、下、内、外切缘未见癌。区域淋巴结：左腋窝前哨1淋巴结内查见转移癌（1/1），左腋窝前哨2淋巴结内未见癌（0/1）。哨位周围组织（0/1）；④免疫组化：ER（－）、PR（－）、HER2（2+）、Ki-67（+70%），FISH检测HER2无扩增；⑤基因检测：BRCA1胚系突变。

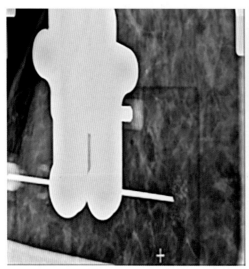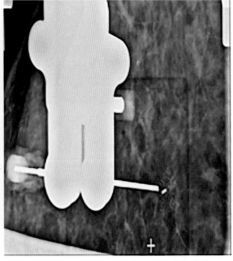

病例20图4　钼靶引导下放射性粒子定位

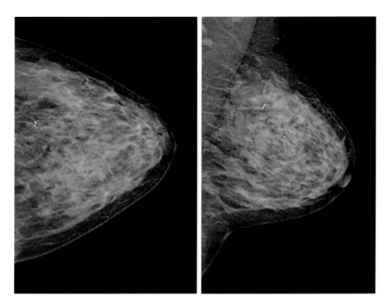

病例20图5　放射性粒子定位后左侧乳腺钼靶图像

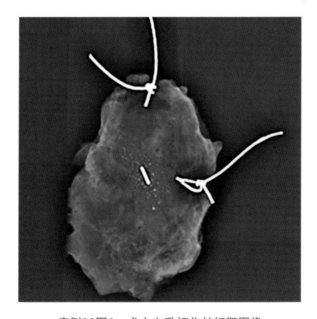

病例20图6　术中左乳钙化灶钼靶图像

2. 术后诊断

（1）左乳癌（浸润性癌 Ⅱ级 pT_1bN_1（sn）M_0 ⅡA期 三阴型 gBRCA1突变）左乳癌保乳术＋前哨淋巴结活检术后。

（2）甲状腺结节。

3. MDT会诊意见 提交全院乳腺癌MDT专家组，会诊意见如下：

乳腺内科专家：患者术后病理为Ⅱ期三阴性乳腺癌患者，根据指南建议行EC-T方案辅助化疗8周期。根据SYSUCC-001研究后续需行卡培他滨辅助强化治疗1年，又因患者伴有BRCA基因突变，根据OlympiA研究建议行PARPi（奥拉帕利）辅助强化治疗1年。应与患者充分沟通，推荐患者优选PARPi，若患者拒绝可选择卡培他滨辅助强化治疗1年。

胸部放疗专家：患者为接受保乳手术的三阴性乳腺癌，且前哨淋巴结阳性未行腋窝清扫，推荐术后辅助放疗，靶区包括全乳＋瘤床。

乳腺外科专家：该患者为不可触及的乳腺病变，通过放置放射性粒子可指导精确切除。且患者为伴有BRCA基因突变的三阴性乳腺癌，术前应与患者充分沟通复发风险，可以选择保乳手术。如患者拒绝保乳手术，可考虑乳房重建，并与患者充分沟通预防性对侧乳房切除的选择与利弊。

组长意见：①推荐辅助化疗：EC-T 共8周期；②推荐术后辅助放疗，靶区包括全乳＋瘤床±区域淋巴结；③应适应证获批问题，应与患者充分沟通PARPi的选择应用，若患者拒绝应用PARPi，可选择卡培他滨辅助强化；④定期复查。

4．辅助治疗阶段

（1）2021年9月2日患者开始EC-T方案（表柔比星160mg＋环磷酰胺1000mg序贯多西他赛160mg d1 q21d）辅助治疗，共8周期。

（2）化疗期间给予聚乙二醇化重组人粒细胞刺激因子预防骨髓抑制。

（3）2022年3月10日开始行卡培他滨（1000mg po bid）辅助强化治疗1年。

（4）2022年3月25日勾画瘤床为GTV，外扩10mm为PTV，处方剂量2.15Gy/次×28次，左侧全乳、左侧腋窝及左侧锁骨上、下区为CTV，外扩5mm为PTV，处方剂量1.8Gy/次×28次。

治疗总结，如病例20表1所示。

病例20表1　治疗汇总表

治疗时间	治疗方案	周期数	最佳疗效	不良反应	DFS（月）
2021 年 8 月 17 日	右乳肿物切除＋前哨淋巴结活检术	/	/	/	DFS > 20m
2021 年 9 月 2 日 至 2022 年 3 月 3 日	EC-T 辅助化疗	8	/	2 级呕吐 1 级中性粒细胞减少	
2022 年 3 月 25 日	辅助放疗	/	/	1 级中性粒细胞减少	
2022 年 3 月 10 日至 2023 年 3 月 10 日	卡培他滨 辅助强化	/	/	1 级中性粒细胞减少	未复发转移

四、诊疗经验

随着影像学技术的发展及防癌意识的提高，越来越多的疑似乳腺癌的微小病变被发现，多种影像技术手段引导的立体定位穿刺活检费用贵、耗时长、占用医疗资源，最经济简便的方式为超声引导下活检，对于超声检查无法发现的病变（如具有恶性征象的钙化点），目前最常用的为导丝定位，但导丝定位具有移位、弯曲、断裂等诸多缺陷，放射性粒子定位有效的解决了这些缺陷，能够缩短手术时间、减少周围组织的损伤、提高切除的准确性，最大程度地保持乳腺外形美观，提高患者的生活质量而且并不增加患者的费用，使得手术操作更为简便。

BRCA基因突变者是否可行保乳手术目前尚存在一定争议。一项荟萃分析的结果也表明，BRCA 1/2基因突变者接受保乳手术相比乳房切除手术，同侧复发的风险并未增加。另外，一项纳入8396例中国乳腺癌患者的研究显示，接受保乳治疗的BRCA1/2突变携带者的生存率与接受乳房切除术患者相似，BRCA1/2突变并不会显著增加同侧乳房风险，但会显著增加对侧乳房风险。2020年美国遗传性乳腺癌治疗指南指出，BRCA胚系突变状态不能作为实施保乳的排除性因素。《中国抗癌协会乳腺癌诊治指南与规范》也仅将其作为需谨慎保乳的风险因素。因此，笔者认为BRCA基因突变并不能单独成为该患者保乳的禁忌症，术前与患者充分告知同侧乳腺癌复发/新发原发癌风险和对侧乳腺癌风险的前提下，可以选择保乳手术。

对于未经新辅助治疗的高危且伴有BRCA基因突变的三阴性乳腺癌患者，辅助强化治疗策略该如何选择？奥拉帕利还是卡培他滨？SYSUCC-001研究纳入了经病理证实为三阴性、$T_{1b-3}N_{0-3c}M_0$、无锁骨上或内乳淋巴结受累的乳腺癌患者。研究结果显示，相较于安慰剂，卡培他滨将早期三阴性乳腺癌的复发风险降低了1/3以上，将患者的5年DFS从73.0%提高至82.8%。OlympiA研究的亚组探索了未经新辅助治疗的T_2或N_1以上的BRCA突变的三阴性乳腺癌患者，使用奥拉帕利或安慰剂辅助治疗的疗效。研究结果显示，奥拉帕利组和安慰剂组患者的3年iDFS率（主要终点）明显提高了8.8%（85.9% vs.77.1%，HR=0.58，$P<0.0001$），两组的3年OS率提高了3.7%（92% vs.88.3%，HR=0.68，P=0.024）。OlympiA研究为高危的三阴性患者辅助强化提供了新的治疗选择。新选择也面临新问题，奥拉帕利或者卡培他滨，该如何进行选择？OlympiAD研究有类似比较，虽然纳入的是转移性乳腺癌患者，但仍可作为参考。OlympiAD研究旨在探索奥拉帕利对比医生选择的化疗方案（卡培他滨方案占比45%）用于BRCA突变HER2阴性乳腺癌的疗效。结果显示，奥拉帕利组和化疗组的客观缓解率分别为60%和29%，奥拉帕利相较于化疗可显著延长PFS，两组中位PFS分别为7.0个月和4.2个月（HR=0.58，P=0.0009），而且

奥拉帕利组的不良事件更少。但考虑到目前其尚未获批适应证，临床实践中还是应该谨慎选择。

（石志强　邱鹏飞　山东第一医科大学附属肿瘤医院乳腺外科）

参考文献

[1]Donker M，Van TG，Straver ME，et al.Radiotherapy or surgery of the axilla after a positive sentinel node in breast cancer（EORTC 10981-22023 AMAROS）：a randomised，multicentre，open-label，phase 3 non-inferiority trial[J].Lancet Oncol，2014，15（12）：1303-1310.

[2]Giuliano AE，Hunt KK，Ballman KV，et al.Effect of Axillary Dissection vs.No Axillary Dissection on 10-Year Overall Survival Among Women With Invasive Breast Cancer and Sentinel Node Metastasis：The ACOSOG Z0011（Alliance）Randomized Clinical Trial [J].JAMA，2017，318（10）：918-926.

[3]中国抗癌协会乳腺癌专业委员会.中国抗癌协会乳腺癌诊治指南与规范（2021年版）[J].中国癌症杂志，2021，31（10）：954-1040.

[4]ANJ Tutt，JE Garber，B Kaufman，et al.Adjuvant olaparib for patients with BRCA1-Or BRCA2-mutated breast cancer[J].NEJM，2021，384（25）：2394-2405.

[5]Wang X，Wang SS，Huang H，et al.Effect of Capecitabine Maintenance Therapy Using Lower Dosage and Higher Frequency vs.Observation on Disease-Free Survival Among Patients With Early-Stage Triple-Negative Breast Cancer Who Had Received Standard Treatment The SYSUCC-001 Randomized Clinical Trial[J].JAMA，2021，325（1）：50-58.

[6]Robson M，Seock-Ah Im，Elżbieta Senkus，et al.Olaparib for Metastatic Breast Cancer in Patients with a Germline BRCA Mutation[J].NEJM，2017，377（6）：523-533.

[7]Tung NM，Boughey JC，Pierce LJ，et al.Management of Hereditary Breast Cancer：American Society of Clinical Oncology，American Society for Radiation Oncology，and Society of Surgical Oncology Guideline[J].J Clin Oncol，2020，38（18）：2080-2106.

[8]Valachis A，Nearchou AD，Lind P.Surgical management of breast cancer in BRCA-mutation carriers：a systematic review and meta-analysis.Breast Cancer Res Treat[J]，2014，144（3）：443-455.

[9]Wan Q，Su L，Ouyang T，et al.Comparison of Survival After Breast-Conserving Therapy vs.Mastectomy Among Patients With or Without the BRCA1/2 Variant in a Large Series of Unselected Chinese Patients With Breast Cancer[J].JAMA Netw Open，2021，4（4）：

e216259.

[10]Graeser MK，Engel C，Rhiem K，et al.Contralateral breast cancer risk in BRCA1 and BRCA2 mutation carriers[J].J Clin Oncol，2009，27（35）：5887-5892.

病例 21 早期gBRCA1突变的三阴性乳腺癌

一、病历摘要

患者××，女，32岁，于2021年2月27日入院。

主诉： 左乳肿物1个月余，确诊左乳癌1周。

现病史： 患者2021年1月无意间发现左乳一肿物，直径约3cm，后逐渐增大。2021年2月19日于外院查乳腺彩超示：①左乳腺低回声团块（恶性肿瘤？范围约5.3cm×4.1cm×5.3cm，BI-RADS 4c类）；②左侧腋窝淋巴结肿大（大者2.0cm×1.2cm，恶性肿瘤转移？）。2021年2月20日就诊我院，乳腺MRI平扫＋增强示（病例21图1）：①左侧乳腺占位（大小约4.8cm×3.2cm×3.4cm），考虑恶性（BI-RADS 5类）；②左侧腋窝淋巴结肿大（大者约2.3cm×1.6cm），考虑转移。2021年2月20日行"左乳肿物空芯针穿刺活检术"，病理镜下见浸润性癌。"左腋窝淋巴结细针穿刺"，病理示：送检"左腋窝淋巴结"镜下见异性细胞，结合病史符合乳腺癌腋窝淋巴结转移。2022年2月25日回报免疫组化结果：ER（<1%），PR（<1%），HER2（1+），Ki67（90%+）。颅脑MRI、全身骨显像、肺部CT、全腹彩超均未见转移征象。BRCA基因检测示：NM_007294.3（BRCA1）DNA：c.953位点缺失插入TGT；蛋白：318位His起发生移码突变，符合BRCA1致病性突变。治疗前乳腺钼靶见病例21图2。

自发病以来，患者精神、食欲、睡眠尚佳，大小便正常，体重无下降。

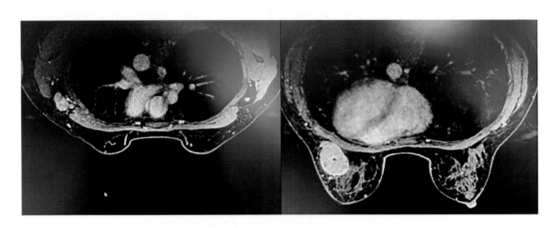

病例21图1 治疗前乳腺MRI平扫＋增强

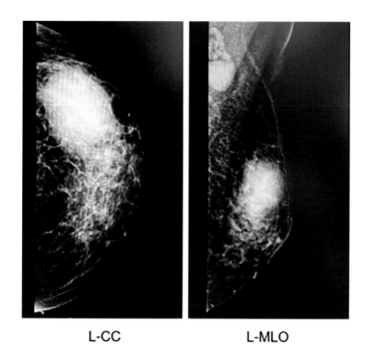

L-CC　　　　　　　　　L-MLO

病例21图2 治疗前乳腺钼靶

既往史：乙肝病毒表面抗原携带者10余年，未治疗。2013年前因甲状腺腺瘤行左甲状腺侧叶切除术。否认其他慢性疾病史及传染病史，否认重大外伤、输血史，否认食物、药物过敏史，预防接种史不详。

家族史：父亲因直肠癌去世，母亲为甲状腺癌治疗后。否认家族中乳腺癌及卵巢癌病史。否认家族中遗传病史。

体格检查：T 36.8℃，P 72次/分，R 19次/分，BP 127/80mmHg，ECOG评分0分。双侧乳房大小、位置、形态正常对称。双侧乳房皮肤无红肿、破溃或桔皮样改变，双侧乳头无凹陷、偏移。左乳外上象限2～3点位可触及大小约6cm×5cm肿物，质地较硬，表面欠光滑，境界不清，活动度尚可。右侧乳腺未触及明显肿物。轻挤双乳头无溢血、溢液。左腋窝触及数枚淋巴结，大者约2cm，质地中等，可推动，淋巴结无融合成团，右腋窝及双侧锁骨上未触及明显肿大淋巴结。

二、入院诊断

1. 左乳癌（$cT_3N_1M_0$，ⅢA期 三阴型 gBRCA1突变）。

2. 乙肝病毒表面抗原携带。

3. 左甲状腺侧叶切除术后。

三、诊疗经过

提交全院乳腺癌MDT专家组，会诊意见如下：

病理科专家：该患者为三阴性乳腺癌，Ki67高达90%，判断该患者肿瘤具有更强的侵袭性，或与预后不良相关，但同时，高Ki67也提示可能对化疗的敏感性更高。

肿瘤内科专家1：患者诊断为临床Ⅲ期的三阴性乳腺癌，同时具有年轻、高ki67、BRCA1突变等高危因素，有接受新辅助化疗的指征，目前标准治疗方案为含蒽环和紫杉类药物的化疗方案。对于该例年轻三阴性同时具有BRCA基因突变的患者，可以考虑使用TP方案进行新辅助治疗。

乳腺内科专家2：该患者较年轻，分子分型为三阴型，同时具有BRCA1致病性突变，这提示DNA损伤修复机制存在缺陷，因此对破坏DNA的药物更加敏感。GeparSixto、BrighTNess等多项临床试验均证实铂类可以进一步提高三阴性乳腺癌患者的pCR率。因此对于该患者优先使用TP方案新辅助治疗，后续可序贯含蒽环的剂量密集型方案。

乳腺外科专家1：该例患者具有病理高级别、三阴性、BRCA突变等特征，均提示肿瘤对新辅助化疗将产生强烈应答。患者为年轻女性，目前肿瘤情况不适合保乳手术，经新辅助治疗后可能会有保乳的机会。

乳腺外科专家2：对于T_3的患者通过新辅助治疗降期后行保乳手术需在术前进行完备的影像评估后慎重选择，并且该年轻患者存在BRCA1致病性突变，因此需谨慎评估保乳手术的可行性。但新辅助治疗可能会改变腋窝淋巴结的手术方式，现有研究表明，在降低腋窝淋巴结假阴性率的前提下，可以考虑豁免腋窝淋巴结清扫。

放疗科专家：目前对于诊断时腋窝淋巴结呈阳性的患者，即使新辅助治疗后完全缓解，通常也会考虑进行放疗，尤其是该患者治疗前肿瘤高负荷且具有多项高危因素，手术后进行辅助放疗可以有效降低局部复发率，具体放疗方式还需根据具体手术方式及术后病理分期后制定。

组长总结：同意上述专家意见，对于该患者，初步制定使用TP±ddEC的新辅助化疗方案，治疗期间定期复查评估疗效。

患者于2021年2月至2021年5月接受4个周期"TP"方案新辅助化疗化疗（白蛋白结合型紫杉醇125mg/m²：d1、d8、d15；卡铂AUC＝2：d1、d8、d15），4周期后查体左乳肿物大小约4cm×3cm；左腋窝淋巴结未触及。复查乳腺MRI评估疗效PR。后继续使用4个周期ddEC方案化疗（表柔比星100mg/m²：d1；环磷酰胺：600mg/m²：d1，q2w）。治疗期间临床查体显示肿瘤较前缩小：8周期后查体左乳瘤床片状增厚，未触及明显肿物，左侧腋窝未触及肿大淋巴结。8周期后乳腺MR平扫＋增强评估疗效（病例21图

3），总体疗效PR。

新辅助治疗后分期cT$_1$N$_0$M$_0$，Ⅰ期，有手术指征，经与患者及家属沟通后，于2021年8月4日在术前超声造影定位前哨淋巴结后，全麻下行"左乳腺全切＋同侧腋窝前哨淋巴结活检术"，术后病理：（左乳）乳腺癌新辅助治疗后，根治性切除标本，病灶两处：其一镜下评估残余浸润性乳腺癌，非特殊型，最大双径1.8cm×1.4cm，组织学分级Ⅱ级，其中残余癌细胞占瘤床密度约80%；其一镜下评估残余浸润性乳腺癌，非特殊型，最大双径0.8cm×0.7cm，组织学分级Ⅱ级，其中残余癌细胞占瘤床密度约40%。无脉管侵犯，无神经侵犯。乳头及皮肤无侵犯。（左腋窝前哨淋巴结）共4枚，未见转移癌（0/4），其中2枚可见化疗反应；其余不伴化疗反应。新辅助治疗反应的评估：残留癌负荷系统（RCB）：其一RCB分值：1.458，RCB-Ⅱ级；其一RCB分值：1.1404，RCB-Ⅰ级。免疫组化检测结果：1.8cm×1.4cm病灶：ER（0）；PR（0）；HER2（0）；Ki-67（45%+）。术后病理诊断：左乳腺癌（ypT$_1$N$_0$M$_0$；RCB-Ⅱ级）。

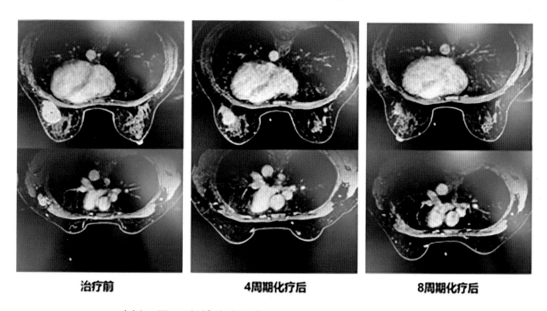

治疗前　　　　4周期化疗后　　　　8周期化疗后

病例21图3　新辅助治疗疗效对比（乳腺MRI平扫＋增强）

该患者于2021年10月10日至2021年11月14日进行术后辅助放疗，放疗采用IMRT，设左胸壁及左锁骨上淋巴引流区为CTV，予PTV-CTV DT 5000cGy/25F，左锁骨下淋巴引流区予以DT 6000cGy/25F。同时该患者经新辅助化疗后存在残留肿瘤病灶，术后需强化治疗，采用卡培他滨：1000mg/m^2 po.bid d1～d14 q3w，共8周期。之后定期复查。

治疗总结，如病例21表1所示。

病例21表1　治疗汇总表

治疗时间	治疗方案	周期数	最佳疗效	不良反应	PFS/DFS（月）
2021年2月至5月	TP	4	PR	3级中性粒细胞减少	/
2021年5月至7月	ddET	4	PR	2级呕吐	/
2021年8月4日	左乳腺全切＋同侧腋窝前哨淋巴结活检术	/	/	/	/

四、诊疗经验

本例患者为伴有BRCA突变的年轻三阴性乳腺癌患者，治疗前临床分期为$cT_3N_1M_0$，ⅢA期，具有一定肿瘤负荷，根据目前国内外指南推荐，有行新辅助治疗指征。通过新辅助治疗降期后选择合理的手术时机及手术方式，同时可以观察肿瘤对新辅助治疗药物的敏感性，筛选高危患者，指导术后辅助强化治疗策略。

本例患者的诊治过程，有以下三点经验总结：

1. 关于三阴性乳腺癌新辅助治疗方案是否需要加入铂类。目前，蒽环序贯紫杉类药物的化疗方案仍是三阴性乳腺癌术前新辅助化疗的标准方案。GeparSixto、CALGB40603、BrighTNess等临床试验结果显示加入铂类药物可以提高三阴性乳腺癌患者新辅助治疗的pCR率。对于伴有BRCA基因突变的三阴性乳腺癌患者，铂类药物可与双链DNA交联，导致DNA断裂，而BRCA基因突变使得细胞难以修复DNA损伤，加速肿瘤细胞的死亡。在紫杉类药物干扰癌细胞分裂能力的基础上，应用铂类药物可能会更敏感。该患者在新辅助治疗阶段首先接受了4周期的"TP"方案进行新辅助治疗，后序贯4周期"ddEC"后行手术治疗，疗效评价为PR。术后病理分期为$ypT_1N_0M_0$，Ⅰ期，RCB-Ⅱ级。因此，对于年轻、尤其是伴有BRCA突变的三阴性乳腺癌患者，新辅助治疗策略可考虑蒽环序贯紫杉联合铂类。另外，KEYNOTE-522研究中在标准新辅助化疗方案基础上联合帕博利珠单抗免疫治疗，可提高早期三阴性乳腺癌pCR，并改善EFS，因此免疫联合化疗方案成为高危早期三阴性乳腺癌新辅助治疗的新思路，由于本例患者治疗时帕博利珠单抗并未获批相应适应症，因此当时并未使用。

2. 治疗前腋窝淋巴结阳性，经新辅助治疗后临床评估为cN_0的患者是否可豁免腋窝淋巴结清扫。患者治疗前分期为$cT_3N_1M_0$，新辅助治疗后乳腺病灶在MR上显示为巢状退缩，因此不适合保乳手术，而更关注是否可保腋窝。ACOSOG Z1071研究中631例cN_1期患者，在接受了新辅助化疗后进行前哨淋巴结活检。该研究总体假阴性率（FNR）为12.6%。当把前哨淋巴结数目限定为3枚及以上时，FNR可降至9.1%。相比于单示踪的FNR 20.3%，双示踪的FNR可降至10.8%。SENTINA研究中新辅助治疗后腋窝转阴的患者接受前哨淋巴结活检术，总体FNR为14.2%。当把SLN数目限定为3枚时，FNR可降至7.3%。本例患者采用术前超声淋巴造影定位前哨淋巴结，术中蓝染料标记获得超过3枚以上的前哨淋巴结，尽可能降低FNR，保证免除腋窝淋巴结清扫的安全性。患者术后病理提示前哨淋巴结中可见化疗反应，术后行局部＋区域的辅助放疗，进一步加强了局部控制。

3. 对于新辅助治疗后未获得pCR的三阴性乳腺癌患者，辅助阶段强化治疗方案的选择。CREATE-X研究显示，术后8周期的卡培他滨治疗可使复发风险降低42%，死亡风险降低48%。因此目前对于新辅助后non-pCR的TNBC患者，强化治疗方案主要选择卡培他滨。但在CREATE-X的研究入组人群中，并未包含在新辅助治疗阶段使用过含铂方案的患者，对于本例患者，应用卡培他滨进行术后辅助强化的直接证据稍有不足。而Olympi A研究则是评估奥拉帕利（PARP抑制剂）用于BRCA突变、HER2阴性乳腺癌辅助治疗疗效的另一重要临床试验。亚组分析显示，不论患者HR状态、既往是否接受含铂化疗，奥拉帕利组均取得明显优势。目前国内尚未获批相应适应症，因此本例患者未应用奥拉帕利。

由于三阴性乳腺癌缺乏ER、PR及HER2的表达且预后较差，治疗方案仍以化疗为主。但随着循证医学证据的增多，PARP抑制剂、免疫检查点抑制剂进一步改善了患者的预后，今后也将成为三阴性乳腺癌更优选的方案。

（宋传贵　罗师萍　福建省肿瘤医院）

参考文献

[1]Nielsen TO, Leung SCY, Rimm DL, et al.Assessment of Ki67 in Breast Cancer：Updated Recommendations From the International Ki67 in Breast Cancer Working Group[J].J Natl Cancer Inst, 2021, 113（7）：808-819.doi：10.1093/jnci/djaa201

[2]Garcia-Etienne CA, Barile M, Gentilini OD, et al.Breast-conserving surgery in BRCA1/2 mutation carriers：are we approaching an answer? [J].Ann Surg Oncol, 2009, 16（12）：3380-3387.doi：10.1245/s10434-009-0638-7

[3]Pierce LJ, Levin AM, Rebbeck TR, et al.Ten-year multi-institutional results of breast-conserving surgery and radiotherapy in BRCA1/2-associated stage Ⅰ/Ⅱ breast cancer[J].J Clin Oncol, 2006, 24（16）：2437-2443.doi：10.1200/JCO.2005.02.7888

[4]von Minckwitz G, Schneeweiss A, Loibl S, et al.Neoadjuvant carboplatin in patients with triple-negative and HER2-positive early breast cancer（GeparSixto；GBG 66）：a

randomised phase 2 trial[J]. Lancet Oncol，2014，15（7）：747-756.doi：10.1016/S1470-2045（14）70160-3

[5]Loibl S，O'Shaughnessy J，Untch M，et al.Addition of the PARP inhibitor veliparib plus carboplatin or carboplatin alone to standard neoadjuvant chemotherapy in triple-negative breast cancer（BrighTNess）：a randomised，phase 3 trial[J].Lancet Oncol，2018，19（4）：497-509.doi：10.1016/S1470-2045（18）30111-6

[6]Golshan M，Cirrincione CT，Sikov WM，et al.Impact of neoadjuvant chemotherapy in stage Ⅱ～Ⅲ triple negative breast cancer on eligibility for breast-conserving surgery and breast conservation rates：surgical results from CALGB 40603（Alliance）[J].Ann Surg，2015，262（3）：434-439.doi：10.1097/SLA.0000000000001417

[7]Schmid P，Cortes J，Pusztai L，et al.Pembrolizumab for Early Triple-Negative Breast Cancer[J].N Engl J Med，2020，382（9）：810-821.doi：10.1056/NEJMoa1910549

[8]Boughey JC，Suman VJ，Mittendorf EA，et al.Sentinel lymph node surgery after neoadjuvant chemotherapy in patients with node-positive breast cancer：the ACOSOG Z1071（Alliance）clinical trial.JAMA，2013，310（14）：1455-1461.doi：10.1001/jama.2013.278932

[9]Kuehn T，Bauerfeind I，Fehm T，et al.Sentinel-lymph-node biopsy in patients with breast cancer before and after neoadjuvant chemotherapy（SENTINA）：a prospective，multicentre cohort study[J].Lancet Oncol，2013，14（7）：609-618.doi：10.1016/S1470-2045（13）70166-9

[10]Masuda N，Lee SJ，Ohtani S，et al.Adjuvant Capecitabine for Breast Cancer after Preoperative Chemotherapy[J].N Engl J Med，2017，376（22）：2147-2159.doi：10.1056/NEJMoa1612645

[11]Tutt ANJ，Garber JE，Kaufman B，et al.Adjuvant Olaparib for Patients with BRCA1-or BRCA2-Mutated Breast Cancer[J].N Engl J Med，2021，384（25）：2394-2405.doi：10.1056/NEJMoa2105215

病例22　免疫联合铂类治疗后pCR的三阴性乳腺癌

一、病历摘要

患者丁××，女，46岁，于2022年1月22日入院。

主诉： 发现左乳肿物伴左乳头溢液1个月。

现病史： 患者患者于2021年12月偶然自行触及左乳肿物，约2.0cm，伴触痛，初未在意，肿物逐渐增大，并伴有左乳头暗红色溢液。2022年1月18日乳腺彩超提示（病例22图1）：左侧乳腺1~4点钟距乳头2cm可见低回声光团，超出超声窗，形态不规则，边界不清，呈"蟹足样"改变，后方回声衰减，内回声不均。左侧腋窝可见多个淋巴结回声，形态饱满，皮髓质分界不清，内回声不均匀，其中一大小约2.4cm×1.2cm。结果提示：左乳实质性不均质性肿块伴微小钙化（BI-RADS：5类）；左腋窝淋巴结不除外转移。2022年1月18日乳腺钼靶（病例22图2）：左乳外上象限不规则等密度结节影，大小约4.0cm×3.5cm，密度不均，边缘欠清，可见分叶及毛刺；提示：左乳上方象限深部结节影，考虑恶性病变可能性大，未除外左腋下淋巴结转移；BI-RADS 5类。2022年1月18日穿刺活检，病理结果：（左乳1点肿物）乳腺浸润性癌，Ⅲ级，非特殊类型；IHC：ER（<1%），PR（<1%），HER2（1+），Ki-67（75%），PD-L1（22C3）（CPS=4.6），FISH检测：HER2无扩增；（左腋窝淋巴结）见癌转移。2022年1月19日乳腺MR（病例22图3）：左乳外上不规则肿块，呈分叶状，边缘见毛刺，增强后呈明显强化，最大层面4.5cm×2.8cm，动态增强曲线呈平台型及轻度流出型，DWI明显受限，ADC值约$0.8\times10^{-3}mm^2/S$。左腋下数个淋巴结，较大者大小约1.8cm×1.1cm。提示：左乳外上象限肿块，结合动态增强曲线，考虑恶性病变，BI-RADS 5类。左腋下稍大淋巴结，考虑转移可能。颈胸腹CT及全身骨显像均未见转移证据。BRCA1/2检测：未见致病性突变。为进一步诊治入院。患者自发病以来，神志清，精神可，大小便正常，饮食睡眠可，体重无下降。

既往史： 否认高血压、糖尿病、脑血管、精神疾病病史，否认肝炎、结核等传染史，否认手术、重大外伤、输血史，否认食物、药物过敏史，预防接种史不详。不吸烟不喝酒。

家族史： 家中否认遗传病史，无乳腺癌、卵巢癌家族史。

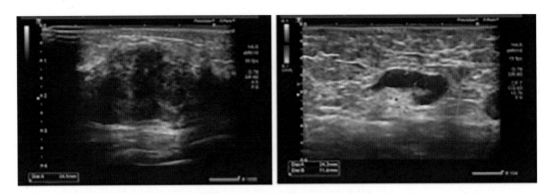

病例22图1　乳腺及腋窝淋巴结彩超

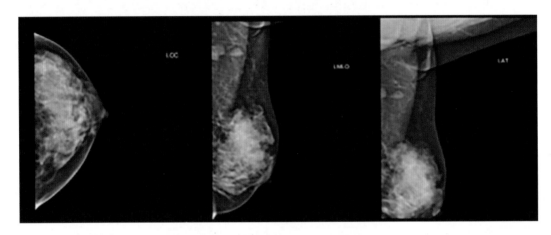

病例22图2　左乳钼靶CC、MLO及AT位

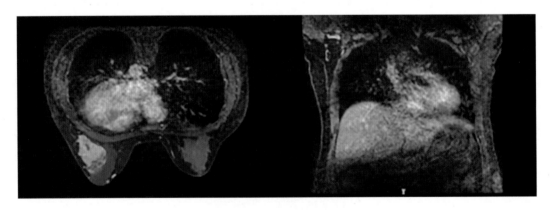

病例22图3　乳腺核磁共振

体格检查：T 36.6℃，P 92次/分，R 33次/分，BP 109/82mmHg，PS＝0分。双乳对称；左乳头单个导管轻压有暗红色液体溢出；左乳1点距乳头2cm可触及4cm×3cm的肿块，质硬，边界不清，活动度差；左侧腋窝可触及肿大淋巴结，大小约2cm×1cm，活动度差。右乳未触及明显肿物；右侧腋窝、双侧锁骨上窝未触及肿大淋巴结。

二、入院诊断

左乳癌（浸润性癌 III级，非特殊类型，$cT_2N_1M_0$，II B期，三阴型）。

三、诊疗经过

提交全院乳腺癌MDT专家组，会诊意见如下：

乳腺外科专家1：患者目前乳腺癌诊断明确，分期为$cT_2N_1M_0$，II B期，分子分型为三阴型。根据目前指南及询证证据，建议先行新辅助治疗，待肿瘤缩小后再行手术。

乳腺外科专家2：患者基线影像学检查显示原发肿瘤范围广，瘤床散在钙化，且乳头伴有血性溢液，因此该患者新辅助治疗完成后不建议行保乳手术，可行乳房切除或联合一期假体重建。

乳腺外科专家3：患者基线淋巴结分期为cN_1，新辅助治疗后若降期为cN_0，可考虑行前哨淋巴结活检，但需控制假阴性率。

乳腺内科专家1：该患者建议予以蒽环和紫杉类为基础的新辅助化疗方案，为目前各大指南为首选推荐。术后若未达到pCR，可给予卡培他滨辅助强化治疗。

乳腺内科专家2：近年来有研究在标准化疗基础上再加入卡铂，进一步提高pCR率，但治疗相关毒性显著增加；去除蒽环、保留紫杉醇联合卡铂方案具有更高的有效性以及更低的不良反应。因此，可考虑紫杉联合卡铂，序贯含蒽环的方案。

乳腺内科专家3：该患者BRCA未检测到致病性突变。虽然既往的研究表明BRCA突变可以预测铂类的疗效，但在新辅助治疗阶段的结果却表明BRCA野生型的TNBC患者同样能够从铂类药物获益。因此该患者可以考虑使用含铂化疗。

乳腺内科专家4：随着KEYNOTE-522公布pCR和EFS双主要终点的阳性结果，以及其他研究亦证明加入免疫检查的抑制剂能够提高pCR率，建议考虑化疗联合免疫新辅助治疗。

乳腺放疗专家：患者基线淋巴结分期为cN_1，淋巴结穿刺可见转移癌，建议术后行辅助放疗。

综合MDT专家组意见，患者接受4×nab-PCb（白蛋白紫杉醇＋卡铂）序贯4×EC（表柔比星＋环磷酰胺），同时联合帕博利珠单抗（PD-1抑制剂）新辅助治疗。治疗1周期后，病变较前明显缩小；8周期后疗效评价CR（病例22图4）。新辅助完成后患者接受保留乳头乳晕皮下腺体切除＋一期假体重建＋前哨淋巴结活检术。术后病理：乳腺组织未见癌残留；乳头后切缘（－）；前哨淋巴结5枚未见癌转移。术后患者接受了共一年的免疫检查点抑制剂治疗及辅助放疗。

治疗总结，如病例22表1所示。

病例22表1　治疗汇总表

治疗时间	治疗方案	疗效评价	病理结果
2022年1月23	左乳肿物＋左腋窝淋巴结穿刺活检术	/	乳腺浸润性癌，Ⅲ级，非特殊类型；ER（＜1%），PR（＜1%），HER2（1＋），Ki-67（75%），PD-L1（22C3）（CPS＝4.6），FISH检测：HER2无扩增
2022年2月至7月	4×nab-PCb（白蛋白紫杉醇＋卡铂）序贯4×EC（表柔比星＋环磷酰胺），联合帕博利珠单抗	CR	/
2022年8月	保留乳头乳晕皮下腺体切除＋一期假体重建＋前哨淋巴结活检术	/	未见癌残留

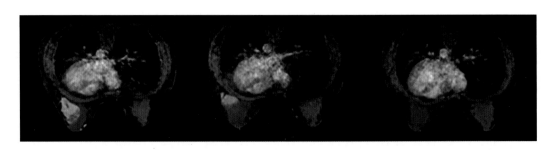

病例22图4　新辅助治疗疗效评价（基线、1周期治疗后、8周期治疗后）

四、诊疗经验

　　该患者属于早期高危三阴型乳腺癌，根据NCCN指南、ASCO指南、CSCO及中国抗癌协会乳腺癌诊疗指南，新辅助治疗的目的包括：将不能手术转化为可手术、不能保乳转化为可保乳，检测肿瘤药物敏感性以及筛选高危non-pCR人群，并予以强化辅助治疗。三阴型乳腺癌标准新辅助化疗方案是蒽环序贯紫杉类，有研究显示在此方案基础上联合铂类，能够显著提高病理学完全缓解率和远期生存率，去除蒽环的紫杉加铂类方案同样显示了较高的疗效且不良反应可控。随着免疫治疗时代的到来，化疗联合免疫检查点抑制剂成为早期高危三阴型乳腺癌的新辅助推荐方案，能够在提高pCR率的同时改善生存。但在患者的肿瘤治疗过程中，仍需兼顾疗效及安全性。

（张刘璐　王　坤　广东省人民医院）

参考文献

[1]NCCN Guidelines of Breast Cancer，Version 1.2023

[2]Korde LA，Somerfield MR，Carey LA，et al.Neoadjuvant chemotherapy，endocrine therapy，and targeted therapy for breast cancer：ASCO guideline[J].J Clin Oncol，2021，39：1485-1505.

[3]von Minckwitz G，Schneeweiss A，Loibl S，et al.Neoadjuvant carboplatin in patients with triple-negative and HER2-positive early breast cancer（GeparSixto；GBG 66）：a randomised phase 2 trial[J].Lancet Oncol，2014，15：747-756.

[4]Sikov WM，Berry DA，Perou CM，et al.Impact of the addition of carboplatin and/or bevacizumab to neoadjuvant once-per-week paclitaxel followed by dose-dense doxorubicin and cyclophosphamide on pathologic complete response rates in stage Ⅱ to Ⅲ triple-negative breast cancer：CALGB 40603（Alliance）[J].J Clin Oncol，2015，33：13-21.

[5]Loibl S，O'Shaughnessy J，Untch M，et al.Addition of the PARP inhibitor veliparib plus carboplatin or carboplatin alone to standard neoadjuvant chemotherapy in triple-negative breast cancer（BrighTNess）：a randomised，phase 3 trial[J].Lancet Oncol，2018，19：497-509.

[6]Sharma P，Kimler BF，O'dea A，et al.Randomized Phase Ⅱ Trial of Anthracycline-free and Anthracycline-containing Neoadjuvant Carboplatin Chemotherapy Regimens in Stage Ⅰ~Ⅲ Triple-negative Breast Cancer（NeoSTOP）[J].Clin Cancer Res，2021，27：975-982.

[7]Zhang L，Wu ZY，Li J，et al.Neoadjuvant Docetaxel Plus Carboplatin Versus Epirubicin Plus Cyclophosphamide Followed by Docetaxel in Triple-Negative，Early-Stage Breast Cancer（NeoCART）：Results from a Multicenter，Randomized Controlled，Open-Label Phase Ⅱ Trial[J].Int J Cancer，2022，150：654-662.

[8]Schmid P，Cortes J，Pusztai L，et al.Pembrolizumab for Early Triple-Negative Breast Cancer[J].N Engl J Med，2020，382（9）：810-821.

病例 23　gBRCA1变异的三阴性乳腺癌继发异时性卵巢癌

一、病历摘要

患者王××，女，50岁，于2016年11月15日首次入院。

主诉： 发现右乳肿物半年，确诊右乳癌1天。

现病史： 患者2016年5月发现右乳外象限肿物，直径约1.0cm，质硬，活动性差，与周围分界欠清，伴胀痛，不伴乳头溢液、乳头凹陷、发热、红肿、破溃、橘皮样变。患者未重视，之后肿物逐渐增大，疼痛加重。2016年11月1日外院钼靶示：右乳外上象限可见一类不规则稍高密度影，边界不清，边缘似可见毛刺征，直径约1.5cm（BI-RADS 4a级），双侧乳头及皮肤未见明显异常。双侧腋下见淋巴结显示，较大者位于左侧，直径约0.7cm。2016年11月2日我院超声：右乳外上11点方向可见一低回声结节，大小约1.2cm×0.8cm，边界欠清，形态不规则（BI-RADS分类：5类）。右侧腋窝淋巴结考虑转移。2016年11月12日我院乳腺MRI（病例23图1）发现右乳外上象限不规则肿块，不均匀强化，大小约1.9cm×2.9cm×2.1cm，时间-信号曲线流出型（BI-RADS 6类，伴周围子灶）；病灶外上方可见一类似信号小结节，大小约0.8cm×0.5cm×0.8cm，边界尚清（BI-RADS 4a类）。右腋窝见多发增大淋巴结，大者短径约2.4cm，考虑右腋窝淋巴结转移。2016年11月14日穿刺活检：（右乳肿物）浸润性癌，非特殊型，Ⅱ级，7分（核分裂像6个/2平方毫米），肿瘤周一些淋巴、浆细胞浸润。IHC：ER（-），PR（-），HER2（-），Ki67（80%+）。（右腋窝淋巴结）见浸润性癌，病理形态特征同右乳外上象限肿瘤。IHC：ER（-），PR（-），HER2（-），Ki-67（70%+）。行骨扫描、腹部增强CT、胸部增强CT、头颅增强MR检查未见远处转移征象，为进一步诊治入院。

既往史： 既往高血压病史2年，未规律治疗，最高160/100mmHg，平时控制在150/90mmHg。无外伤、手术史，无输血史。有磺胺类过敏史，表现为皮肤瘙痒、皮疹。

家族史： 母亲患双侧乳腺癌，因乳腺癌脑转移去世。其妹体健。

体格检查： T 36.2℃，P 80次/分，R 20次/分，BP 157/85mmHg，H 160cm，W65kg，KPS 100分。营养中等，神志清，查体合作。头颅及五官无异常，颈软，无抵抗。双乳对称，皮肤无红肿、破溃。双乳头无乳头凹陷，无乳头溢液。右乳外上象限11点钟位，距乳头4cm可触及直径1.0cm×1.0cm肿物，质硬，活动性较差，与周围分界欠清，有压痛。周围皮肤无红肿、橘皮样等异常。左乳未及明显肿物。双侧腋窝及锁骨上未触及肿大淋巴结。心率80次/分，心律齐，心音有力，未闻及病理性杂音。全腹无压痛及反跳痛，未扪及明显包块。肝脾肋下未触及。脊柱、四肢及神经系统无异常，双下肢未见明显水肿。

二、入院诊断

1. 右乳癌（浸润性癌 $cT_2N_1M_0$ ⅡB期 三阴型）右腋窝淋巴结转移。
2. 高血压（2级 中危）。

三、诊疗经过

提交全院乳腺癌MDT专家组，会诊意见如下：

病理科专家：患者穿刺病理示浸润性癌，非特殊型，Ⅱ级7分，三阴性，Ki-67 80%，伴腋窝淋巴结转移。结合患者家族史，建议行BRCA1/2基因检测，指导后续治疗及遗传咨询。

乳腺内科专家：患者三阴性乳腺癌，$T_2N_1M_0$，ⅡB期，建议行紫杉类联合蒽环类方案新辅助化疗，新辅助治疗过程中严密监测患者化疗相关副反应、并行乳腺增强MRI、及超声监测疗效。若疗效欠佳，可考虑更换为含铂方案，如果更换方案后仍然效果不佳，尽早争取手术机会，并根据术后病理决定后续辅助治疗方案。若术后病理示non-pCR，建议辅助卡培他滨6~8周期治疗。

乳腺外科专家：同意内科专家意见。患者三阴性乳腺癌伴腋窝淋巴结转移，诊断明确，有新辅助治疗指征，建议先行新辅助治疗，根据新辅助治疗疗效制定后续治疗策略。建议在治疗前对乳腺病灶进行定位标记，治疗过程中密切监测治疗反应。如有BRCA1/2基因突变，手术时可同期切除对侧乳腺，以降低对侧乳腺癌发病风险，但要充分告知患者手术的意义、手术风险、术后并发症等。

妇科专家：BRCA1/2这两个基因的结构和功能异常与卵巢癌的发病密切相关，研究显示BRCA1携带者的卵巢癌患病风险较BRCA野生型人群显著升高。如基因检测发现有BRCA1/2基因突变，建议患者尽早行预防性双附件切除，但要充分告知患者预防性双附件切除会导致绝经、不孕等，若术中或术后病理提示卵巢双附件恶性肿瘤，则有二次手术或扩大切除可能。若患者拒绝预防性切除手术，则建议进行严密监测和随访，每6月进行一次盆腔超声及血清CA125检测。

组长意见：先行蒽环类联合紫杉类方案新辅助治疗，严密监测治疗效果，同时进行基因检测，如检测到BRCA1/2突变，新辅助治疗完成后推荐进行右乳改良根治性手术及对侧乳腺预防性切除，根据术后病理疗效评价决定辅助治疗，并建议患者进行双附件预防性切除术。

根据MDT会诊意见，患者于2016年11月16日至2017年3月1日进行6周期吡柔比星＋多西他赛新辅助化疗，影像学疗效评价为PR。

MRI评价疗效见病例23表1，治疗前后影像检查对比见病例23图1至图4所示。

病例23表1　乳腺增强MRI对新辅助化疗的疗效评价

	2016 年 11 月 12 日	2016 年 12 月 22 日	2017 年 2 月 3 日	2017 年 3 月 15 日
右乳外上	1.9cm × 2.9cm × 2.1cm 流出型	1.3cm × 2.2cm × 1.1cm 流入型	1.0cm × 2.0cm × 1.1cm 流入型	1.2cm × 2.0cm × 1.1cm 未见明显强化
右腋窝淋巴结	2.4cm	1.3cm	1.5	2.6
左乳近胸壁	1.2cm 流出型	0.4cm 流出型	0.4 流入型	未见明确显示

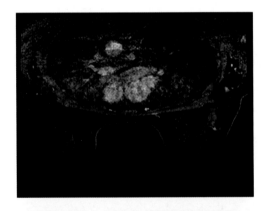

病例23图1　化疗前右乳肿瘤MRI图像

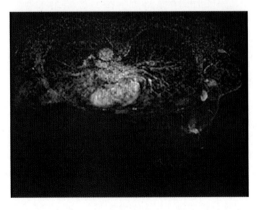

病例23图2　化疗2周期后右乳肿瘤MRI图像

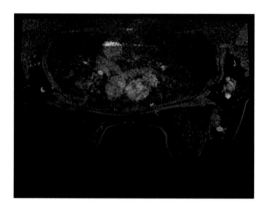

病例23图3　化疗4周期后右乳肿瘤MRI图像

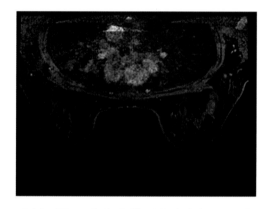

病例23图4　化疗6周期后右乳肿瘤MRI图像

基因检测：2017年1月5日行NGS扩增法检测结果报告：BRCA1和BRCA2基因上检测到10个基因变异（病例23图5），1～8号均为良性变异（单核苷酸多态性）；9～10号变异经过Sanger验证否定，可考虑为NGS生物信息分析技术尚存在的局限及差异性所致。结论：外显子组BRCA1和/或BRCA2基因上未检测到有意义的致病性突变。

#	Gene	Locus	Exon	Genotype	Ref	Variant	AA Change	Type	Consequence	Clin. Sig.*
1	BRCA1	17:41245466	10	G/A	G	c.2082C>T	(=)	snp	Synonymous	Benign
2	BRCA1	17:41245237	10	A/G	A	c.2311T>C	(=)	Snp	Synonymous	Benign
3	BRCA1	17:41244936	10	G/A	G	c.2612C>T	Pro871Leu	snp	missense	Benign
4	BRCA1	17:41244435	10	T/C	T	c.3113A>G	Glu1038Gly	snp	missense	Benign
5	BRCA1	17:41244000	10	T/C	T	c.3548A>G	Lys1183Arg	snp	missense	Benign
6	BRCA1	17:41234470	12	A/G	A	c.4308T>C	(=)	snp	Synonymous	Benign
7	BRCA1	17:41223094	16	T/C	T	c.4900A>G	Ser1634Gly	snp	missense	Benign
8	BRCA2	13:32912299	11	T/C	T	c.3807T>C	(=)	snp	Synonymous	Benign
9	BRCA2	13:32907326	10	T/C	T	c.1711T>C	Ser571Pro	snp	missense	Inconclusive
10	BRCA2	13:32907327	10	C/A	C	c.1712C>A	Ser571Tyr	snp	missense	Inconclusive

病例23图5　本院BRCA1/BRCA2基因突变高通量测序检测结果

2017年3月15日行NGS捕获法检测，发现患者BRCA1第13外显子的拷贝数缺失，在其母亲的石蜡标本中检测到了同样的突变，其妹血液标本无该突变（病例23图6）。随后设计引物进行qPCR验证，结果显示该患者的血液和石蜡标本中均表现出BRCA1第13外显子的拷贝数减少。

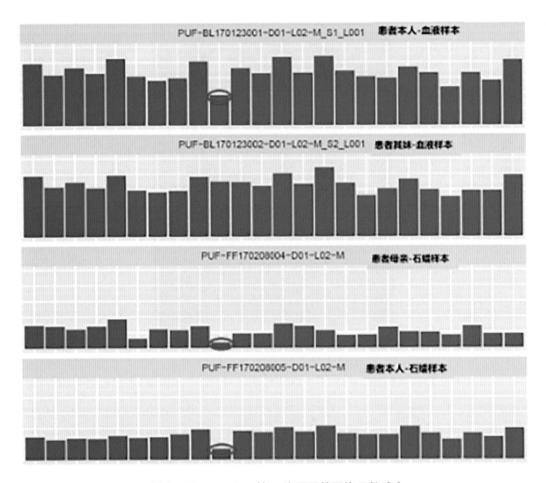

病例23图6　BRCA1第13外显子基因拷贝数减少

2017年3月22日患者行右乳改良根治术＋左乳单纯切除术。

术后病理示：（右）乳腺改良根治根治标本（新辅助化疗后）：乳腺外上象限不规则纤维化区，大小约3.5cm×2.5cm×2cm，其内可见2灶乳腺浸润性癌，非特殊型，Ⅲ级，8分，大者0.8cm×0.5cm，小者直径0.4cm，两者相距1.5cm。并高级别导管内癌。肿瘤周较多淋巴、浆细胞浸润。肿瘤距基底切缘及最近乳腺上切缘均大于1cm。乳头及皮肤未受累。腋窝淋巴结3/23可见癌转移（转移灶最大径2.4cm，伴少许纤维化）。肿瘤细胞密度40%，化疗前穿刺活检肿瘤细胞密度70%，考虑其化疗后组织学分级为G3。IHC：右侧乳腺癌较大者ER（－），PR（小于1%强阳），HER2（－），Ki67

（80%+）。右乳腺肿瘤较小者ER（−），PR（−），HER2（−），Ki67（80%+）。

（左）乳腺单纯切除标本：乳腺组织内部分导管不规则扩张，间质纤维组织增生、胶原化，未见肿瘤。

2017年4月14日开始术后化疗：卡培他滨1.5g bid d1～d14，21天一周期，共6周期。

2017年4月26日至2017年6月1日右胸壁区及右锁骨上区共放疗25次，放射剂量200cGy/F。

建议患者进行预防性双附件切除，患者拒绝。

术后每6月规律进行盆腔超声检查及CA125检测。

2017年10月10日患者盆腔超声示右卵巢囊肿，大小约33mm×27mm×25mm，周边可探及卵巢组织样回声。

2018年1月9日盆腔MR：右侧附件区可见囊性占位，界清，大小约4.1cm×4.9cm×5.4cm，增强扫描实行成分可见强化。考虑恶性可能大。

2018年1月18日PET−CT：右侧附件区混杂密度占位，葡萄糖代谢增高，考虑恶性病变可能大。未见其他部位转移及乳腺癌复发征象。

2018年1月22日进行妇科手术：腹腔镜双附件＋阑尾＋大网膜切除＋盆腔淋巴结清扫＋血管探查＋粘连松解＋双侧高位骶韧带悬吊术＋阴道前后壁修补＋膀胱镜（电视泌尿镜）检查术。

术后病理示：卵巢高级别浆液性癌，大小4.5cm×3.5cm×2cm，未见明确脉管内癌栓及神经侵犯，输卵管组织未见肿瘤累及。

2018年1月30日至2018年5月24日行TP方案6周期化疗（紫杉醇 240mg d1＋奈达铂130mg d2，21天1周期），之后定期复查，未发现复发转移。

治疗总结，如病例23表2所示。

病例23表2　治疗汇总表

治疗时间	治疗方案	周期数	最佳疗效	不良反应
2016年11月16日至2017年3月1日	新辅助化疗（AT）	6	PR	1级呕吐，1级脱发，2级中性粒细胞减少
2017年3月22日	右乳改良根治术＋左乳单纯切除术			
2017年4月14日	卡培他滨	6		
2017年4月26日至2017年6月1日	右胸壁区及右锁骨上区共放疗	25（次）		
2018年1月22日	妇科手术			

治疗时间	治疗方案	周期数	最佳疗效	不良反应
2018年1月30日至 2018年5月24日	术后化疗（TP）	6		1级恶心、1级脱发、 1级中性粒细胞减少

四、诊疗经验

BRCA1/2基因是非常重要的抑癌基因，携带致病性胚系突变的患者发生乳腺癌、第二原发乳腺癌、卵巢癌、前列腺癌、胰腺癌等风险显著增高。BRCA基因特点是无热点区域，无热点突变；在各区域散在分布，范围达20kb；突变类型多样，包括点突变、插入缺失突变、拷贝数变异等。该患者第一次应用常规NGS扩增技术未能检测到致病突变，考虑到患者及亲属存在高度可疑的家族病史；另外，由于当时该检测采用的NGS技术尚不能涵盖所有基因突变形式，尤其不能克服如基因大片段重排、缺失等分子检测难点，常需要联合多重连接探针扩增技术（MLPA）、定量聚合酶链反应（qPCR）、长片段聚合酶链反应（L-PCR）等技术综合判断是否存在有害突变。该患者经再次送NGS捕获法检测后，发现了BRCA1的致病性突变。因此对于高度怀疑有BRCA突变携带，且病情可能需要针对BRCA突变进行治疗者，在常规高通量未检出致病性突变的情况下，应使用其他技术补充检测，及时发现致病性突变，进行相应的治疗。

有文献报道，在中国汉族人群中，BRCA1/2基因突变携带者第一次原发性乳腺癌与对侧乳腺癌平均间隔时间为7.6年（范围0~18年），对侧乳腺癌10年和20年的累积发病风险分别为19.4%和50.3%。BRCA1基因携带者70岁时的卵巢癌平均累积风险为59%。致病性突变携带者可考虑降低风险措施，包括加强乳腺癌、卵巢癌筛查，预防性切除乳腺，预防性切除双侧附件等。一项meta分析显示，对侧预防性乳房切除术能显著降低BRCA1/2突变携带者对侧乳腺癌患病风险（RR=0.072，95%CI 0.035~0.148）。在生存方面，一项前瞻性分析显示，与监测组相比，接受对侧预防性切除术的BRCA基因突变携带者的死亡率更低（8% vs.19%，$P<0.001$），通过Cox分析得出HR为0.49（95%CI 0.29~0.82）。在患侧术式选择方面，2020年发表的ASCO指南指出，对于有BRCA基因胚系突变的早期乳腺癌患者，亦可选择保乳手术或保留乳头的乳腺腺体切除术，推荐对中等外显基因突变携带者提供保乳治疗。Nilsson等人发现，保乳和乳房全切在乳腺癌死亡率、远处复发、总生存方面没有显著差异。

根据2016 ESMO关于BRCA突变携带者合并乳腺/卵巢癌遗传综合征的预防和筛查指南，降低卵巢癌风险最有效的措施是预防性双附件切除术，通过该手术可以降低80%~90%的卵巢癌患病风险，并可以降低死亡率。不建议单独进行降低风险的输卵管切除术。在2023年第一版关于遗传/家族高危乳腺癌、卵巢癌、胰腺癌评估的NCCN指南中同样指出，建议BRCA基因突变携带者进行降低风险输卵管-卵巢切除术，尤其是35~40岁、已经完成生育的患者。并且有研究显示，携带BRCA1/2致病突变的人群中，实施输卵管卵巢切除术（RRSO），还能降低乳腺癌的发病率（HR 0.59；95% CI，0.42~0.82；$P<0.001$）。如果患者在接受降低风险的输卵管-卵巢切除术时处于绝经前状态，要告知患者与过早绝经相关的风险，包括骨质疏松、心血管疾病、认知变化、性相关问题。该指南还指出，输卵管切除术并不是降低风险的标准术式，主要的担忧是不能降低个体患卵巢癌风险，关于该术式的临床试验正在进行中。

三阴性乳腺癌（TNBC）的新辅助化疗方案中，蒽环联合紫杉方案仍是目前的首选策略。2021年ASCO指南和2022 V4NCCN指南将铂类药物加入了TNBC新辅助治疗的推荐中，在Gepar Sixto研究中，BRCA1/2致病性突变携带者相比于非致病性突变携带者的pCR率更高（16/24，66.7% vs.44/121，36.4%），但卡铂的加入没进一步提高pCR率（17/26，65.4%）及无病生存率（DFS%）。NeoSTOP研究对含蒽环或不含蒽环类药物联合铂类对三阴性乳腺癌的新辅助治疗情况进行了比较，结果表明，对于早期三阴性乳腺癌，卡铂联合多西他赛的双药方案与含蒽环类药物的四药方案具有相似的pCR率、RCB 0/1的比例、无事件生存率和总生存率，并且双药组毒副反应小，成本更低。对不适合蒽环类药物的新辅助化疗患者来说，卡铂联合多西他赛的双药方案是一种可行的替代方案。除细胞毒药物外，免疫治疗在TNBC中也显示出良好的抗肿瘤活性。KEYNOTE 522研究结果提示，在TP-AC的基础上联合帕博利珠单抗可以显著提高患者的pCR率。研究组患者术后继续辅助9周期帕博利珠单抗治疗。中位随访15.5个月，帕博利珠单抗联合化疗组在EFS方面也显示出良好趋势（HR0.63，95%CI 0.43~0.93）。基于该研究结果，美国FDA已批准帕博利珠单抗用于高危早期TNBC患者，NCCN指南也更新了TNBC的术前治疗选择。

新辅助治疗后TNBC患者的辅助治疗应根据是否达pCR进行选择。如患者已进行足疗程的新辅助治疗但仍未达pCR，根据CREATE-X研究，术后可予6~8周期卡培他滨辅助治疗。另外，携带BRCA基因致病性突变的患者往往存在同源重组缺陷，可以K考虑使用PARP抑制剂。OlympiA研究是第一项评估PARP抑制剂在乳腺癌治疗领域的Ⅲ期随机对照研究，中位随访2.5年的结果显示，奥拉帕利相比于安慰剂显著改善了无浸润性疾病生存期（85.9% vs.77.1%，$P<0.001$）和无远处疾病生存期（87.5% vs.80.4%，$P<0.001$）。2022年3月，FDA批准奥拉帕利用于既往接受过新辅助或辅助化疗的携带BRCA基因胚系突变的HER2阴性高危早期乳腺癌的辅助治疗。2022 NCCN指南推荐奥拉帕利用于基因检测为胚系BRCA1/2突变的高危患者。2022 CSCO指南也同步做了相应的

更新。

　　本例患者TNBC诊断明确，并有乳腺癌家族史，携带BRCA基因突变可能较大。检测发现了BRCA1的致病性突变。由于当时尚无KEYNOTE 522及OlympiA研究结果，患者未接受免疫或靶向治疗。患者选择了对侧乳腺癌的预防性切除，将对侧乳腺患病风险进一步降低。后续患者未行降低卵巢癌风险的手术，但通过严密随访，发现了早期卵巢癌并得到了及时的治疗。目前患者定期复查，随访至今未发现复发转移征象。

（高　敏　徐　玲　北京大学第一医院）

参考文献

[1]杨晓晨，胡震，吴炅，等.中国汉族人群中BRCA1和BRCA2基因突变携带者患乳腺癌风险的研究[J].中国癌症杂志，2015，25（04）：247-252.

[2]Mavaddat N，Peock S，Frost D，et al.Cancer Risks for BRCA1 and BRCA2 Mutation Carriers：Results From Prospective Analysis of EMBRACE[J].JNCI：Journal of the National Cancer Institute，2013，105：812-822.

[3]Li X，You R，Wang X，et al.Effectiveness of Prophylactic Surgeries in BRCA1 or BRCA2 Mutation Carriers：A Meta-analysis and Systematic Review[J].Clin Cancer Res，2016，22：3971-3981.

[4] Heemskerk-Gerritsen BA，Rookus MA，Aalfs CM，et al.Improved overall survival after contralateral risk-reducing mastectomy in BRCA1/2 mutation carriers with a history of unilateral breast cancer：a prospective analysis[J].Int J Cancer，2015，136：668-677.

[5]Tung NM，Boughey JC，Pierce LJ，et al.Management of Hereditary Breast Cancer：American Society of Clinical Oncology，American Society for Radiation Oncology，and Society of Surgical Oncology Guideline[J].Journal of Clinical Oncology：Official Journal of the American Society of Clinical Oncology，2020，38：2080-2106.

[6]Nilsson MP，Hartman L，Kristoffersson U，et al.High risk of in-breast tumor recurrence after BRCA1/2-associated breast cancer[J].Breast Cancer Research and Treatment，2014，147：571-578.

[7]Paluch-Shimon S，Cardoso F，Sessa C，et al.Prevention and screening in BRCA mutation carriers and other breast/ovarian hereditary cancer syndromes：ESMO Clinical Practice Guidelines for cancer prevention and screening[J].Annals of Oncology，2016，27：v103-v110.

[8]Chai X，Domchek S，Kauff N，et al.RE：Breast Cancer Risk After Salpingo-Oophorectomy

in Healthy BRCA1/2 Mutation Carriers：Revisiting the Evidence for Risk Reduction[J].Journal of the National Cancer Institute，2015，107：补充页码

[9]Hahnen E，Lederer B，Hauke J，et al.Germline Mutation Status，Pathological Complete Response，and Disease-Free Survival in Triple-Negative Breast Cancer[J].JAMA Oncology，2017，3.

[10]Sharma P，Kimler BF，O'Dea A，et al.Randomized Phase Ⅱ Trial of Anthracycline-free and Anthracycline-containing Neoadjuvant Carboplatin Chemotherapy Regimens in Stage Ⅰ～Ⅲ Triple-negative Breast Cancer（NeoSTOP）[J].Clin Cancer Res，2021，27：975-982.

[11]Schmid P，Cortes J，Pusztai L，et al.Pembrolizumab for Early Triple-Negative Breast Cancer[J].N Engl J Med，2020，382：810-821.

病例 **24** 双侧附件及脑膜转移的HER2低表达乳腺癌

一、病历摘要

患者王××，女性，48岁，于2022年5月28日入院。

主诉： 左乳癌术后4年余，肺、骨转移5个月，头痛伴视物模糊、吞咽困难5天。

现病史： 患者于2017月8月因左乳、左腋窝肿物就诊，行穿刺活检，病理提示：（左乳）非特殊型浸润性导管癌Ⅲ级，（左侧腋窝淋巴结）癌转移。免疫组化：ER（−）、PR（−）、HER2（1+）、Ki-67（10%）。2017年8月至2017年11月行TEC（多西他赛110mg＋表柔比星140mg＋环磷酰胺800mg 静脉滴注 q3w）新辅助化疗4周期，治疗后左乳及左腋窝包块明显缩小，疗效评价PR。期间行基因检测：BRCA2 Chr13：32911297c.2808_2811delACAA 致病突变。2017年11月9日行"左侧乳腺癌改良根治术＋右侧乳腺单纯切除术"，术后病理：（左乳）非特殊型浸润性导管癌Ⅲ级，乳腺癌新辅助化疗评估MP系统4级，左侧腋窝淋巴结转移（1/19）；免疫组化：ER（−）、PR（−）、HER2（1+）、Ki-67（30%）。术后继续行2周期TEC辅助化疗，之后辅助放疗。

患者携带BRCA2致病突变，于2018年11月15日（44岁）行"双侧附件切除术"，术后病理：（左）卵巢内有低分化腺癌转移浸润，结合免疫组化提示乳腺癌卵巢转移，免疫组化：CA125（−）、PAX-8（−）、GATA3（＋）、ER（−）、PR（−）、HER2（1+）、Ki-67（10%）。术后行"白蛋白紫杉醇＋顺铂"方案化疗2周期，治疗后出现3级恶心及3级呕吐，故于2019年1月调整为"白蛋白紫杉醇"单药化疗4周期。之后口服奥拉帕利治疗。2021年12月21日PET/CT提示：多发骨转移，左肺上叶转移瘤，左侧胸腔大量积液。遂于外院行左侧胸腔积液穿刺引流及胸腔热灌注化疗3次，并给予地舒单抗治疗骨转移，治疗后左侧胸腔积液得到控制。2022年1月开始行艾立布林化疗6周期，治疗期间出现3级中性粒细胞减少、1级脱发及1级乏力，复查CT提示左肺上叶转移瘤消失，骨转移瘤同前，疗效评价PR。2022年5月27日行第7周期化疗期间出现头痛、恶心、呕吐、视物模糊、吞咽困难，遂就诊我科。

既往史： 既往体健。

婚育史： 26岁结婚，已离异，育有1子，体健。

家族史： 母亲于2016年确诊为乳腺癌，分子分型为HR+/HER2+，携带BRCA2致病突变。

体格检查： T 36.4℃、P 74次/分、R 20次/分、BP 101/70mmHg、NRS 6分、ECOG 4分。神志清楚，精神差，轮椅推入病房。颈项稍强直，双侧瞳孔等大等圆，直径约3mm，对光反应灵敏，双眼粗测视力下降。双乳缺如，双侧胸壁可见长约10～15cm手术瘢痕。双肺呼吸音清晰，未闻及干湿性啰音。心率74次/分，律齐，各瓣膜听诊区心音正常，未闻及杂音及心包摩擦音。腹部查体未见异常。四肢肌力正常，双下肢无水肿。

二、入院诊断

左乳癌（r$T_x$$N_0$M1 Ⅳ期 三阴型）

　　左肺转移癌

　　胸膜转移癌

　　骨转移癌

　　卵巢转移癌术后。

右乳预防性切除术后。

三、诊疗经过

入院后患者间断表现为兴奋、躁动等精神异常情况，阵发性癫痫，短暂意识丧失等，后可自行缓解。2022年5月30日头颅MRI平扫＋增强扫描提示：右侧额颞叶脑膜增厚并明显强化，脑膜转移可能（病例24图1）。

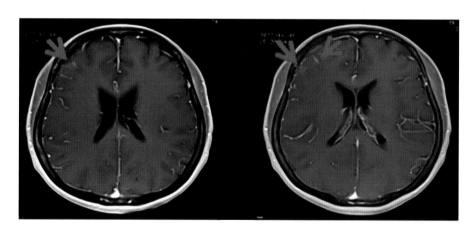

病例24图1　治疗前头颅MRI：脑膜转移

提交院内乳腺癌MDT专家组，会诊意见如下：

影像科专家： 脑转移、脑膜转移的影像学检查首选头颅MRI，其具有无辐射、软组织分辨率高、灵敏度高等优点。根据脑膜的结构，脑膜转移可分为硬脑膜转移和柔脑膜

转移，柔脑膜又包括软脑膜和蛛网膜转移。柔脑膜转移好发于小脑幕，FLAIR序列上可见高信号明显增多，增强后矢状位和冠状位可见明显条线状强化。该患者脑核磁显示右侧额颞叶脑膜增厚并呈现明显强化，结合患者头痛、头晕、恶心、呕吐、视物模糊、癫痫等症状，考虑脑膜转移可能。在影像诊断上，脑膜转移瘤需与脑梗死、脑膜原发淋巴瘤、结核性脑膜炎等进行鉴别。

神经内科专家： 脑膜转移最常见的症状是头痛、恶心、呕吐等高颅压症状，其次包括精神障碍、步态改变、视力障碍、复视、听力障碍甚至癫痫发作。部分患者还会出现步态改变、精神改变等症状，易被误诊为"脑梗死"。脑膜转移的诊断有赖于脑脊液细胞学和头颅增强MRI检查，部分患者在MRI检查中无异常发现，但若在脑脊液中发现癌细胞，即可诊断脑膜转移。建议该患者进行腰椎穿刺收集脑脊液，行脑脊液细胞学检查来确诊脑膜转移，同时予以脱水、降颅压等治疗缓解症状。患者目前出现继发性癫痫，可给予"丙戊酸钠"泵入控制癫痫。

放疗科专家： 全脑放疗（WBRT）是软脑膜转移患者的标准治疗选择，虽然尚缺乏高水平的证据，但在一些回顾性研究中，WBRT可提高生存率。预后良好的因素包括良好的体力状态、无症状表现、无脑实质转移瘤，以及原发肿瘤诊断与软脑膜转移之间的时间较长等。除了可能提高生存外，WBRT还可以缓解和稳定症状。WBRT相关的急性毒性反应包括疲劳、头皮皮炎、脱发、头痛、恶心、呕吐、中耳炎、口干和在放疗期间或放疗结束后几天内可能发生的味觉改变。放疗后的晚期毒副反应通常在治疗后几个月出现，包括持续性疲劳、认知功能障碍、脑血管影响、白内障发展和垂体功能障碍。鉴于该患者目前出现头痛、视力障碍、癫痫发作以及兴奋、躁动等精神异常表现，考虑脑膜转移引起的颅内压增高或者脑水肿，建议该患者尽快行全脑放疗缓解症状。

乳腺内科专家： 该患者目前左乳癌术后4年余，因BRCA2有致病突变，患者在乳腺手术后1年接受了预防性双侧附件切除术，病理提示左侧卵巢转移。术后4年出现胸膜、肺、骨多发转移，乳腺术前穿刺、新辅助术后和卵巢术后病理均为三阴型乳腺癌（HER2低表达）。患者在接受艾立布林化疗，颅外病灶控制稳定情况下，出现颅内转移相关的神经系统症状，结合头颅MRI见脑膜增厚、强化，考虑脑膜转移瘤，预后极差。目前患者头痛伴恶心、呕吐，频发癫痫，应尽快行全脑放疗缓解症状，同时辅助脱水、降颅压、抗癫痫治疗。患者在卵巢转移术后行白蛋白紫杉醇＋顺铂化疗及奥拉帕利维持治疗，奥拉帕利治疗过程中因胃肠道反应重停药。出现胸膜、肺、骨转移后行艾立布林单药治疗，治疗中出现脑膜转移。目前为晚期三线治疗，除了全脑放疗，患者目前也急需有效药物控制颅内脑膜转移进展。该患者既往病理均提示为三阴性乳腺癌，HER2为低表达状态（1+）。DB04研究提示T-DXd较医生选择化疗方案（TPC）可显著改善PFS和OS（无论患者HR状态如何）。在HR-人群中，T-DXd和TPC组的中位PFS分别为8.5个月vs.2.9个月（HR 0.46），中位OS分别为18.2个月vs.8.3个月（HR 0.48）。综上所述，该患者可考虑行T-DXd治疗，同时联合腰椎鞘内注射化疗药物局部治疗。

MDT组长意见： 综上所述，该患者为三阴型乳腺癌（HER2低表达），全身多处转移，目前出现脑膜转移，预后差，可考虑行全脑放疗联合T-DXd全身系统治疗，同时给予腰椎鞘内注射化疗药物局部治疗。

患者于2022年6月2日开始接受全脑放疗（靶区：CTV：全脑，PTV：CTV外扩5mm，总剂量：40Gy/20次），同时于2022年6月14日开始行"T-DXd 300mg 静脉滴注 q3w"全身治疗，建议行脑脊液细胞学检查明确脑膜转移诊断，必要时给予腰椎鞘内注射治疗。但患者及家属拒绝腰椎穿刺等有创操作。患者治疗期间同时予以抗癫痫、脱水、降颅压、止痛等对症处理。全脑放疗及1周期T-DXd治疗后患者头痛、恶心、呕吐、视物模糊、吞咽困难明显缓解，体力状况明显改善（ECOG 1～2分），后继续行4周期T-DXd（300mg 静脉滴注 q3w），治疗期间出现1级中性粒细胞减少、1级白细胞减少、1级谷丙转氨酶升高，2022年7月26日（2周期治疗后）复查头颅增强MRI提示：原脑膜增厚并明显强化影未见明确显示（病例24图2），疗效评价CR。

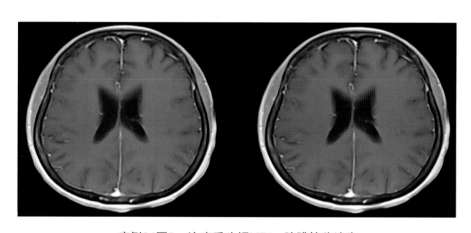

病例24图2　治疗后头颅MRI：脑膜转移消失

2022年9月下旬患者再次出现头痛伴恶心呕吐，2022年9月22日行腰椎穿刺术，测颅内压为240mmH$_2$O，脑脊液细胞学见大量异型细胞，形态符合腺癌特点，结合临床考虑乳腺癌脑膜转移。随后行腰椎鞘内注射（甲氨蝶呤10mg＋阿糖胞苷0.01g 鞘内注射 qw）4周期，治疗后头痛、恶心、呕吐症状明显缓解，复查脑脊液细胞学见异型细胞比率明显下降（41%→10%）（病例24图3）。2022年11月3日给予"帕博利珠单抗200mg d1＋贝伐珠单抗500mg d1＋优替德隆40mg d1～5 q3w"治疗1周期，治疗后出现2级手足麻木，2022年11月30日更换为"帕博利珠单抗200mg d1＋贝伐珠单抗500mg d1＋帕米帕利

40mg 2次/日 q3w"治疗1周期，治疗后出现1级恶心及1级呕吐。2022年12月底患者再次出现头痛、恶心、呕吐，2023年1月10日更换为"T-DXd 300mg 静脉滴注 q3w"联合鞘内注射，患者症状有所缓解，目前仍在接受T-DXd治疗中。

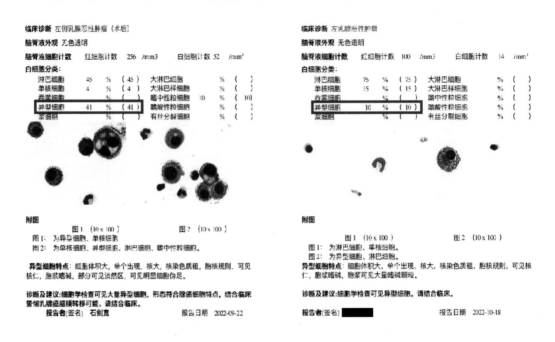

病例24图3　治疗前后脑脊液细胞学对比

治疗总结，如病例24表1所示。

病例24表1　治疗汇总表

治疗时间	治疗方案	周期数	最佳疗效	不良反应	PFS/DFS（月）
2017年8月至11月	TEC 新辅助	4	PR	2级恶心、呕吐，2级中性粒细胞减少	/
2017年11	左乳癌改良根治术＋右乳单纯切除术	/	/	/	DFS = 49m
2017年12月至2018年1月	TEC	2	/	2级恶心、呕吐，2级中性粒细胞减少	/
2018年2月至3月	辅助放疗	1	/	右侧胸壁皮肤色素沉着	/
2018年11月	双侧附件切除术	/	/	/	/
2018年11月至12月	白蛋白紫杉醇＋顺铂	2	/	3级恶心、呕吐，2级中性粒细胞减少	PFS = 26m
2018年12月至2019年3月	白蛋白紫杉醇	4		2级中性粒细胞减少	

续表

治疗时间	治疗方案	周期数	最佳疗效	不良反应	PFS/DFS（月）
2022年1月至5月	艾立布林	7	PR	3级中性粒细胞减少、1级脱发、1级乏力	PFS = 4m
2022年6月至7月	全脑放疗	1	脑膜转移瘤CR，骨转移瘤SD	1级中性粒细胞减少、1级谷丙转氨酶升高	PFS = 3m
2022年6月至9月	T-DXd	5			
2022年9月22日至10月18日	甲氨蝶呤10mg＋阿糖胞苷0.01g鞘内注射	4	/	腰痛	PFS = 2m
2022年11月3日	帕博利珠单抗＋贝伐珠单抗＋优替德隆	1	PD	2级手足麻木	
2022年11月30日	帕博利珠单抗＋贝伐珠单抗＋帕米帕利	1		Ⅰ级恶心、呕吐	
2023年1月至4月	T-DXd	4	SD	1级中性粒细胞减少、1级谷丙转氨酶升高	PFS > 3m
	甲氨蝶呤10mg＋阿糖胞苷0.01g鞘内注射	4			

四、诊疗经验

该患者系三阴性乳腺癌（HER2低表达），家族中母亲患有乳腺癌，且携带BRCA2致病突变，对于具有家族遗传病史的患者应积极完善BRCA基因检测，结果提示患者亦携带BRCA2致病突变。患者尽管接受了预防性对侧乳腺切除和双侧卵巢切除术，仍出现了肺、胸膜、骨转移，后期出现了脑膜转移。约5%的乳腺癌患者会出现脑膜转移，尤其三阴性乳腺癌患者更易出现，脑膜转移患者的预后差，中位生存时间约4个月。目前针对脑膜转移的治疗方案为放疗、鞘内注射、全身系统治疗及对症支持治疗，治疗方案的选择要考虑患者的一般状况、既往治疗及耐受度。该患者分子分型系HR-/HER2低表达，DB04研究是针对HER2低表达晚期乳腺癌的随机Ⅲ期试验，评价了T-DXd对比医生选择化疗方案（TPC）的疗效和安全性。研究显示无论患者HR状态如何，T-DXd治疗组PFS和OS均具有统计学意义和临床意义的改善。在HR-人群中，T-DXd和TPC组的中位PFS分别为8.5个月vs.2.9个月（HR 0.46），中位OS分别为18.2个月vs.8.3个月（HR 0.48）。

患者经全脑放疗联合T-DXd治疗后，神经系统症状明显改善，磁共振显示脑膜增厚及强化病灶消失。但之后患者反复出现神经系统症状，经多种药物治疗后症状仍控制不佳，这印证了脑膜转移患者恶性程度高、预后差的特征。当再次予以T-DXd治疗联合鞘内注射化疗，患者症状明显改善，目前病情控制稳定。患者脑膜转移后生存期已超过11个月，较中位OS明显延长，且药物耐受性良好。

（杨　婷　薛　妍　西安国际医学中心肿瘤医院）

参考文献

[1]Hyun JW，Jeong IH，Joung A，et al.Leptomeningeal metastasis：Clinical experience of 519 cases[J].Eur J Cancer，2016，56：107-114.

[2]Du C，Hong R，Shi Y，et al.Leptomeningeal metastasis from solid tumors：a single center experience in Chinese patients[J].J Neurooncol，2013，115（2）：285-291.

[3]Franzoi MA，Hortobagyi GN.Leptomeningeal carcinomatosis in patients with breast cancer[J]. Crit Rev Oncol Hematol，2019，135：85-94.

[4]Modi S，Jacot W，Yamashita T，et al.Trastuzumab Deruxtecan in Previously Treated HER2-Low Advanced Breast Cancer[J].N Engl J Med，2022，387（1）：9-20.

第五章 异质性乳腺癌

病例 25 原发灶与淋巴结HER2异质性乳腺癌

一、病历摘要

患者××，女，38岁，于2019年4月10日首次入院。

主诉： 发现左乳肿物5个月，确诊左乳癌2天。

现病史： 2018年12月无意中扪及左乳一大小约2cm肿物，质韧较固定，未重视，之后逐渐增大。2019年3月患者触及左腋窝一约3cm肿物，质地较硬，之后就诊我院。2019年3月14日乳腺超声（病例25图1）：①左侧乳腺多发团块与结节（恶性肿瘤？）（3.5cm×3.4cm×1.4cm，BI-RADS 5类）；②左侧腋窝淋巴结肿大（恶性肿瘤转移？）（4.0cm×2.7cm）。乳腺钼靶（病例25图2）：左乳占位伴左腋下淋巴结增大，考虑恶性；双侧乳腺增生。入院后于2019年3月17日行左乳肿物及左腋窝淋巴结穿刺活检，2019年4月8日回报病理检查及免疫组化结果提示：（左乳肿物）浸润性癌；ER（0）、PR（0）、HER2（3+；15%区域表达3+，其余区域表达0~2+）、Ki67（50%+）、HER2的FISH检测：30%区域肿瘤细胞HER2信号扩增状态，70%区域肿瘤细胞HER2信号呈无扩增状态；（左腋窝）送检穿刺组织见低分化癌，倾向乳腺来源；ER（0）、PR（0）、HER2（0）、Ki67（80%）。颅脑MRI、骨ECT、胸部CT及腹部超声等检查未发现远处转移征象。

既往史： 20年前诊断为肺结核。经规律治疗，现无特殊不适。否认高血压、冠心病、糖尿病等慢性病病史，否认肝炎、伤寒等其他传染病病史，否认手术、重大外伤、输血史。有青霉素过敏史。

家族史： 父母亲健在。否认家族中遗传病史、群聚性传染病史，否认家族中恶性肿瘤病史。

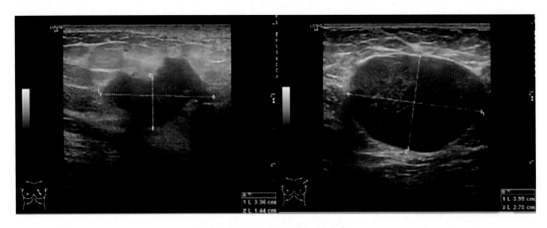

病例25图1　治疗前乳腺彩超

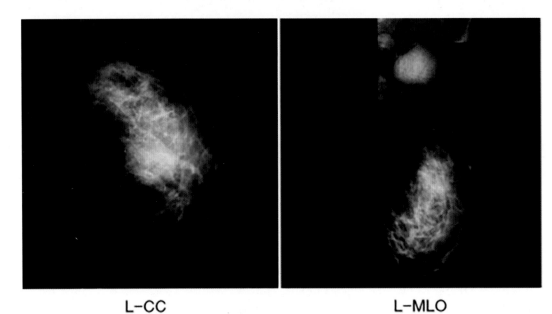

L-CC　　　　　　　　　　　L-MLO

病例25图2　治疗前乳腺钼靶

治疗前，乳腺MRI平扫＋增强，如病例25图3所示。

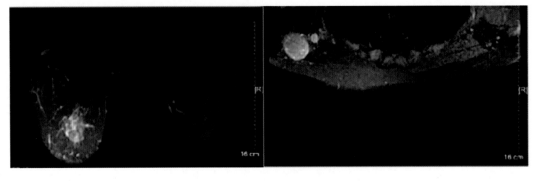

病例25图3　治疗前乳腺MRI平扫＋增强

　　体格检查：T 36.6℃，P 74次/分，R 18次/分，BP 115/72mmHg，ECOG评分0分。双侧乳房大小、位置、形态正常对称。双侧乳房皮肤无红肿、破溃或桔皮样改变，双侧乳头无凹陷、偏移。左乳外上象限12~1点位可触及大小约3.0cm×3.0cm肿物，质地硬，表面尚光滑，界限不清，活动度欠佳。右侧乳腺未触及明显肿物。轻挤双乳头无溢血、溢液。左侧腋窝可触及一肿大淋巴结，大小约4cm×3cm，质硬，活动度尚可，右腋窝及双侧锁骨上未触及明显肿大淋巴结。

二、入院诊断

　　1. 左乳癌（浸润性癌 $cT_2N_1M_0$ ⅡB期 HER2阳性）。

　　2. 肺结核治疗后。

三、诊疗经过

　　1. 治疗前提交全院乳腺癌MDT专家组，会诊意见如下：

　　病理科专家：该患者肿瘤异质性明显，免疫组化显示，约15%区域肿瘤细胞HER2表达为3+，其余区域表达0~2+；进一步的FISH检测也显示30%区域肿瘤细胞HER2信号扩增状态，70%区域肿瘤细胞HER2信号呈无扩增状态。提示肿瘤虽然为HER2过表达型，但肿瘤内在异质性可能具有不同内在亚型特征。

　　肿瘤内科专家：左乳腺癌伴左腋窝淋巴结转移。$cT_2N_1M_0$，结合免疫组化分型，提示原发灶为HER2过表达型，根据CACA指南建议行术前新辅助化疗降期后行手术治疗。根据患者的分期及分子分型推荐以双靶为主的联合化疗方案。

　　乳腺外科专家1：该患者HER2异质性明显，而HER2异质性与肿瘤预后不良及抗HER2治疗疗效不佳有关，目前原发灶的免疫组化类型为HER2阳性型，转移淋巴结的免疫组化类型为三阴型。新辅助治疗方案应考虑兼顾两种分型。考虑到目前循证证据显示铂类对三阴性乳腺癌具有明确的优效性，包含铂类及靶向的治疗方案可能较好的覆盖对两种肿瘤的疗效。因此在目前指南推荐的新辅助治疗方案中TCbHP方案应作为优先的选择。

　　乳腺外科专家2：该患者为存在肿瘤异质性的HER2阳性乳腺癌，腋窝淋巴结呈三阴型，均符合新辅助治疗指征，且新辅助治疗目的除降期外，也可以获得一定程度药敏信息，对前面探讨的化疗药物、靶向治疗药物的敏感性也需要通过新辅助治疗后的疗效评估来判断。并根据术后病理评价结果决定后续治疗治疗。

　　乳腺外科专家3：对于存在瘤内和瘤间异质性的患者，可考虑进行基因检测来获得进一步的治疗靶点信息，比如BRCA检测、HRD检测，甚至是PAM50的检测，可能会对制定治疗策略产生一定积极的指导作用。

组长总结：同意上述专家意见，该患者有新辅助治疗指证。考虑患者仍为HER2阳性型乳腺癌，需坚持以抗HER2靶向为主的新辅助治疗。目前可选择的化疗方案，如"EC-THP"或者"TCbHP"方案，含卡铂的方案可以同时兼顾HER2阳性及三阴性乳腺癌，但蒽环类药物同样也对这两种亚型乳腺癌有效。结合目前临床实践，HER2阳性乳腺癌应尽早使用靶向治疗，故建议予以TCbHP方案，同时可行基因检测以获得更多肿瘤的内在信息。

该患者于2019年4月8日至2019年7月1日行"TCbHP"方案（曲妥珠单抗 首剂8mg/kg之后6mg/kg d1＋帕妥珠单抗首剂840mg 之后420mg d1＋多西他赛160mg d1 ＋卡铂750mg d2 q21d）新辅助治疗4周期，疗效评估左乳原发灶缩小（PR）；左腋窝淋巴结缩小不明显（SD）（病例25图4）。2019年7月5日在局麻下再次进行左腋窝淋巴结粗针穿刺评估，穿刺病理：（左腋窝LN）镜下见转移性癌，结合病史及免疫组化结果，考虑乳腺来源，与原片相比，可见化疗改变。免疫组化结果：ER（0）、PR（0）、HER2（0）、Ki67（60%）。同时BRCA检测无致病性突变。

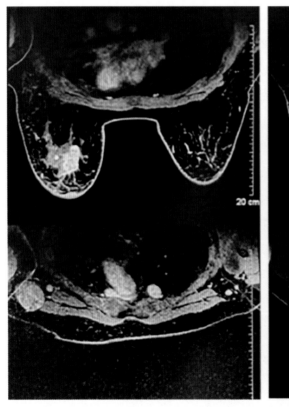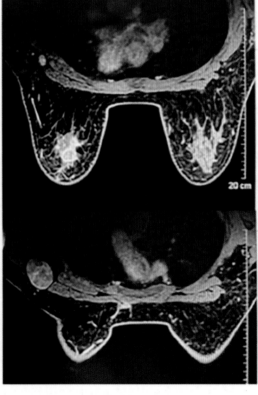

病例25图4　新辅助治疗疗效对比（MRI平扫＋增强）

继续完成"TCbHP"方案新辅助化疗第5~6周期后，于2019年9月4日行"左乳腺癌改良根治术"，术后病理报告：（左乳腺＋左腋窝淋巴结）原瘤床经全部取材，镜下见少量乳腺浸润性导管癌残存，大小1.6cm×1.6cm×1.5cm，组织学分级2级，间质脉管瘤栓，呈MP 3级反应；腋窝淋巴结：5/27；胸小肌后组淋巴结1/2；胸小肌内组淋巴结0/1。免疫组化：乳腺病灶：ER（0）、PR（0）、HER2（0）、Ki67（30%）。术后病理诊断：左乳癌（浸润性癌 $ypT_1N_2M_0$）。

2. 术后再次提交全院乳腺癌MDT专家组，会诊意见如下：

病理科专家： 该患者治疗前穿刺组织样本的肿瘤异质性明显，经过新辅助治疗筛选后，残留肿瘤病灶经全面评估，为三阴型，同时腋窝转移淋巴结可见化疗反应，但肿瘤负荷仍较高，术后淋巴结分期为ypN_2，提示后续复发转移风险较高。

肿瘤内科专家： 对于该患者，术前原发病灶为HER2阳性型乳腺癌，腋窝淋巴结呈三阴型，与原发灶亚型不一致，在使用"TCbHP"方案新辅助治疗6周期后乳腺残留肿瘤病灶也为三阴型，原发癌病灶存在明显异质性，而其中的三阴性乳腺癌细胞对铂类药物敏感性较差。根据患者术后病理分期，有明确的术后强化治疗指征，尤其针对三阴性肿瘤进行强化治疗。尽管本例患者初始为HER2阳性型，根据病理结果可考虑参照CREATE-X研究进行卡培他滨的术后的强化治疗，同时建议按照原定疗程完成双靶治疗。

乳腺外科专家1： 通过新辅助治疗筛选出的未能达到pCR的患者，则需要通过后续强化治疗改善预后。尽管KATHERINE研究中T-DM1的强化辅助治疗显示出生存的获益，但目前没有T-DM1与HP双靶直接对比的相关研究。KRISTINE研究中，TCbHP新辅助治疗后non-pCR患者术后继续HP辅助治疗的3年iDFS为84.2%；数值上均稍逊于KATHERINE研究中接受HP新辅助后序贯T-DM1强化的队列（3年iDFS为91.4%）。因此，对于本例HER2阳性乳腺癌患者，T-DM1是目前循证证据较为充分的强化治疗方案。

乳腺外科专家2： 对于本例患者，经术前"TCbHP"方案6周期新辅助治疗后乳腺存在残留病灶，同时淋巴结有6枚转移，肿瘤负荷仍较高，需要术后强化治疗。强化方案的制订，需结合术前HER2阳性原发病灶，以及新辅助治疗筛选后残留的三阴性病灶的情况。本例患者原发肿瘤中HER2过表达及低表达的成分，对术前"TCbHP"治疗敏感，术后标本中已全部消失，因此术后T-DM1是否带来获益尚不确定，因而针对HER2阴性克隆的强化治疗可能更为重要。

乳腺外科专家3： 本例患者在选择后续强化治疗时，HER2阴性部分应当是其中更为关注的重点。可以参考卡培他滨进行术后强化治疗的研究，但同时也需要兼顾到抗

HER2靶向治疗。

放疗科专家： 该患者经术前新辅助治疗后，局部治疗反应MP3级，同时腋窝淋巴结6枚转移，局部区域复发风险高，需行术后放疗来加强局部控制。

组长总结： 同意上述专家意见，该患者经"TCbHP"6周期新辅助治疗后术后病理分期为，左乳癌（浸润性癌 $ypT_1N_2M_0$），有明确的术后强化辅助治疗以及术后放疗的指征，考虑到HER2阳性肿瘤组织在术前治疗中有效，而HER2阴性肿瘤组织在残留病灶和转移淋巴结中所占的肿瘤负荷较高，因此对于三阴性的强化治疗可参考CREATE-X研究，采用卡培他滨8周期辅助化疗，同时联合抗HER2双靶的强化治疗。

该患者在完成放疗后，于2020年1月至2020年6月口服卡培他滨联合双靶治疗8个周期。之后定期复查。2022年3月复诊时发现左锁骨上淋巴结肿大（病例25图5），超声引导下行"左侧锁骨上淋巴结穿刺活检"，病理示：（左锁骨上淋巴结）送检穿刺组织镜下见癌浸润。免疫组化：ER（0）、PR（0），HER2（0；<10%区域表达1+，其余区域表达0），Ki67（30%+）。其余全身检查未见远处转移征象，故考虑患者区域复发。

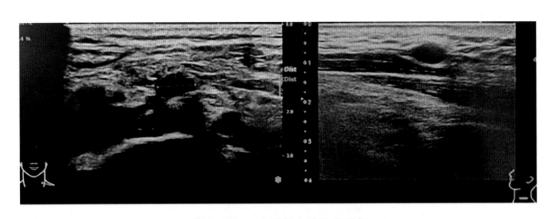

病例25图5 左锁骨上淋巴结彩超

3. 局部复发再次提交全院乳腺癌MDT专家组，会诊意见如下：

乳腺外科专家1： 该例患者术后2年余出现锁骨上淋巴结转移，病理类型为三阴型，属于区域淋巴结复发，建议局部治疗及系统治疗相结合，以治愈为目的。

乳腺外科专家2： 对于乳腺癌术后同侧锁骨上淋巴结复发的患者，采用手术治疗还是放疗，目前还存在一些争议。本例患者在经过系统治疗后一年余出现区域淋巴结的孤立性转移，免疫组化类型为三阴型，并且患者在术后也完成了局部＋区域的辅助放疗。对于既往曾接受过锁骨上引流区放疗的本例患者，二次放疗的疗效欠佳，而不良反应会增加，因而倾向选择手术进行R0切除。

乳腺外科专家3： 锁骨上淋巴结转移的患者是否需行锁骨上淋巴结清扫，以及清扫的范围多大，目前仍存在较大争议。该患者术后已行锁骨上引流区放疗，增加了手术清扫的难度，建议系统治疗优先进行。

乳腺内科专家： 结合该患者既往治疗情况，对"紫杉类、铂类"药物不敏感，BRCA为阴性，不考虑PARP抑制剂，患者也使用过卡培他滨强化治疗。目前可供选择的化疗药物还有吉西他滨、长春瑞滨、艾立布林等。

放疗科专家： 针对本例患者，其在术后已完成标准局部＋区域引流区放疗，目前放疗间隔2年余，参考原放疗野及剂量，考虑再次行区域淋巴结引流区放疗也是可行的。但建议在全身治疗的基础上进行局部治疗。目前在放疗技术上，与二维治疗相比，基于CT定位的三维治疗计划可以显著提高靶区覆盖程度，并合理评估正常组织的照射体积和剂量，所以本例患者应尽可能采用三维CT定位以提高靶区覆盖率及安全性，局部可增加复发灶照射剂量，尽量控制正常组织损伤。

组长总结： 本例患者系乳腺癌术后锁骨上淋巴结转移，属于区域淋巴结复发，但仍应以系统治疗作为主要综合治疗模式。目前锁骨上淋巴结转移灶为三阴型。因此应以三阴性乳腺癌作为当前治疗的重点。结合患者既往用药情况，先以吉西他滨或长春瑞滨胶囊单药治疗，密切评估疗效。后续根据缓解情况再考虑局部治疗时机及模式。

经与患者及家属沟通后，该患者后续选择口服长春瑞滨胶囊进行治疗，定期随访复查至今（2023年5月），目前左锁骨下淋巴结较前稍缩小，且目前无远处转移征象。

治疗总结，如病例25表1。

病例25表1　治疗汇总表

治疗时间	治疗方案	周期数	最佳疗效	不良反应	PFS/DFS（月）
2019 年 4 月至 8 月	TCbHP	6	PR	2 级中性粒细胞减少、1 级贫血	/
2019 年 9 月 4 日	左乳腺癌改良根治术	/	/		DFS = 31m
2019 年 11 月至 12 月	放疗 IMRT	28 次	/	/	/
2020 年 1 月至 6 月	卡培他滨＋ HP	8	/	/	/
2022 年 3 月至今（2023 年 5 月）	长春瑞滨胶囊	16	SD	/	PFS ＞ 15m

四、诊疗经验

该患者初诊时属于早期可手术乳腺癌，有腋窝淋巴结转移，依据NCCN指南及国内的CSCO指南、CBCS指南，建议新辅助治疗后行手术治疗。该例患者原发灶为HER2过表达型乳腺癌，对于HER2阳性型乳腺癌新辅助治疗方案中是否可以豁免蒽环一直是近年来临床讨论的焦点。TRAIN-2研究和KRISTINE研究证明了TCbHP方案在新辅助治疗中的有效性和安全性，去蒽环的双靶新辅助治疗方案可以让患者更早使用靶向治疗药物，不影响患者的长期治疗获益，并且毒性较低。因此该例患者采取了"TCbHP"的新辅助治疗方案。

同时该例患者初诊时原发灶为HER2过表达型，转移淋巴结为三阴型，具有瘤内和瘤间异质性。HER2异质性肿瘤是HER2阳性乳腺癌中的一个独特亚型，其与新辅助治疗反应欠佳、肿瘤进展快等预后不良事件相关。Dana Farber单臂研究专门针对可能存在异质性的HER2阳性乳腺癌患者进行了探索，在接受T-DM1+帕妥珠单抗新辅助治疗后，存在HER2异质性的患者（16/157）均未获得pCR。本例患者在经过6周期"TCbHP"的新辅助治疗后，残留肿瘤病灶为三阴型，由此提示，肿瘤内的HER2阳性克隆对双靶新辅助治疗敏感，而HER2阴性克隆则耐药。值得一提的是，目前新型ADC类药物针对HER2低表达乳腺癌也有显著疗效，T-DXd强效的旁观者效应有助于克服瘤内异质性，对于HER2异质性肿瘤或许会有更好的疗效，也期待探索T-DXd新辅助治疗HER2阳性早期乳腺癌的DESTINY-Breast 11（DB11）研究结果。

患者术后病理分期为$ypT_1N_2M_0$，残留肿瘤负荷较高，需要通过后续强化治疗改善预后。HER2阳性克隆在术前治疗中有效，经筛选后的乳腺残留病灶和转移淋巴结中均表现为三阴性乳腺癌，因此在术后强化治疗方案选择上应侧重于对三阴性乳腺癌的强化治疗，故可参考CREATE-X研究结果，尽管该研究纳入均为HER2阴性患者，在本病例个体中采用卡培他滨进行术后辅助强化的直接证据稍有不足，但在当前HER2异质性肿瘤相关循证依据有限的情况下，术后卡培他滨辅助化疗联合双靶向治疗的强化治疗也是合理的选择。

临床上对于术后锁骨上淋巴结转移的患者，在明确病理诊断，及排除远处转移后，建议予以系统治疗作为主要的综合治疗模式，在全身药物治疗有效的情况下可结合局部治疗，以提高患者的生存率。

（宋传贵　罗师萍　福建省肿瘤医院）

参考文献

[1]van Ramshorst MS, van der Voort A, van Werkhoven ED, et al.Neoadjuvant chemotherapy with or without anthracyclines in the presence of dual HER2 blockade for HER2-positive breast cancer（TRAIN-2）: a multicentre, open-label, randomised, phase 3 trial[J].

Lancet Oncol，2018，19（12）：1630-1640.doi：10.1016/S1470-2045（18）30570-9.

[2]Hurvitz SA，Martin M，Symmans WF，et al.Neoadjuvant trastuzumab，pertuzumab，and chemotherapy versus trastuzumab emtansine plus pertuzumab in patients with HER2-positive breast cancer（KRISTINE）：a randomised，open-label，multicentre，phase 3 trial[J]. Lancet Oncol，2018，19（1）：115-126.doi：10.1016/S1470-2045（17）30716-7.

[3]杨壹羚，张恒.乳腺癌肿瘤内HER2异质性研究进展[J/CD].中华乳腺病杂志（电子版），2022，16（1）：44-46.

[4]Ocaña A，Amir E，Pandiella A.HER2 heterogeneity and resistance to anti-HER2 antibody-drug conjugates.Breast Cancer Res.2020；22（1）：15[J].Published 2020 Jan 31. doi：10.1186/s13058-020-1252-7.

[5]Filho OM，Viale G，Stein S，et al.Impact of HER2 Heterogeneity on Treatment Response of Early-Stage HER2-Positive Breast Cancer：Phase Ⅱ Neoadjuvant Clinical Trial of T-DM1 Combined with Pertuzumab[J].Cancer Discov，2021，11（10）：2474-2487.doi：10.1158/2159-8290.CD-20-1557.

[6]Masuda N，Lee SJ，Ohtani S，et al.Adjuvant Capecitabine for Breast Cancer after Preoperative Chemotherapy[J].N Engl J Med，2017，376（22）：2147-2159.doi：10.1056/NEJMoa1612645.

[7]陈小松，沈坤炜.乳腺癌局部区域复发的外科和综合诊治策略[J].中华外科杂志，2019，57（2）：93-96.

病例 26　局部晚期HER2异质性/gBRCA2突变乳腺癌

一、病历摘要

患者郭××，女，58岁，于2021年8月6日首次入院。

主诉： 发现右乳包块3个月，确诊右乳癌伴右锁骨下淋巴结转移1个月余。

现病史： 2021年5月触及右乳外侧一枚直径约2cm包块，边界不清楚，质硬，活动度可，触之无压痛，皮肤无破溃流脓等。2021年6月29日于我院行乳腺专科彩超：右乳外下象限查见数个弱回声结节及团块，较大位于7～8点钟距乳头2cm处，大小约20mm×8mm×17mm，边界不清楚，形态不规则，内可见数个点状强回声及点线状血流信号；右侧锁骨下区查见大小约6mm×4mm的淋巴结，皮髓质分界不清楚。结论：右乳外下象限实性占位伴钙化：Ca？（BI-RADS 4c类）；右乳余实性结节：腺病？（BI-RADS 3类）；右侧锁骨下区查见淋巴结，结构异常。2021年6月30日右乳肿物穿刺活检：浸润性癌，免疫组化示：ER（强阳，90%）、PR（强阳，90%）、HER2（2+）、E-cad（+）、P63（-）、CK5/6（-）、Ki-67（+，30%～40%）。FISH检测：HER2基因无扩增。右锁骨下淋巴结穿刺细胞学：见极少量可疑异型细胞。2021年7月1日双乳腺正斜位X光示：右乳外下象限局灶不对称伴结构紊乱、钟面9点钟方向小肿块，大小约1.4cm×1.3cm。结合病理结果，为乳腺癌，BI-RADS 6类。双乳增生，考虑BI-RADS 3类。2021年7月1日乳腺增强磁共振示：右乳外下象限肿块，最大截面约2.0cm×1.7cm，右侧腋窝淋巴结增大，最大短径约0.8cm，考虑乳腺癌伴右侧腋窝淋巴结增大，BI-RADS 6类（病例26图1）。BRCA1/2基因检测结果：BRCA2见致病性突变。头部、胸部、腹部增强CT、全身骨扫描均未见明显肿瘤转移征象。常规心脏彩超提示心脏结构及血流未见异常，左心射血分数69%。

既往史： 一般情况良好，否认肝炎、结核或其他传染病史。已接种乙肝疫苗、卡介苗、脊髓灰质炎疫苗、麻疹疫苗、百白破疫苗、乙脑疫苗。无过敏史，无外伤史，无手术史，无输血史，无特殊病史。

月经史： 初诊已绝经，13岁月经来潮，绝经年龄55岁。既往月经规律、量及颜色正常、无痛经史。

婚育史： 已婚已育。育有2女，孕5产2，剖宫产2次，人工流产2次，引产1次。

家族史： 侄女34岁诊断为"左乳浸润性癌伴骨转移"，38岁因"左乳癌伴全身多处转移"去世，其姐姐诊断为"十二指肠肿瘤"，具体不详。

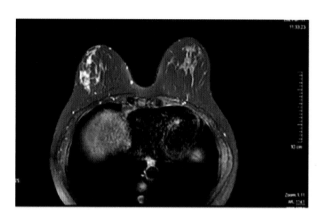

病例26图1　治疗前我院乳腺增强磁共振

体格检查： T 36.5℃，P 85次/分，R 19次/分，BP 117/66mmHg，KPS 90分。营养评分1分。头颅及五官无异常，颈软，无抵抗。胸廓正常，双侧呼吸动度对称。双侧乳房对称，外观无异常。右乳8点钟方向距乳头2cm扪及一质硬包块，大小约2cm×2cm，表面不光滑，边界尚清，活动度尚可，与胸肌、皮肤无粘连，表面皮肤无红肿破溃、橘皮样改变等。右侧腋窝及锁骨上淋巴结未扪及明显异常。对侧乳房、对侧腋窝及锁骨上未扪及明显异常肿大淋巴结，其余全身浅表淋巴结未扪及异常。双侧语音震颤无增强或减弱，无胸部摩擦感。双肺叩诊清音，呼吸音清晰，未闻及明显干湿性啰音。心前区无隆起，心尖搏动无移位，无心包摩擦感，心率85次/分，律齐，各瓣膜听诊区未闻及杂音。全腹无压痛及反跳痛，未扪及明显包块。肝脾肋下未触及。脊柱、四肢及神经系统无异常，双下肢未见明显水肿。

二、入院诊断

右乳癌（浸润性癌 $cT_{1c}N_{3a}M_0$ ⅢC期 Luminal B型 gBRCA2致病突变）。

三、诊疗经过

完善术前全身检查后，于2021年8月1日在全麻下行右乳单纯切除＋右腋窝淋巴结清扫＋右锁骨下淋巴结活检术。

术中所见：①右乳7～8点钟距乳头2cm见一大小约为2.0cm×2.0cm的质硬包块，形态不规则，边界欠清。术中剖视见右乳包块剖面呈放射状；②清扫右腋窝淋巴结20枚，大小为0.2～2.0cm，质中，个别偏硬；③清扫右锁骨下水平淋巴结2枚，大小0.3～0.4cm，质中。探查胸肌间未见明显增大淋巴结。

术后病理诊断示：右乳浸润性导管癌，Ⅱ级，肿瘤大小1.5cm×1cm×0.7cm。切缘阴性，乳头、皮肤未受累。免疫组化：浸润癌ER（+，强～中，95%）、PR（+，弱，10%）、HER2（2+，建议FISH检测）、Ki67（+，约20%）、CK5/6（－）。右腋窝淋巴结6/16枚查见癌转移；右锁骨下淋巴结1枚未见癌转移。

2021年8月1日右乳手术标本行HER2 FISH检测：局部肿瘤区域检出HER2基因扩增，多数肿瘤区域HER2状态阴性。

术后修正诊断：右乳癌（浸润性导管癌 pT$_1$cN$_2$M$_0$ ⅢA期 Luminal B HER2+/gBRCA2致病突变）。

提交全院乳腺癌MDT专家组，会诊意见如下：

病理科专家1：患者术前右锁骨下淋巴结细针穿刺细胞学查见极少量可疑异型细胞，术后病理回示，右锁骨下淋巴结1枚未见癌转移，建议以手术标本病理结果为准。

病理科专家2：患者术前HER2 FISH检测未见HER2基因扩增，但手术标本行HER2 FISH检测示：局部肿瘤区域检出HER2基因扩增，多数肿瘤区域HER2状态阴性。当原发灶和转移灶病理或分子检测结果不一致时，只要有1次HER2阳性（荧光原位杂交阳性），就可以推荐抗HER2治疗。因此，尽管该患者HER2基因扩增的区域较少，但仍可进行抗HER2靶向治疗。

乳腺内科专家1：本例患者为ER+，PR+，HER2基因扩增乳腺癌，腋窝淋巴结转移较多，有术后辅助化疗及靶向治疗指征，建议术后行辅助化疗，以及曲妥珠单抗联合帕妥珠单抗靶向治疗1年，化疗结束后可选用芳香化酶抑制剂内分泌治疗，若经济条件允许，可加用CDK4/6抑制剂辅助2年。

乳腺内科专家2：根据上述患者病情及临床资料，患者有家族史，明确的gBRCA2致病突变，患者完成辅助化疗后，可考虑联合PARP抑制剂治疗，以进一步降低复发死亡风险。

乳腺内科专家3：患者手术标本查见HER2基因扩增，有淋巴结转移，曲帕双靶辅助完成后，可口服奈拉替尼强化治疗一年。

放疗专家1：患者腋窝淋巴结转移超过4枚，复发转移风险高，建议术后补充胸壁及锁骨上下区域放疗。

组长意见：建议行术后辅助放化疗，曲帕双靶治疗一年，内分泌治疗，与患者沟通CDK4/6抑制剂、PARP抑制剂及奈拉替尼治疗事宜。

2021年9月7日至2022年2月18日行术后辅助化疗8周期，表柔比星90mg/m^2，d1，环磷酰胺600 mg/m^2，d1，21天为1周期，共4周期；序贯多西他赛100mg/m^2，d1，21天为1周期，共4周期。化疗期间出现1级脱发、2级呕吐及3级骨髓抑制，予以重组人粒细胞刺激因子及止痛等对症治疗后缓解，整个过程患者耐受性良好，按时化疗，未出现剂量减量或停药。

2021年12月至2022年12月行术后靶向治疗1年，曲妥珠单抗首剂8mg/kg，之后6mg/kg，d1，帕妥珠单抗首剂840mg，之后420mg，d1，21天为1周期。每3个月复查心脏彩超。

2022年3月24日行术后辅助放疗，胸壁及锁骨上下区域放疗50Gy/25次。

2022年4月17日至今口服依西美坦25mg，1次/天，PARP抑制剂300mg，2次/天。

术后放化疗后定期复双乳腺及腋窝彩超、乳腺MRI、头、胸、上腹部CT、妇科彩超、心脏彩超、骨扫描检查等，均提示无复发转移。

治疗总结，如病例26表1。

病例26表1　治疗汇总表

治疗时间	治疗方案	周期数	最佳疗效	不良反应	PFS/DFS（月）
2021 年 8 月	右乳癌改良根治术	/	/	/	DFS＞20m
2021 年 9 月至 2022 年 2 月	EC-THP	8	/	1 级 脱 发、2 级呕吐及 3 级中性粒细胞减少	/
2022 年 3 月至 2022 年 8 月	之后 HP 双靶维持治疗至 1 年	9	/	/	/
2022 年 4 月至今（2023 年 3 月）	依西美坦＋PARP 抑制剂	/	/	1 级贫血	/

四、诊疗经验

该患者术前病理穿刺为右乳癌，临床分期cT$_1$cN$_{3a}$M$_0$ⅢC期，HER2 FISH检测未见HER2基因扩增。确诊后患者选择行右乳癌改良根治术，术后诊断右乳浸润性导管癌（pT$_1$cN$_2$M$_0$ⅢA期），术后组织标本行HER2 FISH检测查见局部肿瘤区域HER2基因扩增。该患者腋窝淋巴结转移6枚，属于高复发转移风险。依据《中国临床肿瘤学会（CSCO）乳腺癌诊疗指南》及NCCN国际乳腺癌指南推荐，患者有术后放化疗及内分泌治疗指针。尽管患者HER2基因扩增的区域较少，但仍应尝试抗HER2靶向治疗，最大限度让患者从治疗中获益。MonarchE研究发现，淋巴结阳性数≥4个或淋巴结阳性数1～3个但有高危因素（组织学3级或T≥5cm或Ki67≥20%）的患者，完成（新）辅助化疗后，在内分泌基础上增加2年的阿贝西利可以进一步降低患者的复发风险，2年的生存获益绝对值达3.5%。此病例为HR+/HER2+三阳性患者，因此患者不符合Monarch E研究人群标准，未行阿贝西利治疗。St.Gallen国际乳腺癌会议（SG-BCC）专家共识投票发现，对于ER+/HER2+的乳腺癌患者，如果存在BRCA2致病突变，多数专家推荐辅助PARP抑制剂治疗。如果同时是淋巴结阳性患者，相较于内分泌联合阿贝西利，更多的专家推荐，在内分泌治疗基础上，阿贝西利与PARP抑制剂序贯使用，或仅联合PARP抑制剂治疗。因此，对于有BRCA1/2致病突变的ER+乳腺癌患者，在完成辅助治疗后，应慎重考虑奥拉帕利治疗。ExteNET研究发现，Ⅱ~Ⅲ期HER2阳性乳腺癌患者，在曲妥珠单抗辅助治疗结束后2年内开始口服奈拉替尼1年辅助治疗会提高患者生存。因此，对于已完成曲妥单抗为基础的辅助治疗，疾病未进展但存在高危因素的患者，如淋巴结阳性，可考虑序贯奈拉替尼。经过反复讨论、慎重协商后，本着患者获益最大化、治疗个体化的原则，最终形成的专家组意见为完成术后辅助放化疗＋抗HER2靶向治疗1年＋内分泌治疗＋PARP抑制剂治疗1年。后续根据患者耐受性及经济状况，个体化选择是否行奈拉替尼强化治疗。

（谢钰鑫　罗　婷　四川大学华西医院）

参考文献

[1]NCCN Guidelines of Esophageal and Esophagogastric Junction Cancers，Version 2.2021[EB/OL].

[2]Jiang Z，Li J，Chen J，et al.Chinese Society of Clinical Oncology（CSCO）Breast Cancer Guidelines 2022.[J].Transl Breast Cancer Res，2022，3：13.

[3]Johnston SRD，Harbeck N，Hegg R，et al.Abemaciclib Combined With Endocrine Therapy for the Adjuvant Treatment of HR+，HER2-，Node-Positive，High-Risk，Early Breast Cancer（monarchE）[J].J Clin Oncol，2020，38：3987-3998.DOI：10.1200/JCO.20.02514.

[4]Martin M，Holmes FA，Ejlertsen B，et al.Neratinib after trastuzumab-based adjuvant therapy in HER2-positive breast cancer（ExteNET）：5-year analysis of a randomised，double-blind，placebo-controlled，phase 3 trial[J].Lancet Oncol，2017，18：1688-1700.DOI：10.1016/S1470-2045（17）30717-9.

病例 **27** 术后十余年复发的HR异质性乳腺癌

一、病历摘要

患者吕××，女，58岁，于2017年10月24日首次入院。

主诉：右乳癌术后12年余，发现肺转移脑转移2天。

现病史：患者2005年3月25日因感右乳肿胀不适，行穿刺活检：浸润性癌。2005年3月30日于外院行"右乳癌根治术"。术后病理：右乳浸润性导管癌，基底部血管内可见癌组织，右腋窝淋巴结转移（5/9）；免疫组化：ER（−），PR（−），HER2（−），P53（+），Bcl（+/−）。术后诊断：右乳癌（浸润性导管癌 pT$_2$N$_2$M$_0$ ⅢA期，三阴型）。2005年4月至2005月9月10日行CAF方案（环磷酰胺 600mg/m^2＋多柔比星 50mg/m^2＋氟尿嘧啶 500mg/m^2，q3w）术后辅助化疗6个周期，以及术后辅助放疗。之后门诊定期复查。

2017年9月患者出现咳嗽、气短，逐渐加重，故就诊我院，2017年10月10日胸部CT示：右乳术后，右上肺前段实变，右侧胸水（病例27图1）。2017月10月18日胸水脱落细胞学：查见腺癌细胞，细胞化学：ER（强+），PR（−），HER2（−），Ki-67（5%），符合乳腺癌转移（病例27图2）。2017年10月19日骨扫描示：全身多发骨转移（病例27图3）。2017年10月22日头颅MRI示：左额部颅板下不规则病灶，线状及环形强化，周围脑沟似见压迫征象，符合乳腺癌脑转移（病例27图4）。2017年10月23日支气管镜活检示：支气管黏膜内极少量低分化癌组织浸，免疫组化：ER（+80% 强），PR（−）；HER2（2+），GATA3（+），Mammaglobin（+），TTF-1（−），提示符合乳腺癌转移（病例27图5）。FISH检测：HER2无扩增。

入院查体：右侧胸腔呼吸动度减低、语颤增强，右肺叩诊呈浊音、呼吸音低，余心肺腹查体无明显异常。ECOG评分：1级。

既往史：既往体健，30年前行阑尾切除术，余无特殊。

个人史：50岁（2012年）绝经。

家族史：否认肿瘤及其他遗传性疾病家族史。

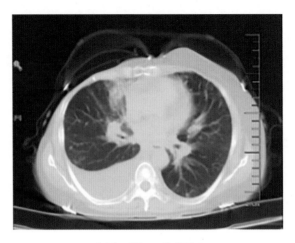

病例27图1　胸部CT

西安交通大学医学院第一附属医院病理科
薄层液基细胞检测报告

细胞学号：CT201712344

姓　名：吕红	性　别：女	年龄：55
送检医院：本院	送检科室：呼吸内科2病房	门诊号：
病　区：	床号：+8A	住院号：0001428111

镜　下　图：

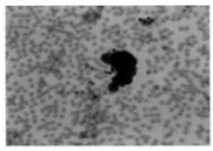

20X

细胞学诊断：免组染色：CK7灶(+)，EMA(+)，GATA3(+)，Mammaglobin灶状(+)，ER(强+)，PR(-)，HER2(-)，P40(-)，CR(-)，D2-40(-)，Ki67(+5%)

"胸水涂片及其沉渣石蜡切片"查见腺癌细胞

片内形态结合免组染色及病史可符合腺癌转移

病例27图2　胸水脱落细胞病理

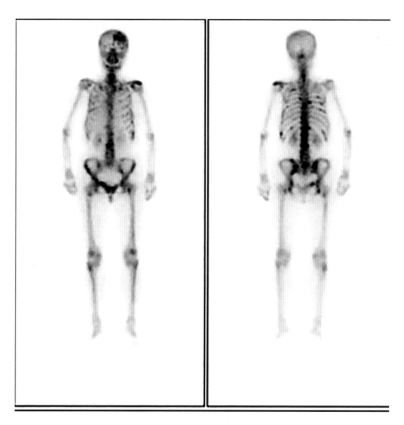

病例27图3 骨扫描

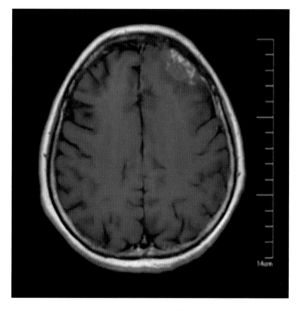

病例27图4 颅脑MRI

西安交通大学医学院第一附属医院病理科
病 理 检 查 报 告 单

病理号：B201730340
冷冻号：

姓 名：吕红   性 别：女   年 龄：55   科室：呼吸内科2病房   门诊号：

送检医院：本院   病 区：气管镜   床 号：029   住院号：0001428111

肉眼所见：送检①"左肺上、下叶"组织，针头大组织6块；
　　　　　②"右肺中、下叶及右主支气管"组织，针头大组织3块，针尖大
组织5块。
免组染色：ER(强，+80%)，PR(−)，HER2(2+)，GATA3(+)，GCDFP-15(−)，
　　　　　Mammaglobin(−)，CDX2(−)，Villin(−)，TTF1(−)，NapsinA(−)

镜 下 图：

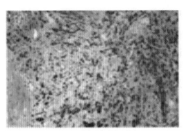

HE 10X 癌细胞异型性明显

病理诊断："右肺下叶基底段、右肺中叶支气管、右主支气管、右肺上叶前段、
左肺上叶、左肺下叶支气管活检"支气管粘膜内极少量低分化癌组织浸润
形态结合免组标记及病史，提示原乳腺癌浸润、转移

病例27图5　支气管镜活检病理

体格检查： T 36.50℃，P 78次/分，R 20次/分，BP 143/91mmHg。营养中等，神志清，精神可。浅表淋巴结未触及肿大，头颅及五官无异常，颈软，无抵抗。右乳缺如。右侧呼吸动度减低，语颤增强，右肺叩诊呈浊音，右肺呼吸音低，双肺均未闻及干、湿性啰音。心率78次/分，心律齐，心音有力，未闻及病理性杂音。全腹无压痛及反跳痛，未扪及明显包块。肝脾肋下未触及。脊柱、四肢及神经系统无异常，双下肢未见明显水肿。

二、入院诊断

右乳癌（浸润性导管癌 $pT_2N_2M_0 \rightarrow rT_2N_2M_1$，ⅢA→Ⅳ期，三阴性→Luminal B型）

右乳癌改良根治术后 辅助化疗及放疗后。

肺转移伴右侧恶性胸腔积液

多发骨转移

脑转移。

三、诊疗经过

提交全院乳腺MDT，会诊意见如下：

肿瘤内科专家1： 患者为55岁绝经后女性，原发灶为TNBC，DFS长达12年以上，仍出现肺、脑及骨多发转移，转移灶分子分型为Luminal B型。根据CSCO指南，一线解救化疗的适应症包括：①HR-；②有症状的内脏转移；③HR+但对内分泌治疗耐药。患者现恶性胸腔积液、脑转移，考虑内脏危象，建议行化疗。

肿瘤内科专家2： 患者既往经过蒽环类药物治疗，未用过紫杉类药物，根据指南对HER2阴性晚期乳腺癌一线解救化疗方案Ⅰ级推荐，可考虑含紫杉的化疗方案。既往多项meta分析结果显示，紫杉醇单药化疗对比联合化疗方案OS没有显著差异，且单药化疗安全性更高，因此可选用紫杉类单药化疗作为该患者的一线治疗。

肿瘤内科专家3： 患者为HR+的绝经后女性，为内分泌治疗敏感人群，紫杉醇化疗结束后可转为内分泌维持治疗。恶性胸腔积液行穿刺引流术后，可行胸腔注射铂类药物，或联合生物制剂等。

肿瘤放疗科专家1： 患者脑MRI提示左额部孤立病灶，可在化疗间期行伽马刀治疗。

肿瘤放疗科专家2： 患者为无症状脑转移，而颅外病灶症状明显，可先行全身治疗，同时联合颅脑立体定向放射治疗（SRS）。

一线解救治疗：

2017年10月25日至2018年2月22日行紫杉醇脂质体120mg qw方案化疗12个周期；期间联合胸腔灌注（顺铂80mg＋重组人5型腺病毒1ml＋地塞米松10mg）2次周期，2017年11月1日行脑部病灶行伽马刀立体定向放疗，同时联合唑来膦酸治疗。期间2017年11月28日出现肺部感染，行抗感染治疗后好转（抗肿瘤治疗中断治疗1个月）。一线治疗期间最佳疗效PR：局部胸膜结节缩小，右侧胸水减少（病例27图6）；头颅转移逐渐缩小，2018年3月1日完全消失（病例27图7）。

2018年3月1日至2019年12月23日接受一线内分泌维持治疗，具体为：来曲唑2.5mg po qd，并规律应用唑来膦酸4mg q4w治疗。一线维持期间最佳疗效PR：右上肺前段实变影稍缩小，右侧胸水消失（病例27图8）；头颅病变稳定，无新发病灶（病例27图9）；部分溶骨性病变逐渐转变为成骨性病灶（病例27图10）。2019年9月发现肝脏和胸膜新发病灶，2019年12月肝脏和胸膜新发病灶明显增大（病例27图11），疗效评估PD，一线PFS共26个月。

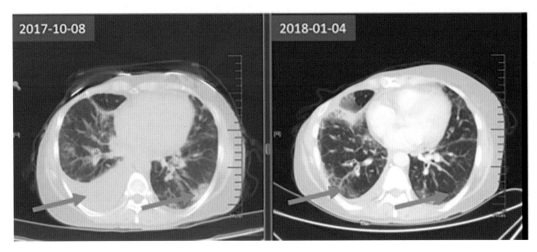

病例27图6 一线治疗期间胸部CT比较

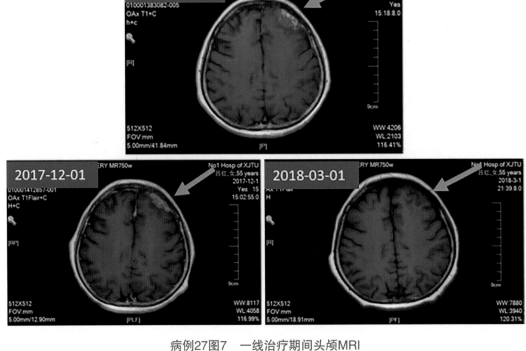

病例27图7 一线治疗期间头颅MRI

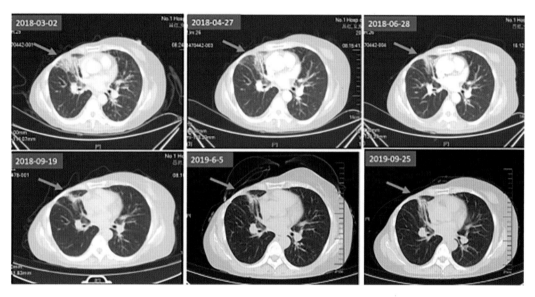

病例27图8　一线维持期间肺病灶

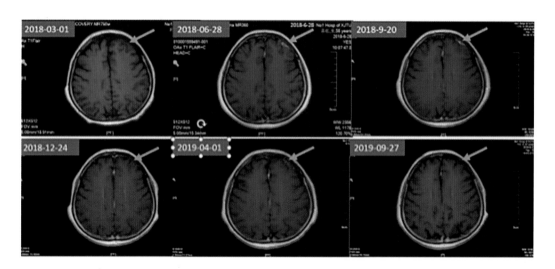

病例27图9　一线维持期间头颅病灶

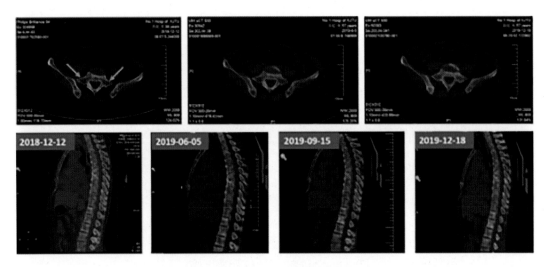

病例27图10　一线维持期间骨病灶

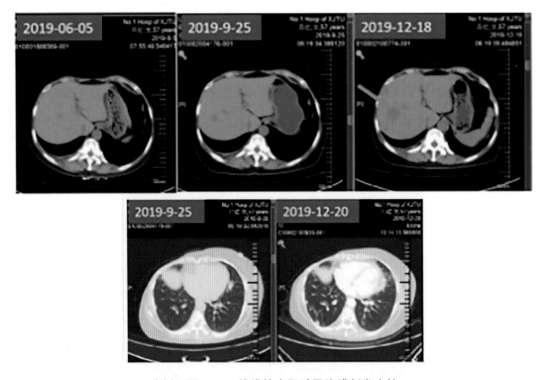

病例27图11　一线维持中肝脏及胸膜新发病灶

二线治疗：

根据指南推荐，对晚期乳腺癌进展患者，应对转移部位进行活检。患者于2019年12月23日超声引导下肝穿刺，活检病理：浸润性腺癌。免疫组化：ER（＋），PR（－），HER2（1+），GATA3（＋），Mammaglobin（＋）。

根据CSCO指南2017版中所指晚期乳腺癌的内分泌治疗适应证，患者为HR+、

HER2-的转移性乳腺癌，无内脏危象，二线可行内分泌治疗。PALOMA-3临床研究显示，氟维司群联合哌柏西利对比氟维司群单药治疗HR+、HER2-乳腺癌，在既往内分泌治疗进展后人群中OS有明显改善（中位OS：39.7m vs.29.7m）。推荐二线治疗使用氟维司群联合CDK4/6抑制剂，继续骨保护治疗。

　　患者于2019年12月23日至2020年5月7日接受靶向＋内分泌二线治疗，具体为：哌柏西利125mg po d1~d21＋氟维司群500mg im d1，q4w，并规律联合伊班磷酸钠6mg q4w治疗。二线治疗期间最佳疗效PR：右侧胸膜病灶逐渐缩小，部分消失（病例27图12）；颅脑病灶稳定（病例27图13）；骨病灶稳定（病例27图14）；部分肝脏病灶缩小（病例27图15）。2020年5月19日肝脏出现新发病灶（病例27图15），疗效评估PD，二线PFS为4个月余。

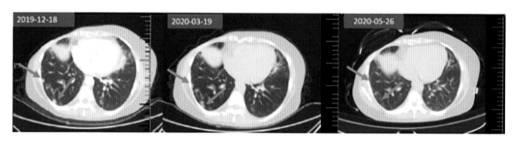

病例27图12　二线治疗期间肺病灶

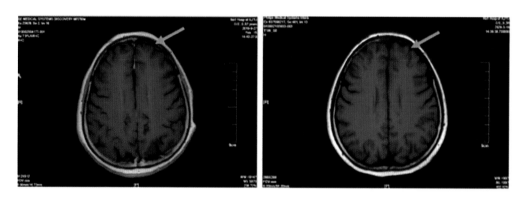

病例27图13　二线治疗期间颅脑病灶

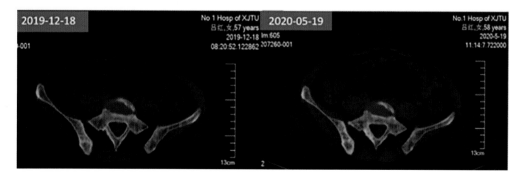

病例27图14　二线治疗期间骨病灶

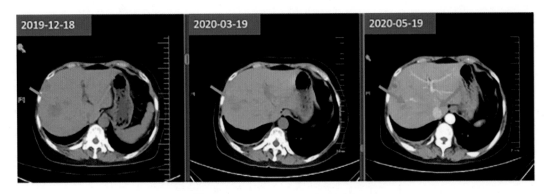

病例27图15　二线治疗期间肝脏新发病灶

三线治疗：

根据CSCO指南，对晚期乳腺癌紫杉类治疗失败定义为：紫杉类药物治疗过程中发生疾病进展（至少完成2个周期），或辅助治疗结束后12个月内发生复发转移。以下患者可考虑紫杉类药物再使用：①紫杉类药物新辅助治疗有效；②紫杉类药物辅助治疗结束一年以后复发；③紫杉类药物解救治疗有效后停药。该患者紫杉醇脂质体一线治疗有效，于2018年2月22日停药，已2年余，符合再使用的建议。在一项探究紫杉类联合抗血管生成药物的三期临床研究中，与单独使用紫杉醇相比，紫杉醇+贝伐珠单抗显著延长了无进展生存期（PFS：11.8m vs.5.9m），提高客观缓解率（ORR：36.9% vs.21.2%）。因此，推荐优选紫杉醇联合贝伐珠单抗作为三线治疗方案。

患者于2020年6月1日、2020年6月28日接受抗血管生成+化疗2个周期，具体为：贝伐珠单抗400mg d1+白蛋白结合型紫杉醇100mg d1、d8、d15，q3w，同时应用伊班磷酸钠6mg q4w治疗。三线治疗期间病灶变化：颅脑病灶复发，患者无颅脑症状（病例27图16）；肝脏病灶增多增大，胸膜病变较前增大（病例27图17），疗效PD，三线治疗PFS为2个月。

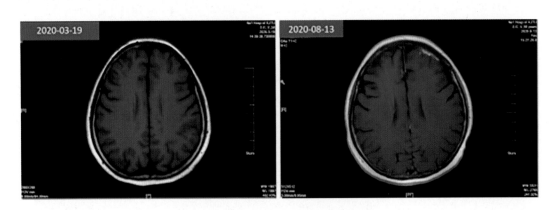

病例27图16　三线治疗颅脑病灶进展

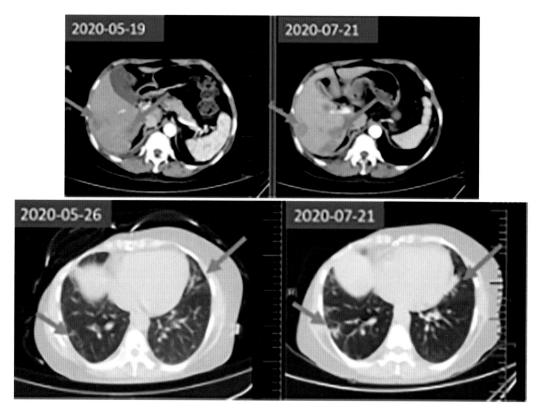

病例27图17 三线治疗肝脏、胸膜病灶进展

四线治疗：

再次提交全院乳腺MDT，会诊意见如下：

肿瘤内科专家1： 患者晚期乳腺癌三线治疗后，Luminal B型，肺、脑、骨、肝多发转移，既往已使用紫衫蒽环类、内分泌药物治疗。根据304临床研究显示，对于局部复发或晚期乳腺癌，之前经2～5线化疗（包含≥2线的晚期治疗，且蒽环和紫衫已覆盖），末次化疗6个月内进展人群，艾立布林较长春瑞滨显著延长PFS（敏感性分析3.7vs.3.1个月，$P=0.019$）。推荐使用艾立布林作为四线治疗方案。

肿瘤内科专家2： 患者出现下颌骨部牙痛加重，可更换骨改良药物。RANKL是一种由肿瘤细胞和成骨细胞分泌的蛋白，可与破骨细胞表面的RANK受体结合，促进破骨细胞的增殖和成熟，从而启动破骨细胞对骨骼的损伤作用。地舒单抗可高亲和性和特异性结合RANKL，阻止破骨细胞及其前体表面的RANK受体的活化，从而抑制破骨细胞的形成、增殖和存活，减少破骨细胞的骨吸收。目前多项国内外权威指南已经肯定地舒单抗在乳腺癌骨转移中的地位，因此建议将骨改良药物调整为地舒单抗。

患者于2020年7月23日至2021年8月12日接受单药化疗18个周期，具体为：艾立布林2mg d1、d8 q3w，同时地舒单抗120mg ih d1 q4w。2021年4月30日疗效评估SD，缓慢增大，肿瘤标志物轻度上升，于2021年5月1日开始加用卡培他滨，具体：艾立布林2mg d1、d8，q3w＋卡培他滨1.5g bid po d1～d14 q3w。四线治疗期间病灶变化：2周期后胸膜病变缩小（PR），4周期后胸膜病变持续稳定（病例27图18）；头颅病变稳定（病例27图19）；骨病变稳定（病例27图20）；肝脏病灶较前明显减少减小（病例27图21）。

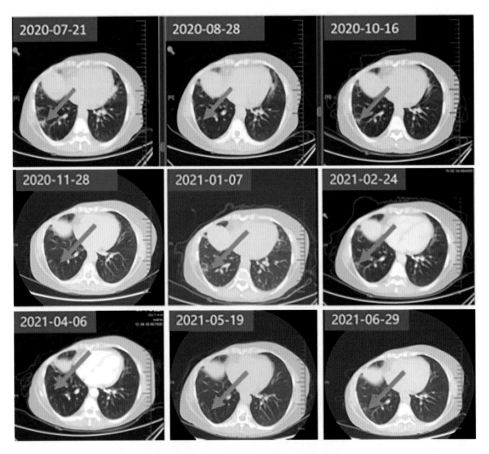

病例27图18　四线治疗期间肺部病灶

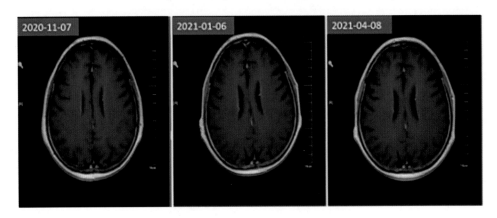

病例27图19　四线治疗期间颅脑病灶

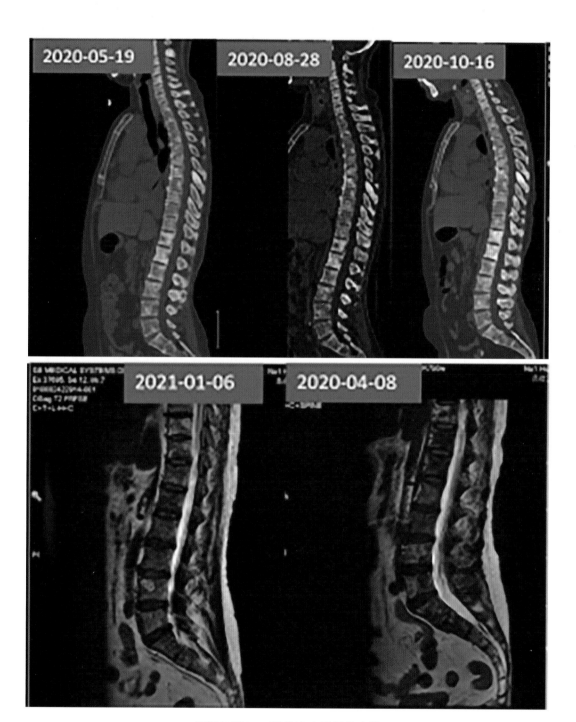

病例27图20 四线治疗期间骨病灶

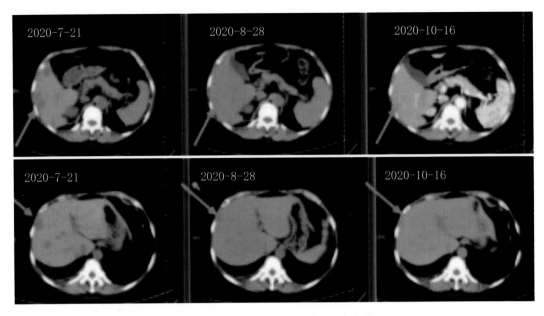

病例27图21　四线治疗期间肝脏病灶

　　四线治疗至2021年5月，肝脏再次出现新发病灶，行肝脏普美显造影证实肝转移（病例27图22）。后继续艾立布林方案2周期，肝脏病灶弥漫转移（病例27图23），疗效PD，四线治疗PFS为12个月。整理患者晚期阶段CA153水平变化如图示（病例27图24）。

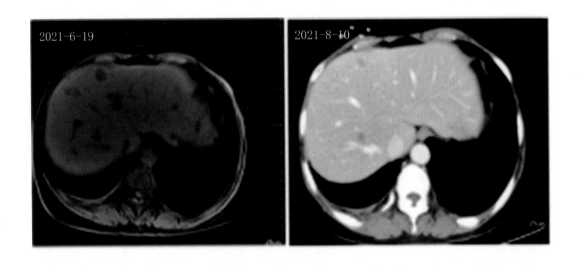

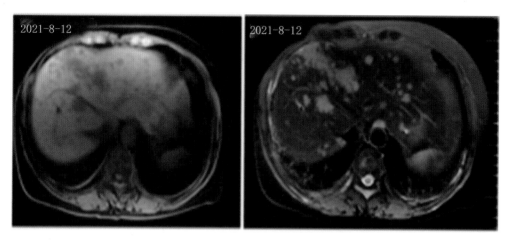

病例27图22　四线治疗期间肝脏新发病灶

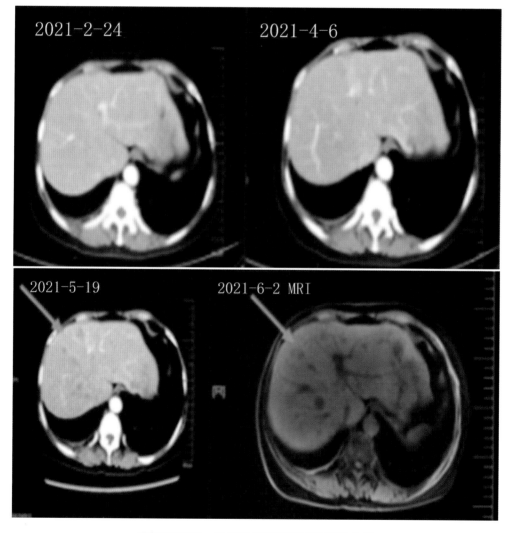

病例27图23　四线治疗期间肝脏弥漫性病灶

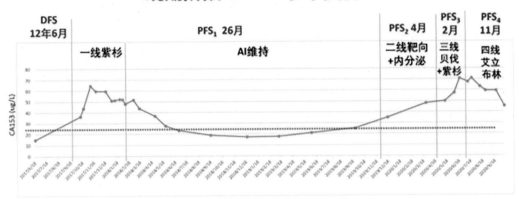

病例27图24　四线治疗过程CA153曲线

五线治疗：

患者多程治疗后进展，既往蒽环、紫衫类、卡培他滨、艾立布林、贝伐单抗药物已应用，内分泌药物包括来曲唑、氟维司群和CDK4/6抑制剂，体力状态评分1分，治疗意愿强烈，经济状态良好。根据C001和C003研究提示，2.0mg/kg维迪西妥单抗（RC48）对所有HER2表达转移性乳腺癌均表现出优异的疗效与安全性，对于HER2低表达转移性乳腺癌，RC48的ORR达39.6%，DCR达89.6%。推荐患者五线治疗应用2.0mg/kg维迪西妥单抗方案。同时2021年12月12日对肝脏新发病灶再次行穿刺活检，结果：低分化腺癌，免疫组化ER（强，+85），PR（弱，+5%），HER2（1+），Ki67（+40%）。2021年8月13日至2022年1月25日接受RC48治疗12个周期，具体为：维迪西妥单抗100mg微量泵泵入d1 q2w。治疗期间出现1级中性粒细胞减少。五线治疗4周期后疗效评价PR（病例27图25）；2022年2月10日疗效评估PD（肝、肺、左侧腋窝淋巴结）（病例27图26），五线治疗PFS为6个月。

六线治疗：

DESTINY-Breast04作为首个T-DXd在HER2低表达乳腺癌中达到PFS和OS终点的Ⅲ期临床研究，HR+人群中T-DXd组的中位PFS为10.1个月，医生选择的化疗方案（TPC）组为5.4个月，疾病进展或死亡风险显著降低49%；全人群中T-DXd组的中位PFS为9.9个月，TPC组为5.1个月，疾病进展或死亡风险显著降低50%。且总体安全性优于化疗方案。推荐六线治疗采用T-DXd（DS-8201）方案治疗。患者于2022年2月11日至2022年9月13日接受T-DXd治疗9个周期，具体为：DS8201 200mg微量泵泵入d1 q3w，主要的不良反应为1级间质性肺病，1级转氨酶升高，2级中性粒细胞减少。六线治疗6周期后疗效评

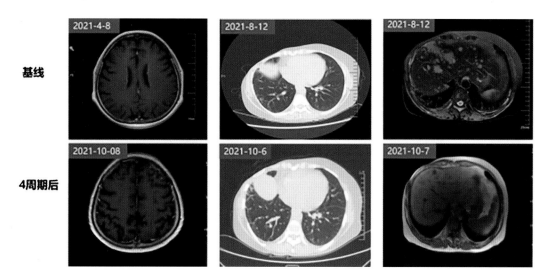

病例27图25　五线治疗4周期疗效评估PR

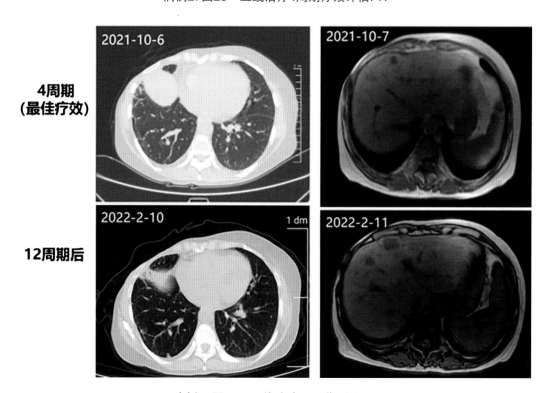

病例27图26　五线治疗12周期后进展

估SD（病例27图27），2022年9月复查示肝脏病灶增大增多（病例27图28），头颅病灶水肿增大（病例27图29），肝脏及颅内病灶PD，六线PFS为7个月。

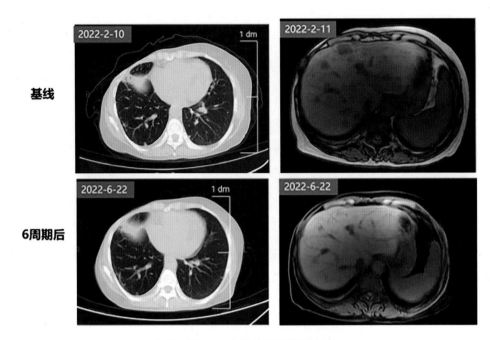

病例27图27　六线治疗6周期后SD

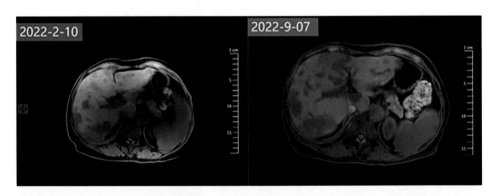

病例27图28　六线治疗9周期后肝脏PD

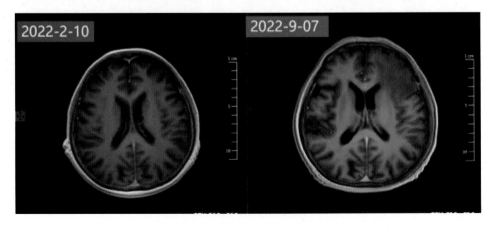

病例27图29　六线治疗9周期后颅脑PD

七线治疗：

患者属晚期后线治疗，以改善生活质量及延长生存期为目的。根据BG01-1323L研究，优替德隆联合卡培他滨相对卡培他滨单药组在至少接受包括蒽环类和紫杉类在内的2～4种化疗方案治疗的人群中，客观缓解率（ORR）和疾病控制率提升近1倍，PFS从4.1个月提升到8.57个月，OS从15.7个月提升至20.9个月，疾病进展风险降低54%，死亡风险下降31%。因此，推荐行优替德隆联合卡培他滨方案治疗。

伽马刀专家会诊意见：患者颅内病灶周围水肿明显，暂不考虑伽马刀治疗，建议脱水治疗或贝伐珠单抗治疗以缓解脑水肿。

患者从2022年12月12日至今接受抗血管生成＋化疗治疗4个周期，具体为：贝伐珠单抗300mg d1＋优替德隆50mg civ24h d1～d5＋卡培他滨0.5g po tid q3w，受新冠疫情影响，患者第4周期治疗推迟2个月余，期间不良反应为1级神经毒性。七线治疗最佳疗效评价SD。患者为乳腺癌多发转移多程治疗后，晚期治疗以改善生活质量及延长生命为目的，肿瘤缓慢增长，与患者充分沟通后继续延用该方案治疗。

治疗总结，如病例27表1所示。

病例27表1　治疗汇总表

治疗阶段	治疗时间	治疗方案	周期数	最佳疗效	不良反应	PFS/DFS（月）
手术	2005年3月30日	右乳癌根治术	/	/	/	DFS = 150m
术后辅助	2005年4月至2005年9月10日	CAF	6	/	/	
一线治疗	2017年10月25日至2018年2月22日	紫杉醇脂质体	12	PR	2级呕吐	PFS = 26m
一线维持治疗	2018年3月1日至2019年12月23日	来曲唑	/	PR	/	
二线治疗	2019年12月23日至2020年5月7日	哌柏西利＋氟维司群	/	PR	/	PFS = 4m
三线治疗	2020年6月1至2020年6月28日	贝伐珠单抗＋白蛋白结合型紫杉醇	2	PD	/	PFS = 2m
四线治疗	2020年7月23日至2021年8月12日	艾立布林（2021年5月1日加用卡培他滨）	18	PR	2级腹泻	PFS = 12m
五线治疗	2021年8月13日至2022年1月25日	维迪西妥单抗（RC48）	12	PR	1级中性粒细胞减少	PFS = 6m

续表

治疗阶段	治疗时间	治疗方案	周期数	最佳疗效	不良反应	PFS/DFS（月）
六线治疗	2022年2月11日至2022年9月13日	T-DXd	6	SD	1级间质性肺炎，1级转氨酶升高，1级中性粒细胞减少	PFS=7m
七线治疗	2022年12月12日至今（2023年3月）	贝伐珠单抗+优替德隆+卡培他滨	4	SD	1级神经毒性	PFS>3m

四、诊疗经验

本例患者原发灶为TNBC，DFS为12年余，从生物学行为上更倾向于进展慢的分子亚型，但因标本保存年限久远、无法再次复核术后分子分型。患者转移灶活检标本分子分型为Luminal B型，晚期阶段经历了长达5年的抗肿瘤治疗。乳腺癌复发转移后，推荐对转移灶活检明确病变性质，重新评估激素受体和HER2状态，根据转移灶分子分型及既往患者用药情况，权衡患者的临床获益和生活质量，进行个体化治疗。

内脏危象的定义在探索肿瘤治疗方式的过程中发生了改变。传统指南中对内脏危象的定义包括弥漫性肝脏转移、脑膜转移、骨髓转移及肺的癌性淋巴管炎等，而2019版ESMO ABC5指南中更新引入了"内脏危象前状态"的概念，定义为"通过症状和体征、实验室检查，及疾病快速进展确认为严重器官功能异常"。因此，内脏危象不仅是存在内脏转移，还意味着重要脏器损伤，从而导致临床需要起效更迅速的治疗策略。

过去认为对具有内脏转移或侵袭性强的较快患者一般建议一线接受化疗，而2022年汇报的RIGHT Choice研究结果显示，对于绝经前的HR+/HER2-晚期乳腺癌，且具有侵袭性疾病特征的患者，一线应用CDK4/6抑制剂+内分泌组对比化疗组PFS显著获益（中位PFS：24.0m vs.12.3m），进展或死亡风险降低46%。这提示我们在现在的诊疗条件下具有侵袭性疾病特征的患者一线可首选靶向加内分泌治疗。

关于HR阳性乳腺癌的全程管理，一线首选CDK4/6抑制剂靶向联合内分泌治疗，而CDK4/6抑制剂治疗进展后的治疗，目前可选方案较多，根据患者病情进展情况及既往内分泌治疗敏感性，必要时结合新的穿刺病理结果，可考虑更换另外一种CDK4/6抑制剂联合内分泌治疗，或序贯应用ADC药物，或切换到化疗策略（包括紫杉类、卡培他滨、长春瑞滨、艾立布林、优替德隆等药物）等。

（杨　谨　杭新月　杨　姣　西安交通大学第一附属医院）

参考文献

[1] Miller K，Wang M，Gralow J，et al.Paclitaxel plus bevacizumab versus paclitaxel alone for metastatic breast cancer[J].N Engl J Med，2007，357（26）：2666-2676.

[2]中国抗癌协会乳腺癌专业委员会，中国抗癌协会乳腺癌诊治指南与规范（2017年版）[J]，中国癌症杂志，2017，27（9）：695-760.

[3]中国临床肿瘤学会指南工作委员会.中国临床肿瘤学会（CSCO）乳腺癌诊疗指南[M]（2019年版）.北京：人民出版社，2019.15-101.

[4]Cristofanilli M，Turner NC，Bondarenko I，et al.Fulvestrant plus palbociclib versus fulvestrant plus placebo for treatment of hormone-receptor-positive，HER2-negative metastatic breast cancer that progressed on previous endocrine therapy （PALOMA-3）：final analysis of the multicentre，double-blind，phase 3 randomised controlled trial[J].Lancet Oncol，2016，17（4）：425-439.

[5]Yuan P，Hu X，Sun T，et al.Eribulin mesilate versus vinorelbine in women with locally recurrent or metastatic breast cancer：A randomised clinical trial[J].Eur J Cancer，2019，112：57-65.

[6]Zajączkowska R，Kocot-Kępska M，Leppert W，et al.Bone Pain in Cancer Patients：Mechanisms and Current Treatment[J].Int J Mol Sci，2019，20（23）：6047.

[7]NCCN Clinical Practice Guidelines in Oncology（NCCN Guidelines®）Breast Cancer.Version 3.2020[S].

[8]Peng Z，Liu T，Wei J，et al.Efficacy and safety of a novel anti-HER2 therapeutic antibody RC48 in patients with HER2-overexpressing，locally advanced or metastatic gastric or gastroesophageal junction cancer：a single-arm phase Ⅱ study[J]. Cancer Commun（Lond），2021，41（11）：1173-1182.

[9]Modi S，Park H，Murthy RK，et al.Antitumor Activity and Safety of Trastuzumab Deruxtecan in Patients With HER2-Low-Expressing Advanced Breast Cancer：Results From a Phase Ib Study[J].J Clin Oncol，2020，38（17）：1887-1896.

[10]Mo H，Renna CE，Moore HCF，et al.Real-World Outcomes of Everolimus and Exemestane for the Treatment of Metastatic Hormone Receptor-Positive Breast Cancer in Patients Previously Treated With CDK4/6 Inhibitors[J].Clin Breast Cancer，2022，22（2）：143-148.

[11]Tarantino P，Hamilton E，Tolaney SM，et al.HER2-Low Breast Cancer：Pathological and Clinical Landscape.J Clin Oncol，2020，38（17）：1951-1962.doi：10.1200/

JCO.19.02488.

[12]Xu B，Sun T，Zhang Q，et al.For the study group of BG01-1323L，Efficacy of utidelone plus capecitabine versus capecitabine for heavily pretreated，anthracycline- and taxanerefractory metastatic breast cancer：final analysis of overall survival in a phase 3 randomised controlled trial，Annals of Oncology（2020）[C].

[13]Mahidin E，Azim H，ERALP Y，et al.GS1-10 Primary results from the randomized Phase Ⅱ RIGHT Choice trial of premenopausal patients with aggressive HR+/HER2-advanced breast cancer treated with ribociclib+endocrine therapy vs.physician's choice combination chemotherapy.Presented at：San Antonio Breast Cancer Symposium，2022，December 6-10，2022.San Antonio，TX.Abstract GS1-10[C].

病例 28　双靶联合内分泌治疗的异质性晚期乳腺癌

一、病历摘要

患者×ד，女，50岁，2022年6月28日入院。

主诉：左乳癌术后5年余，发现胰腺占位及广泛淋巴结肿大5天。

现病史：患者于2016年11月17日主因"发现左乳肿物1周"入院。入院后行左乳肿物粗针穿刺活检病理结果回报：左乳浸润性癌。ER（70%+），PR（55%+），HER2（1+），Ki-67（25%+）。于2016年12月开始行4周期TAC方案新辅助化疗，具体：环磷酰胺1000g d1＋脂质体阿霉素60mg d1＋紫杉醇270mg d1，q3w，疗效评价PR，遂于2017年3月6日全麻下行左乳腺癌改良根治术。术后病理：左乳腺"浸润性癌"，本院粗针穿刺化疗后，标本中外至乳晕区见浸润性导管癌，化疗反应1a：乳头（－）：中内、中上、中下（－）：区域淋巴结：腋尖0/3；肌间0/0；腋下2/14（注淋巴结内转移癌化疗反应1b）：病理学分期，$ypT_2N_1M_x$，免疫组化：ER（70%+），PR（60%+），HER2（2+，FISH有扩增），Ki-67（15%+）。术后行TAC方案化疗2周期（环磷酰胺1000g d1＋脂质体阿霉素60mg d1＋紫杉醇270mg d1，q3w），未行放疗。之后曲妥珠单抗单靶治疗17次至2018年5月，同步开始口服他莫昔芬10mg bid内分泌治疗，因自述恶心、呕吐及上腹不适不能耐受在开始服药后2个月自行停药，定期门诊复查。2022年6月23日复查超声提示：胰腺低回声区-考虑占位性病变，建议进一步检查。遂于2022年6月24日完善PET-CT：①左乳癌术后、化疗及靶向治疗后：术区未见明显结节及肿物，PET显像未见异常放射性浓聚，考虑为治疗后改变；②胰腺形态饱满伴胰体肿物，可见异常放射性浓聚考虑为恶性；③左颈深、中下颈、颈后三角区、双锁区、左侧胸小肌后、上纵隔血管间隙、气管周围、右头臂静脉后、腔静脉前后、主动脉旁、主肺窗、隆突下、奇食窝、左下肺静脉处降主功脉周围、腹膜后局左动脉区、腹主动脉周围、下腔静脉周围、门-腔静脉间、胰周、双肾血管周围、肠系膜间隙、双腰大肌内侧、膈脚后多发结节及肿物，可见异常放射性浓聚，考虑为恶性；④脾大，综上②～④，可疑恶性淋巴瘤多系统受累，转移不除外，请结合活检；⑤左肺底贴胸膜处结节，显像可见放射性浓聚，考虑恶性，转移可能性大。

既往史：既往体健。否认高血压、糖尿病、脑血管疾病、精神疾病史，否认肝炎、结核等传染史，否认手术、重大外伤、输血史，否认食物、药物过敏史。预防接种史不详。否认吸烟饮酒史。

家族史： 否认遗传病史，否认家族史。

体格检查： T 36.5℃，P 85次/分，R 20次/分，BP 117/72mmHg，KPS 90分。浅表淋巴结未触及肿大。头颅及五官无异常，颈软，无抵抗。左乳缺如，可见术后瘢痕，愈合良好。右乳未见异常。胸廓正常，双侧呼吸动度对称，无胸部摩擦感。双肺呼吸音粗，左肺呼吸音低，未闻及明显干湿性啰音。心前区无隆起，心尖搏动无移位，无心包摩擦感，心率82次/分，律齐，各瓣膜听诊区未闻及杂音。全腹无压痛及反跳痛，未扪及明显包块。肝脾肋下未触及。脊柱、四肢及神经系统无异常，双下肢未见明显水肿。

二、入院诊断

左乳癌（浸润性癌$T_2N_{1a}M_0 \rightarrow T_2N_{1a}M_1$ Luminal B型 HER2阳性）

> 新辅助化疗后
>
> 左乳癌改良根治术后
>
> 内分泌治疗后
>
> 全身广泛转移？

恶性淋巴瘤？

胰腺恶性肿瘤？

三、诊疗经过

入院后提交全院乳腺癌MDT专家组，会诊意见如下：

影像科专家： 根据PET-CT结果，考虑胰腺占位性病变显影不清，建议完善腹部强化MRI明确胰腺占位情况。

病理科专家： 患者PET-CT提示不能排除胰腺恶性肿瘤及淋巴瘤，建议完善颈部淋巴结穿刺活检，明确病理类型并判断来源。

消化内科专家： PET-CT提示胰腺占位，同意影像科及病理科专家意见，并建议同步完善乳腺及消化道肿瘤标志物作为佐证，待进一步检查结果回报后拟行下一步治疗。

乳腺内科专家： 患者乳腺癌术后病史5年余，术后病理分型为三阳型，Ⅱb期，化疗反应一般，单靶治疗1年，内分泌治疗仅2个月未遵医嘱，存在乳腺癌复发转移可能性，待检查结果回报后决定治疗方案。

组长意见： 同意上述专家意见，建议先完善病理检测及进一步影像学检查，明确转移灶的病理类型和来源，再拟行下一步治疗方案。

2022年7月11日穿刺病理：病理补充诊断（颈左部粗针穿刺标本）低分化腺癌，

结合病史及免疫组化结果，支持来自于乳腺，请结合临床。免疫组化结果，CATA3（＋），GCDFP-15（－），MG（－），CK7（－），CK20（－），CA125（－），TTF-1（－），CDX2（－）；AR（90%＋），ER（80%＋），PR（70%＋），HER2（1+）；ki-67（30%＋），p53阳性细胞约古30%，着色强度：中、强，Ck5/6阳性细胞＜1%：EGFR阳性细胞＜1%。

2022年7月29日上腹部强化MRI提示（病例28图1）：肝门区、门腔间隙、腹主动脉周围、双侧膈脚后、肠系膜区及心包左后方多发淋巴结肿大，考虑转移，压迫脾静脉，部分与胰体分界不清，肝囊肿，胆囊内异常信号影，考虑胆汁淤积，脾大，左肺下叶异常强化结节影，双侧胸腔少量积液，请结合胸部CT检查。

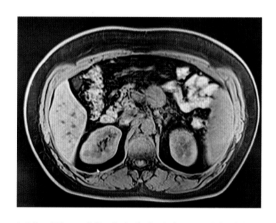

病例28图1　晚期乳腺癌腹腔内淋巴结复发转移

乳腺内科专家1： 结合患者病理及影像检查，考虑患者全身多发淋巴结转移来源于乳腺，原胰腺区占位为腹腔内淋巴结转移，无第二原发灶，淋巴结穿刺结果回报提示激素受体阳性，HER2 1+，然而患者术后HER2（2+，FISH扩增），建议启用双靶联合化疗治疗方案。

乳腺内科专家2： 患者术前穿刺、术后病理、及本次复发转移后淋巴结穿刺病理均为激素受体阳性，既往HER2（2+，FISH扩增）及本次HER2（1+）存在异质性，但ER及PR均高表达，患者术后辅助内分泌治疗未遵医嘱规律服用，故本次复发转移建议来曲唑＋CDK4/6抑制剂＋戈舍瑞林内分泌治疗，考虑患者曾经HER2扩增，故仍建议联合双靶治疗。

组长总结： 患者晚期乳腺癌复发转移诊断明确，患者为中年女性体质良好，既往体健，肿瘤负荷较大，同意行THP方案治疗。

患者于2022年8月9日至2023年2月9日开始予以一线治疗THP方案：曲妥珠单抗6mg/kg（首次8mg/kg，之后6mg/kg）d1＋帕妥珠单抗420mg（首次840mg，之后420mg） d1＋白蛋白紫杉醇400mg d1，q3w治疗，共8周期，最佳疗效评估为PR（病例28图2至图4）。治疗期间出现Ⅰ度恶心、Ⅰ度全身乏力、Ⅰ度外周感觉绝神经障碍，未予特殊处理。之后患者双靶联合来曲唑维持治疗，定期复查。

治疗总结，如病例28表1所示。

病例28表1　治疗汇总表

治疗时间	治疗方案	周期数	最佳疗效	不良反应	PFS/DFS（月）
2016年12月至2017年2月	左乳癌TAC新辅助化疗	4	PR	/	/
2017年3月	左乳腺癌改良根治术	/	/	/	DFS＝62m
2017年3月至5月	TAC	2	/	/	
2017年5月至2018年5月	曲妥珠单抗维持1年	17	/	/	
2017年5月至7月	他莫西芬	2（之后患者自行停药）		2级恶心、2级呕吐	
2022年8月至2023年7月	THP方案，之后双靶联合来曲唑维持	8	PR	1级恶心、1级乏力、1级外周神经毒性	PFS＞12m

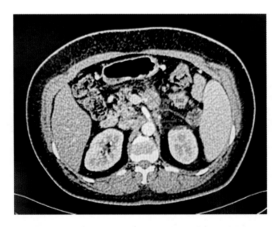

病例28图2　THP方案治疗2个周期后复查腹部强化CT

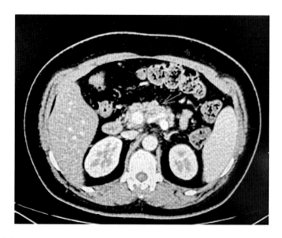

病例28图3　THP方案治疗6个周期后复查腹部强化CT

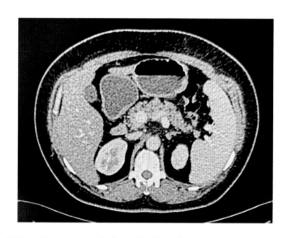

病例28图4　THP方案治疗8个周期后复查腹部强化CT

四、诊疗经验

1. 根据2022年CSCO乳腺癌指南，HER2阳性、激素受体阳性的复发转移乳腺癌，优先考虑抗HER2治疗联合化疗。CLEOPATRA研究证实了双靶治疗的显著优势，因此Ⅰ级推荐THP方案治疗，而抗HER2联合内分泌治疗主要用于不能接受化疗或无法耐受化疗的患者，可作为维持治疗的选择。结合该患者的一般情况，选择8个周期THP方案治疗后达到PR，后续启用内分泌联合双靶维持治疗。

2. 2022 NCCN指南推荐，对于局部晚期不可手术或转移性三阳性乳腺癌，推荐化疗联合抗HER2治疗或内分泌联合抗HER2治疗，两种治疗模式均成为了晚期三阳乳腺癌优选策略。2020年发表于柳叶刀的MonarcHER研究是一项3臂Ⅱ期研究，共纳入237例患者，分别接受阿贝西利＋氟维司群＋曲妥珠单抗（A组）或阿贝西利＋曲妥珠单抗（B组）或曲妥珠单抗＋化疗（C组），结果显示，A组对比C组的中位PFS显著延长，分别为8.3个月和5.7个月（HR＝0.673，P＝0.05），B/C组中位PFS无差异，对于既往接受多线抗HER2治疗的三阳性乳腺癌，内分泌治疗联合抗HER2治疗或许是也是不错的选择。

一项2022年发表于JAMA的大样本回顾性研究中发现，在三阳型晚期患者中，曲妥珠单抗联合内分泌治疗不劣于曲妥珠单抗联合化疗。SYSUCC-002研究是一项开放标签、非劣效、Ⅲ期随机对照试验，共纳入392例患者，随机分为曲妥珠单抗＋内分泌治疗组（ET组，n＝196）和曲妥珠单抗＋化疗组（CT组，n＝196）。SYSUCC-002研究证实，对于三阳性转移性乳腺癌患者一线曲妥珠单抗＋内分泌治疗非劣效于曲妥珠单抗＋化疗（ET组的中位OS为33.9个月 vs.CT组的中位OS为32.5个月；P＝0.094）。结合既往研究可见，内分泌治疗联合CDK4/6抑制剂疗效显著，同时加用抗HER2治疗，为三阳性乳腺癌患者带来了曙光。

（司怡然　史业辉　天津医科大学肿瘤医院）

参考文献

[1]中国临床肿瘤学会乳腺癌（CSCO BC）诊疗指南（2022版）》[S].

[2]Swain SM, et al.Pertuzumab, trastuzumab, and docetaxel for HER2-positive metastatic breast cancer（CLEOPATRA study）: overall survival results from a randomised, double-blind, placebo-controlled, phase 3 study[J].Lancet Oncol, 2013, 14（6）: 461-471.

[3]NCCN Guidelines Version 4.2022 Breast Cancer[S].

[4]Sara M Tolaney, et al.Abemaciclib plus trastuzumab with or without fulvestrantversus trastuzumab plus standard-of-care chemotherapy inwomen with hormone receptor-positive, HER2-positiveadvanced breast cancer（monarcHER）: a randomised, open-label, phase 2 trial.[J].Lancet Oncol, 2020, 21（6）: 763-775.

[5]Marcela Carausu, et al.Association of Endocrine Therapy for HR+/ERBB2+ Metastatic Breast Cancer With Survival Outcomes[J].JAMA Netw Open, 2022, 5（12）: e2247154.doi: 10.1001/jamanetworkopen.2022.47154.

[6]Xin Hua, et al.Trastuzumab Plus Endocrine Therapy or Chemotherapy as First-line Treatment for Patients with Hormone Receptor-Positive and HER2-Positive Metastatic Breast Cancer（SYSUCC-002）[J].Clin Cancer Res, 2022, 28（4）: 637-645.

病例 29 多线治疗的HER2异质性晚期乳腺癌

一、病历摘要

患者刘××，女，63岁，于2020年3月20日入院。

主诉： 左乳癌术后肝转移，内分泌治疗后进展。

现病史： 患者于2016年8月无意发现左乳肿块，2016年10月就诊我院，乳腺彩超及钼靶提示左乳外上5.3cm肿块，考虑乳腺癌。2016年10月14日左乳单纯切除术＋前哨淋巴结活检术。术后病理：左乳浸润性导管癌，非特殊类型，组织学Ⅱ级，肿物直径：3cm×2cm×1cm，前哨淋巴结未见转移癌（0/7），免疫组化：ER（90%+）PR（20%+）HER2（0）、Ki67（30%+）。分期：$pT_2N_0M_0$（ⅡA期）。术后2016年11月3日至2017年1月5日行辅助化疗：EC方案4周期。2017年1月至2019年5月行阿那曲唑辅助内分泌治疗，期间不规律复查。2019年4月30日PET-CT提示肝右叶可见一个低密度影（4.2cm×3.3cm），考虑肝转移。

2019年5月8日孤立性肝转移瘤切除术，术后病理：肝右叶转移性腺癌，中度分化，结合临床考虑乳腺癌转移；免疫组化：ER（+）PR（-）HER2（-）、Ki67（10%+）。2019年6月至2019年12月哌柏西利＋氟维司群内分泌治疗。

2020年1月至2020年3月氟维司群单药内分泌治疗（因经济原因）。

2020年3月18日上腹部CT平扫＋增强提示：肝内多发结节环形稍高密度结考虑乳腺癌肝转移。疗效评价：疾病进展。为进一步治疗就诊我科。

既往史： 无高血压、糖尿病等慢性病史，否认肿瘤家族史。

家族史： 无。

体格检查： 双侧腋窝及锁骨上下未触及肿大淋巴结。左乳缺如，左胸壁可见手术瘢痕，愈合好。右乳发育正常，乳房皮肤无橘皮样改变及局部隆起或凹陷，无乳头凹陷，乳头未见分泌物，未及明显肿块。腹平软，右腹壁可见手术瘢痕，愈合好。全腹部无压痛反跳痛，肝脾肋下未及，肝肾区无叩痛。心、肺、躯干、四肢体检无阳性体征。

二、入院诊断

左乳癌（浸润性导管癌 $pT_2N_0M_0 \to T_2N_0M_1$ ⅡA期 Luminal B型）

左乳单纯切除术＋前哨淋巴结活检术后

肝转移。

三、诊疗经过

入院后提交MDT专家组会诊，意见如下：

乳腺外科专家： 患者左侧乳腺癌术后，局部及淋巴结引流区无复发，无乳腺外科治疗适应证。

肝胆外科专家： 患者乳腺癌肝转移，肝转移灶切除术后复发，此次肝脏为多发病灶，无局部手术适应证。

组长意见： 晚期乳腺癌患者，肝脏多发转移，以全身治疗为主。

患者既往哌柏西利＋氟维司群内分泌治疗有效，建议继续哌柏西利＋氟维司群内分泌治疗，但患者以经济原因为由拒绝，遂于2020年3月30日至2020年5月25日行3周期白蛋白结合型紫杉醇（200mg d1、d8、d15，q4w）方案全身化疗。2020年6月复查CT提示肝转移灶增大，疗效评价PD。

2020年6月29日开始接受哌柏西利＋氟维司群，2020年8月24日复查CT显示肿瘤稍缩小，疗效评估SD（病例29图1），2020年11月复查CT显示肝转移灶增大，疗效评价PD（病例29图2）。

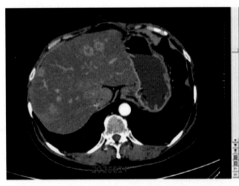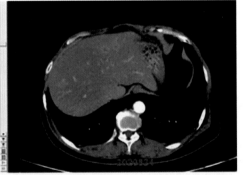

病例29图1　哌柏西利＋氟维司群2个月疗效评估SD

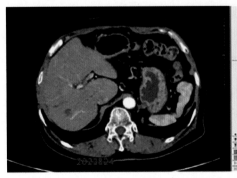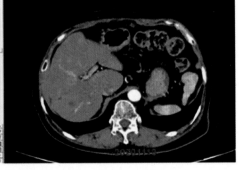

病例29图2　哌柏西利＋氟维司群4个月疗效评估PD

2020年11月19日行肝穿刺，术后病理提示：（肝脏）转移性低分化癌，符合乳腺来源；免疫组化结果：ER（80%+）、PR（–）、HER2（2+，FISH有扩增）Ki67（5%+）。

提交MDT专家组会诊，意见如下：

病理科专家会诊意见： 肿瘤细胞存在异质性的先决条件之一就是克隆进化，从正常上皮细胞开始到临床转移，经历了多步骤和多分子改变，表现为时间和空间异质性。时间异质性是指在肿瘤发展过程中，原发灶在不同时间段内肿瘤细胞存在差异，或复发灶和原发灶存在分子分型和生物学行为的差异，空间异质性是指在同一肿瘤中不同组织部位细胞之间的差异。乳腺癌是一种异质性疾病，乳腺癌亚型的多样性体现了肿瘤的异质性。乳腺癌由于基因组学、转录组学和微环境差异，导致不同表型和生物学行为差异，正确认识这种异质性对临床诊断、治疗方案的制订及预后预判具有重要意义。本例患者初诊时为HER2阴性，肝转移瘤穿刺活检提示乳腺癌转移，但分子分型转化为HER2阳性型，故治疗方案应根据分子分型的转变进行调整。

组长意见： 患者行肝转移灶穿刺活检提示：肝转移灶为HER2阳性，下一步治疗全身治疗加上抗HER2治疗。

2020年12月4日至2021年6月11日行10周期长春瑞滨40mg d1、d8＋曲妥珠单抗 首剂8mg/kg 之后6mg/kg d1＋帕妥珠单抗 首剂840mg 之后420mg d1，每21天一周期，治疗期间最佳疗效评价SD。2021年6月30日上腹部增强CT：肝内多发转移瘤较前增多增大。疗效评价PD（病例29图3）。

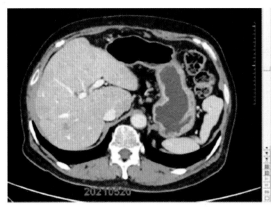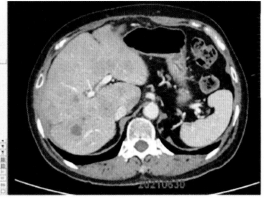

病例29图3　长春瑞滨＋曲妥珠单抗＋帕妥珠单抗抗10周期疗效评估PD

曲帕双靶治疗失败之后，患者于2021年7月2日调整治疗方案为：吡咯替尼400mg/d＋卡培他滨1500mg bid d1～14，每21天一周期，治疗期间因药物相关不良反应（腹泻3级），2021年7月20日药物剂量进行调整：吡咯替尼320mg/d＋卡培他滨1500mg bid d1～14，每21天一周期。治疗期间肿瘤稍缩小，最佳疗效评价SD，2021年11月3日肝转移灶增大，疗效评价：PD（病例29图4）。

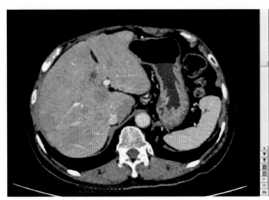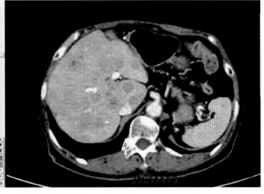

病例29图4　吡咯替尼＋卡培他滨6周期疗效评估PD

2021年11月9月至2022年5月11日行优替德隆40mg d1～5＋卡铂500mg d1＋伊尼妥单抗350mg，每21天1周期，共治疗9周期。最佳疗效评价SD。治疗期间出现4级中性粒细胞下降，3及神经毒性，考虑到治疗耐受性，2022年6月2日起停用卡铂，2022年7月22日停用优替德隆，仅予以伊尼妥单抗治疗。2022年11月3日腹部增强CT提示肝转移灶增大、增多，疗效评价PD。

2022年11月8日、2022年12月1日行艾立布林2mg d1、d8＋伊尼妥单抗 270mg抗肿瘤治疗2周期，之后患者回当地医院治疗。

治疗总结见病例29表1。

病例29表1　治疗汇总表

治疗时间	治疗方案	周期数	最佳疗效	不良反应	PFS/DFS（月）
2016年10月	左乳单纯切＋前哨淋巴结术	/	/	/	DFS＝32m
2016年11月至2017年1月	ET	4	/	2级中性粒细胞减少	/
2017年1月至2019年5月	阿那曲唑	/	/	/	/
2019年5月	孤立性肝转移瘤切除术	/	CR	/	DFS＝31m
2019年6至12月	哌柏西利＋氟维司群	/	CR	/	/
2020年1月至3月	氟维司群	/	/	/	PFS＝10m

续表

治疗时间	治疗方案	周期数	最佳疗效	不良反应	PFS/DFS（月）
2020年3月30日至5月25日	白蛋白结合型紫杉醇	3	SD	2级中性粒细胞减少	PFS = 2m
2020年6月至11月	哌柏西利＋氟维司群		SD	/	PFS = 4m
2020年12月4日至2021年6月11日	帕妥珠单抗＋曲妥珠单抗＋长春瑞滨	10	PR	/	PFS = 6m
2021年7月2日至2021年11月3日	吡咯替尼＋卡培他滨	6	PR	/	PFS = 4m
2021年11月9日至2022年5月11日	优替德隆＋卡铂＋伊尼妥单抗	9	SD	4级中性粒细胞减少，3级外周神经毒性	
2022年6月2日至6月22日	优替德隆＋伊尼妥单抗	2	SD		
2022年7月22日至11月	伊尼妥单抗	6	SD		PFS = 12m
2022年11月8日至12月1日	艾立布林＋伊尼妥单抗	2		3级中性粒细胞减少	

四、诊疗经验

本病例为晚期乳腺癌患者，术后3年5个月出现肝脏转移，行肝转移灶手术治疗后的免疫组化与原发灶相同，均为HR阳性、HER2阴性型。依据CSCOBC及CBCS指南，行CDK4/6抑制剂＋内分泌治疗、及化疗后，肝转移灶反复进展。考虑到乳腺癌异质性特征，再次给予肝转移灶穿刺活检，病理提示乳腺癌肝转移，HER2由阴性转为阳性。由于患者分子分型发生改变，整个的治疗决策得到颠覆，更改为以抗HER2为主的治疗模式。

CLEOPATRA研究将808例HER2阳性转移性乳腺癌患者随机分配接受安慰剂联合曲妥珠单抗联合多西他赛（对照组）或帕妥珠单抗联合曲妥珠单抗联合多西他赛（帕妥珠单抗组）作为一线治疗，直至疾病进展或出现无法有效管理的毒性作用。对照组的中位无进展生存期为12.4个月，而帕妥珠单抗组为18.5个月（进展或死亡的风险比为0.62；95%置信区间为0.51～0.75；$P<0.001$）。接受帕妥珠单抗联合治疗组的中位总生存期为56.5个月（95%置信区间[CI]，49.3至未达到），而接受安慰剂联合治疗组为40.8个月（95% CI，35.8～48.3）（风险比有利于帕妥珠单抗组，0.68；95% CI，0.56～0.84；

$P<0.001$），相差15.7个月。两组的安全性特征大体相似，左心室收缩功能不全未增加；帕妥珠单抗组3级或以上发热性中性粒细胞减少和腹泻的发生率高于对照组。

当时在一线曲帕双靶失败之后，抗HER2的二线治疗，国际标准是TDM1，国内标准是吡咯替尼联合卡培他滨。Emilia研究，将既往接受过曲妥珠单抗和紫杉烷治疗的HER2阳性晚期乳腺癌患者随机分配至T-DM1组或拉帕替尼加卡培他滨组。T-DM1组的中位无进展生存期为9.6个月，拉帕替尼加卡培他滨组为6.4个月（进展或全因死亡的风险比为0.65，95%置信区间[CI]，0.55～0.77，$P<0.001$）。在第二次期中分析时，中位总生存期超过了疗效的停止边界（30.9个月vs.25.1个月；全因死亡的风险比为0.68；95% CI，0.55～0.85，$P<0.001$）。T-DM1的客观缓解率更高（43.6%，拉帕替尼加卡培他滨为30.8%；$P<0.001$）；所有额外次要终点的结果均有利于T-DM1。拉帕替尼联合卡培他滨的3级或4级不良事件发生率高于T-DM1（57% vs.41%）。T-DM1组血小板减少和血清转氨酶水平升高的发生率较高，而拉帕替尼加卡培他滨组腹泻、恶心、呕吐和掌跖红肿疼痛的发生率较高。

PHOEBE研究是一项吡咯替尼联合卡培他滨用于晚期HER2阳性乳腺癌二线治疗的临床研究，该研究于2017年7月开始入组患者，截至2019年3月，共纳入267例患者，其中134例患者接受吡咯替尼治疗，133例患者接受拉帕替尼治疗，所有入组患者均联用卡培他滨。吡咯替尼相较于拉帕替尼组显著延长患者的中位PFS（12.5个月对照6.8个月），同时，客观缓解率（ORR，67.2%对比51.5%）、临床获益率（CBR，73.1%对比59.1%）、中位缓解时间（DoR，11.1个月对比7.0个月）等数据均显著改善。对于曲妥珠单抗耐药的患者，吡咯替尼同样显著延长患者PFS（12.5个月对比6.9个月）。安全性方面，吡咯替尼最常见的3级以上不良反应主要为腹泻和手足综合征。

本例患者吡咯替尼作为二线抗HER2治疗的PFS只有4个月，后续治疗可选择TDM1，但由于经济不可及，仅能从抗HER2治疗药物和化疗药物里寻找新的组合。

HOPES研究是一项随机对照、多中心、前瞻性Ⅲ期临床试验，评价了伊尼妥单抗联合长春瑞滨用于紫杉类治疗后但未经抗HER2治疗的HER2阳性转移性乳腺癌患者的临床疗效和安全性，研究总共纳入315例受试者，按照2∶1的比例随机分配至试验组（212例）和对照组（103例）。结果显示，与长春瑞滨单药相比，伊尼妥单抗联合长春瑞滨的无进展生存期（PFS）显著延长（39.1周vs.14.0周，HR＝0.24，95%CI：0.16～0.36，$P<0.0001$），且具有良好的安全性。基于此，2020年伊尼妥单抗获批应用于HER2阳性晚期乳腺癌的治疗。

伊尼妥单抗具有修饰的Fc段，ADCC效应更强，抗体Fab段识别并结合肿瘤细胞抗原表位，抗体Fc段与NK细胞的Fcγ受体（FcγR）结合，从而激活NK细胞，介导NK细胞杀伤肿瘤细胞的一种免疫杀伤机制。因此，优化结构的伊尼妥单抗，通过ADCC效应增强了抗体的免疫抗肿瘤作用。

国内一项Ⅲ期临床研究BG01-1312L显示，对于既往使用蒽环和紫杉类方案治疗失败的晚期乳腺癌患者，优替德隆＋卡培他滨相比标准治疗的卡培他滨单药，在有效率、无进展生存甚至总生存上都有统计学意义的显著提高，优替德隆联合治疗组的客观缓解率为49.8%，而卡培他滨单药组的有效率为26.7%。前者临床获益率较后者提高了近1倍（60% vs.33.3%，$P<0.001$），无进展生存由4.11个月显著延长至8.57个月，疾病进展风险降低54%，而总生存时间由15.7个月显著延长至20.9个月，死亡风险降低31%。可见，优替德隆是可用于晚期乳腺癌的新型抗微管抑制剂。

后线治疗中患者还应用了艾立布林。Study 304是首次在中国局部复发或MBC患者中对比艾立布林和长春瑞滨多中心、3期研究，入组了530例既往A/T、≥2线化疗的患者。2019年发表在《欧洲癌症杂志》（EJC）的数据显示达到了主要终点PFS，相较于长春瑞滨，艾立布林可显著延长患者PFS（2.8 vs.2.8个月，HR＝0.80，95% CI：0.65～0.98，$P=0.036$；敏感性分析为3.7 vs.3.1个月，$P=0.019$），同时ORR（30.7% vs.16.9%）、CRB（38.6% vs.23.3%）、DCR（49.2% vs.33.1%）均有显著获益。

回顾该患者的整体治疗过程，从2020年11月至2022年12月，患者积极治疗了25个月，并在抗HER2联合治疗中多次获得疾病稳定。复发转移性乳腺癌中，新病灶的再次活检已然成为了临床规范行为，但对同一脏器病灶的两次活检常常被临床医生忽视。这个病例带给我们最大的启发就是，当患者对某一治疗方案的疗效不一致时，即便是同一脏器，也可考虑要再次活检，以期发现新的靶点，指导后续治疗。

（汪　云　陈文艳　南昌市人民医院）

参考文献

[1]Ju G，Zhu R，Zhao H，et al.The discordance pattern of molecular sub-types between primary and metastatic sites in Chinese breast cancer patients[J].Int J Clin Exp Pathol，2018，11（12）：5938-5947.

[2]Nishimura R，Osako T，Okumura Y，et al.Changes in the ER，PgR，HER2，p53 and Ki-67 biological markers between primary and recurrent breast cancer：discordance rates and prognosis[J].World J Surg Oncol，2011，9：131.

[3]Swain SM，Miles D，Kim S B，et al.Pertuzumab，trastuzumab，and docetaxel for HER2-

positive metastatic breast cancer（CLEOPATRA）：end-of-study results from a double-blind, randomised, placebo-controlled, phase 3 study[J].Lancet Oncol, 2020, 21（4）：519-530.

[4]Diéras V, Miles D, Verma S, et al.Trastuzumab emtansine versus capecitabine plus lapatinib in patients with previously treated HER2-positive advanced breast cancer（EMILIA）：a descriptive analysis of final overall survival results from a randomised, open-label, phase 3 trial[J].Lancet Oncol, 2017, 18（6）：732-742.DOI：10.1016/S1470-2045（17）30312-1.

[5] Xu B, Yan M, Ma F, et al.PHOEBElnvestigators.Pyrotinib pluscapecitabine versus lapatinib plus capecitabinefor the treatment otHER2-positive metastatic breast cancer（PHOEBE）：amulticentreopen-label, randomised, controlled, phase 3 trial[J].LancetOncol, 2021, 22（3）：351-360.doi：10.1016/S1470-2045（20）307026.Epub 2021 Feb 11.PMID：33581774.

[6]Xu Y, Wang Y, Gong J, et al.Phase I study of the recombinant humanized anti-HER2 monoclonal antibody-MMAE conjugate RC48-ADC in patients with HER2-positive advanced solid tumors[J].Gastric Cancer, 2021, 24（4）：913-925.

[7]Xu B, Sun T, Zhang Q, et al.Efficacy of utidelone plus capecitabine versus capecitabine for heavily pretreated, anthracycline- and taxane-refractory metastatic breast cancer：final analysis of overall survival in a phase Ⅲ randomised controlled trial[J].Ann Oncol, 2021, 32（2）：218-228.

[8]Yuan P, Hu X, Sun T, et al.Eribulin mesilate versus vinorelbine in women with locally recurrent or metastatic breast cancer：A randomised clinical trial[J].Eur J Cancer, 2019, 112：57-65.

病例 **30** HER2异质性年轻乳腺癌

一、病历摘要

患者王××，女，32岁，于2019年8月25日入院。

主诉： 左腋窝淋巴结转移性癌4周期化疗后2周。

现病史： 患者于2019年5月在外院进行乳腺癌术后常规复查乳腺超声示：左乳5钟方向、距乳头15mm腺体层内可见范围约6mm×3mm的低回声，边界清。CDFI：其内未记录到明显血流信号，BI-RADS 3类，考虑增生结节或增生腺体；左侧腋窝可见多个淋巴结，实质增厚，部分淋巴门结构不清，较大范围约18mm×8.5mm（病例30图1），考虑转移性淋巴结。2019年6月超声引导下左腋窝淋巴结穿刺活检术，病理结果：淋巴结转移癌，考虑乳腺癌来源可能性大；免疫组化：ER（95%+），PR（10%+），HER2（1+），Ki67阳性细胞数30%，CK5/6肌上皮（个别阳性），E-cad（+）。2019年6月至8月患者接受AT方案化疗4周期化疗，并给予卵巢功能保护（OFS），但疗效不佳，淋巴结未见明显退缩（SD），随后为求进一步诊治就诊我院。

既往史： 患者因"双乳多发结节"，曾于2014年7月（24岁）在外院行双侧乳腺结节微创旋切活检术，术后病理示：（左乳1点包块）左乳导管原位癌伴透明细胞学特征（中级别）；免疫组化：ER（80%+），PR（5%+），HER2（2+），Ki67（30%+）。患者随即接受补充手术：左乳癌局部扩大切除术＋前哨淋巴结活检术＋左乳成形术。术后病理示：（左乳包块）实性乳头状导管内癌，癌细胞位于导管内，周围肌上皮完整；（上、下、外、内切缘）未见癌组织；（左乳1点、2点、2点半包块）均显示腺病伴纤维腺瘤形成；（前哨淋巴结2枚）慢性炎；免疫组化：ER（80%+），PR（20%+），HER2（1+），Ki67（50%+），Sym（灶性+），C8A（+），P63（+），Calp（+）。术后接受放疗（剂量不详）和内分泌治疗（他莫昔芬，2014年8月至2016年5月，后自行停药）。患者父母健在，无肿瘤病史。

体格检查： T 36.3℃，P 84次/分，R 28次/分，BP 112/70mmHg。双乳对称，发育正常，双侧乳头无乳头溢血溢液，双侧乳头无凹陷，双侧乳房皮肤无橘皮样改变；左乳外象限可见一长约4cm切口瘢痕，愈合良好；左腋窝可见一长约3cm切口瘢痕，愈合良好。双乳未触及明显包块，双侧腋窝及锁骨上下区域未触及明显肿大淋巴结。

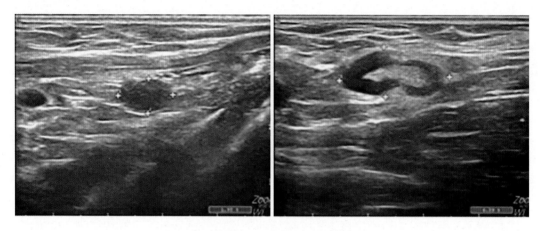

病例30图1　左腋窝转移淋巴结

二、入院诊断

1. 左腋窝淋巴结转移癌（乳腺来源可能 Luminal B型/HER2阴性）。
2. 左乳原位癌保乳术后放疗及内分泌治疗后。

三、诊疗经过

患者入院后行"左乳皮下腺体切除术＋左侧胸大肌补片修补术＋左乳假体植入术＋左腋窝淋巴结清扫术"，术后病理示：（左乳皮下腺体）送检乳腺组织未见癌；（左乳5点包块）纤维腺瘤；（左腋窝淋巴结15枚中3枚）见浸润性癌转移；（左腋窝组织）其内见淋巴结1枚慢性炎，并于脂肪组织中见浸润性癌浸润。免疫组化：ER（80%＋），PR（－），HER2（乳腺）（3＋），Ki-67（5%＋），E-cad（＋），P120（膜＋），GATA3（＋）。术后接受左锁骨上下区放疗（50Gy/25F），内分泌治疗（OFS＋AI，2019年11月至2021年6月）以及靶向治疗（H序贯HP，共17周期治疗，2019年11月至2021年2月），治疗期间定期随访（无病生存期约为12个月）。

2020年8月，在患者复查胸腹部平扫CT中，偶然发现肝Ⅶ段一稍低密度结节影，进一步超声造影检查示：右肝后叶上段稍高回声动脉相迅速增强，范围约15mm×10mm；门脉相及延迟相呈等增强；超声造影考虑不典型血管瘤，建议随访（病例30图2）。患者随后进行定期肝脏超声随访：2020年11月——18mm×15mm，2021年3月——27mm×31mm，2021年6月——39mm×35mm。患者于2021年6月进一步接受肝脏病灶超声造影及MRI检查，均考虑病灶为"转移性肝癌"（病例30图3）；进一步PET/CT检查则提示患者全身仅此一处转移灶（病例30图4）。患者随后接受肝脏穿刺活检，活检病理提示：（肝脏病灶）见癌浸润，结合病史及免疫组化，符合乳腺浸润性癌转移。免疫组化：ER（80%核强阳性），PR（－），HER2（乳腺）（2＋），Ki-67（5%＋），CK5/6

（-），E-cad（+），Sym（-），GATA3（+），AR（60%+），CD8（间质TILs比例约2%），FOXC1（-），Hepatocyte（-），GCDFP-15（-），PD-L1（SP263）（-），PD-1（-）。FISH：HER2基因有扩增。

经治医生为患者申请乳腺癌MDT门诊，MDT团队会诊意见如下：

患者既往病史明确，目前诊断乳腺癌肝脏寡转移（Luminal B型/HER2阳性），可将"靶向联合化疗或内分泌治疗"作为晚期一线系统解救策略。回顾患者治疗经过，鉴于靶向治疗与肝转移发生于同一时期，本例患者对曲妥珠单抗原发性耐药，靶向治疗宜优先考虑TKI或ADC等药物，或采用TKI与大分子单抗类药物联合的抗HER2治疗策略。

自2021年6月起，患者开始接受"双靶联合内分泌"晚期一线解救治疗，具体方案为：吡咯替尼+伊尼妥单抗+阿贝西利+氟维司群+醋酸戈舍瑞林。每3个月进行一次疗效评估。2021年9月进行初次疗效评估，复查肝脏特异性磁共振示：患者肝转移灶明显退缩（约28mm×27mm）。疗效评估为：PR（病例30图5）。截止到2023年2月，患者已接受该方案解救治疗约20个月，肝寡转移灶大小在治疗期间的6次肝脏MRI复查中，呈进行性退缩改变。至2023年2月，转移灶已缩小至约13mm×11mm（病例30图6），全身其余各脏器及软组织尚未见明确复发或转移迹象。

治疗总结，如病例30表1。

病例30表1　治疗汇总表

治疗时间	治疗方案	周期数	最佳疗效	不良反应	PFS/DFS（月）
2014年8月	左乳癌局部扩大切除+前哨淋巴结活检术	/	/	/	DFS = 59m
2014年8月至2016年5月	他莫昔芬	/	/	不详	/
2019年6月至2019年8月	AT	4	SD	3级中性粒细胞减少、2级呕吐	/
2019年9月	左乳皮下腺体切除术+左侧胸大肌补片修补术+左乳假体植入术+左腋窝淋巴结清扫术	/	/	/	DFS = 11m
2019年10月	放疗（50Gy/25F）	25次			
2019年11月至2021年2月	曲妥序贯曲帕双靶	17	/		/
2019年11月至2021年6月	OFS + AI	/	/		/
2021年6月至2023年2月	TKI + H + CDK4/6i + FUL + OFS	28	PR	2级腹泻，2级中性粒细胞减少	PFS > 20m 持续无进展

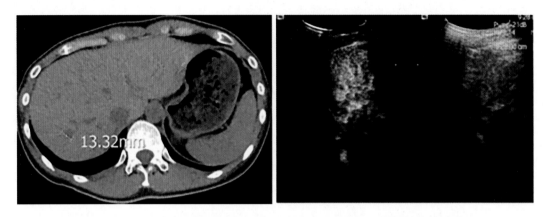

病例30图2　CT平扫及超声造影示肝转移灶（初次发现，考虑不典型血管瘤）

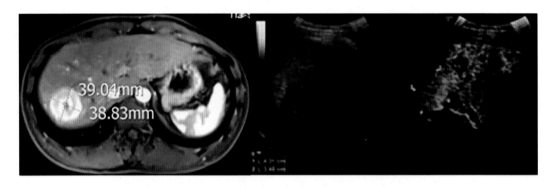

病例30图3　MRI及超声造影示肝转移灶（随访发现显著进展）

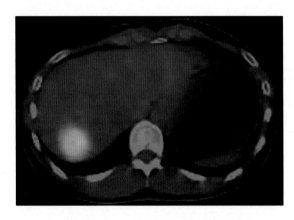

病例30图4　PET/CT示肝转移灶

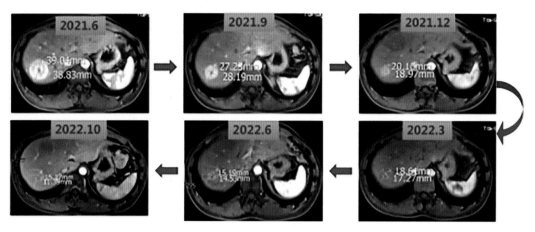

病例30图5 肝脏特异性磁共振历次复查示：肝转移灶进行性退缩

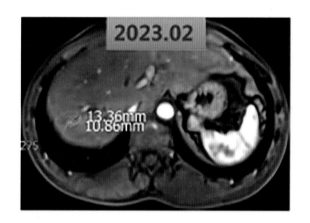

病例30图6 2023年2月复查肝脏特异性磁共振示

注：肝转移灶较前次（2022年10月）略缩小，疾病稳定

四、诊疗经验

患者为未婚未育的年轻女性，初发病年龄仅24岁，尽管以原位癌［实性乳头状导管内癌，HER2（2+）］起病，但术后不到5年即发生了同侧腋窝淋巴结转移，临床相对罕见，病理学诊断的低估可解释此现象，但不排除疾病本身未知特殊性的存在。患者腋窝淋巴结转移癌为HER2阳性乳腺癌成分，提示"HER2过表达"或为肿瘤发展的主要驱动因素之一，而患者在腋窝清扫术后，接受曲帕双靶治疗期间即出现肝转移，则提示本例患者乳腺癌细胞很可能对曲妥珠单抗原发耐药。

根据NCCN指南及2021年CSCO-BC指南的推荐，曲妥珠单抗原发耐药的患者宜接受"以吡咯替尼为代表的TKI类药物联合化疗"或T-DM1进行解救治疗。此外，大小分子联合的双靶治疗策略也正在各大临床试验中展示出卓越的疗效，根据HER2Climb研究在2020年公布的中期结果，TKI联合曲妥珠单抗双靶治疗相较于曲妥珠单抗单靶治疗可以为显著延长HER2阳性转移性乳腺癌患者PFS，更重要的是，该研究的最终随访结果提示，大小分子联合的抗HER2策略在中位总生存（mOS）数据上也有着显著的优势（24.7个月 vs. 19.2个月，$P=0.0004$）。ALTERNATIVE研究同样也提示这一策略对HER2+/HR+转移性乳腺癌有着的卓越疗效（mPFS，11个月vs.5.6个月，$P=0.0063$）。因此对于本例患者的靶向治疗策略，基于指南及最新的临床研究结果，推荐TKI联合单抗的双靶抗HER2方案。值得注意的是，PHILA研究评价了大小分子联合的抗HER2策略作为晚期一线方案，用于HER2阳性晚期乳腺癌的疗效和安全性，该研究于2022年9月在ESMO大会上公布的中期数据显示，吡咯替尼联合曲妥珠单抗治疗组的中位无进展生存期（mPFS）达24.3个月（曲妥珠单抗单靶对照组的mPFS为10.4个月，$P<0.0001$），显示了大小分子联合抗HER2方案用于HER2阳性晚期乳腺癌一线治疗的潜力。鉴于本例患者很可能对曲妥珠单抗原发耐药，故在抗HER2单抗的选择上倾向了具有ADCC效应（抗体依赖的细胞介导的细胞毒作用）的伊尼妥单抗。

临床实践中尊重患者的治疗意愿亦十分重要。本例患者既往接受过"紫杉醇联合蒽环"四周期化疗，但疗效不佳，且患者表示对化疗期间出现的不良反应难以承受，对化疗较为抗拒，提出是否可以提供不含化疗的治疗方案。而SYSUCC-002和MonarcHER研究均探索了靶向联合内分泌治疗在HR+/HER2阳性晚期乳腺癌中的疗效和安全性，结果均提示靶向联合内分泌治疗的疗效不劣于靶向联合化疗，为本例患者的靶向配伍方案提供一定参考。SYSUCC-002研究中的内分泌治疗组观察到了明显更低毒副反应[3/4级不良事件：6（3.1%）vs.100（51%），$P<0.01$]，患者耐受性更好。此外，患者肝转移灶的免疫组化结果提示肿瘤细胞增殖指数较低（Ki67仅5%+），这也给我们为患者做出靶向联合"内分泌+"的解救治疗这一决策提供了一定信心。目前患者的无进展生存期已达20个月余，患者在治疗期间的不良反应主要为初始6个月出现的2级腹泻及2级骨髓抑制，6个月后腹泻遂渐缓解，且骨髓抑制未行临床干预。在患者接受治疗的20余月以来，生活质量保持在较高水平。患者肝脏寡转移灶，后续将根据情况决定是否行手术或介入治疗（开放或微创手术切除、消融等）。

（田　浩　齐晓伟　陆军军医大学第一附属医院 西南医院）

参考文献

[1]Gradishar WJ，Moran MS，Abraham J，et al.NCCN Guidelines® Insights：Breast Cancer，Version 4.2021[J].J Natl Compr Canc Netw，2021，19（5）：484-493.Published 2021 May

1.doi：10.6004/jnccn.2021.0023.

[2]Murthy RK，Loi S，Okines A，et al.Tucatinib，Trastuzumab，and Capecitabine for HER2-Positive Metastatic Breast Cancer[J].N Engl J Med，2020，382（7）：597-609.doi：10.1056/NEJMoa1914609.

[3]Curigliano G，Mueller V，Borges V，et al.Tucatinib versus placebo added to trastuzumab and capecitabine for patients with pretreated HER2+ metastatic breast cancer with and without brain metastases（HER2CLIMB）：final overall survival analysis[J].Ann Oncol，2022，33（3）：321-329.doi：10.1016/j.annonc.2021.12.005.

[4]Johnston SRD，Hegg R，Im SA，et al.Phase Ⅲ，Randomized Study of Dual Human Epidermal Growth Factor Receptor 2（HER2）Blockade With Lapatinib Plus Trastuzumab in Combination With an Aromatase Inhibitor in Postmenopausal Women With HER2-Positive，Hormone Receptor-Positive Metastatic Breast Cancer：Updated Results of ALTERNATIVE[J].J Clin Oncol，2021，39（1）：79-89.doi：10.1200/JCO.20.01894.

[5]Xu B，Yan M，Ma F，et al.LBA19 Pyrotinib or placebo in combination with trastuzumab and docetaxel for HER2-positive metastatic breast cancer（PHILA）：A randomized phase Ⅲ trial[J].Annals of Oncology，2022，33：S1387.

[6]Hua X，Bi XW，Zhao JL，et al.Trastuzumab Plus Endocrine Therapy or Chemotherapy as First-line Treatment for Patients with Hormone Receptor-Positive and HER2-Positive Metastatic Breast Cancer（SYSUCC-002）[J].Clin Cancer Res，2022，28（4）：637-645.doi：10.1158/1078-0432.CCR-21-3435.

[7]Tolaney SM，Wardley AM，Zambelli S，et al.Abemaciclib plus trastuzumab with or without fulvestrant versus trastuzumab plus standard-of-care chemotherapy in women with hormone receptor-positive，HER2-positive advanced breast cancer（monarcHER）：a randomised，open-label，phase 2 trial [published correction appears in Lancet Oncol，2021，22（3）：e92][J].Lancet Oncol，2020，21（6）：763-775.doi：10.1016/S1470-2045（20）30112-1.